AF246643

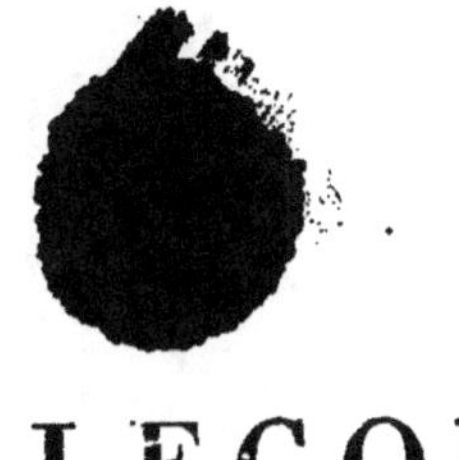

LEÇONS

DE MÉDECINE

HOMŒOPATHIQUE.

PARIS. — IMPRIMERIE DE COSSON.

LEÇONS

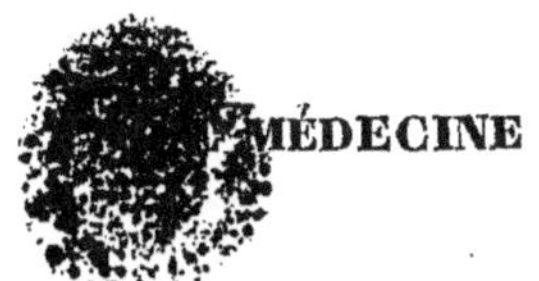

MÉDECINE

HOMOEOPATHIQUE.

Par le docteur LÉON SIMON.

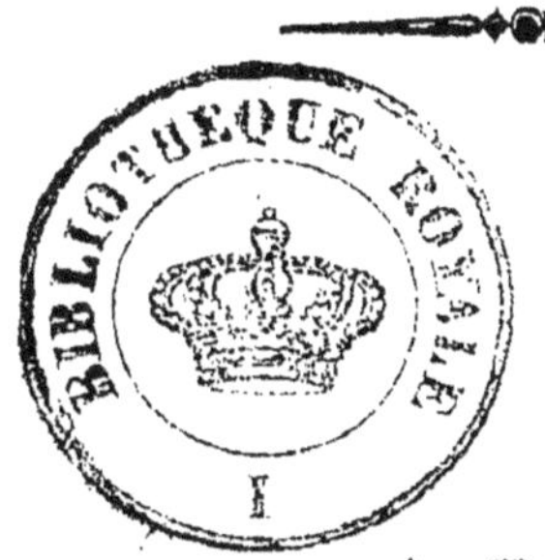

A PARIS,

CHEZ J. B. BAILLIÈRE, LIBRAIRE,

RUE DE L'ÉCOLE DE MÉDECINE, Nº 13 *bis*.

A Londres, même Maison, 219, Regent-street.

1835.

PROGRAMME

DU COURS

DE

MÉDECINE HOMŒOPATHIQUE.

4ᵉ Leçon.

Termes du problème médical et manière dont la doctrine homœopathique le résout. Celle-ci repose sur la loi de spécificité ou d'appropriation, théorie de *la loi des semblables*.

5ᵉ Leçon.

Principes généraux de physiologie et de pathologie homœopathiques. Théorie du *Dynamisme vital*, termes du problème thérapeutique.

6ᵉ et 7ᵉ Leçons.

Détermination des différentes conditions à remplir pour arriver à la connaissance d'une maladie, Causes, Symptômes, Siége, Diagnostic et Pronostic. (Vu l'importance de cette Leçon, il est probable qu'elle sera divisée en deux Leçons).

8ᵉ Leçon.

Méthode à suivre pour s'assurer que le médecin homœopathiste a acquis une connaissance suffisante de la maladie qu'il est appelé à traiter. Relevé des symptômes, précautions à prendre, difficultés que présente cet ordre de recherches.

9ᵉ Leçon.

Est-il possible d'arriver à une classification méthodique des individualités morbides? Division reconnue et établie par Hahnemann, comme la seule possible. Théorie des miasmes chroniques. Essai d'une nouvelle classification pathologique.

10ᵉ Leçon.

Une fois la maladie connue, rechercher les substances médicinales propres à la détruire. Comment arrive-t-on à déterminer les vertus curatives des médicamens? *L'expérimentation pure*, son étendue et ses limites; *l'expérimentation clinique* (ab usu in morbis.) Le *rationalisme* ou la détermination *à priori*.

11ᵉ Leçon.

Tentative d'une classification nouvelle des agens thérapeutiques.

12ᵉ Leçon.

Application des vertus curatives des médicamens à une maladie donnée. Théorie des doses infinitésimales.

13ᵉ Leçon.

Mode de préparation des médicamens homœopathiques. — Leur mode d'administration et leur répétition. — Adjuvans.

14ᵉ Leçon.

Transformation du problème hygiénique, considéré du point de vue homœopathique.

15e Leçon.

Transformation du problème physiologique, considéré du point de vue homœopathique.

16e Leçon.

Avenir de l'homœopathie. — Ses desiderata. Philosophie de la doctrine homœopathique.

LEÇONS

DE MÉDECINE

HOMŒOPATHIQUE.

PREMIÈRE LEÇON. — 26 janvier 1835.

SOMMAIRE.

MATIÈRE DU COURS. Exposition complète de la doctrine médicale homœopathique. — SUJET DE CETTE PREMIÈRE LEÇON : Vue générale de la doctrine homœopathique. — Causes des obstacles qu'elle a rencontrés sur ses pas. — Enumération des principes généraux sur lesquels elle repose ; 1º l'harmonie est la loi universelle de la nature ; 2º elle s'exprime au point de vue médical par le fait de *spécificité* ou *d'appropriation ;* 3º cette loi suppose qu'une vie commune anime toute la création, et qu'elle est identique chez tous, bien que diverse dans la forme ; d'où la théorie du dynamisme vital ; 4º il y a dans l'ordre naturel autant d'agens thérapeutiques qu'il existe de maladies distinctes ; 5º le moyen de reconnaître les vertus positives de ces agens, c'est l'expérimentation pure ; 6º la seule et unique voie qui nous conduise à la connaissance de la maladie, c'est l'étude des symptômes ; 7º Tout médicament spécifique est doué d'une action absolue, d'où résulte qu'il n'est pas nécessaire d'établir un rapport de masse ou de volume entre la maladie et le mé-dicament ; 8° les maladies sont de deux ordres, miasmatiques et non miasmatiques.— Plan du cours.— Indication du sujet de la seconde leçon.

MESSIEURS,

J'essaierais en vain de dissimuler l'embarras que j'é-prouve en me trouvant à cette chaire, où des préventions de plus d'un genre m'accompagnent, si même elles ne m'y ont précédé. Je viens défendre devant vous la doctrine médicale homœopathique, et j'y arrive sans autre talent que la bonne foi, sans autre éloquence que la conviction. Si ces deux conditions sont essentielles pour se concilier un auditoire, elles ne sont pas les seules ; il faut aussi que le sujet qu'on traite soit assez fortement enchaîné, pour que l'esprit saisisse sans effort le lien qui unit le principe général aux principes secondaires, et ceux-ci aux applica-tions pratiques. Il faut, en outre, que la forme adoptée dans l'enseignement ait cette netteté et cette précision qui ne laissent aucune place à l'équivoque, aucune excuse aux fausses interprétations.

Sous tous ces rapports, messieurs, je ne suis pas sans inquiétude. J'aborde un enseignement qui n'a eu d'anté-cédent nulle part. Je m'occupe d'un système né en Alle-magne, que la critique a repoussé avant de le connaître et que personne encore n'a présenté dans un ordre systé-matique. En raison de son hostilité apparente envers les anciennes doctrines, celles-ci le repoussèrent comme

d'instinct, l'accusant d'extravagance, de ridicule, et les
plus bienveillans jugeant ses prétentions exagérées.

Toute idée nouvelle sort de la ligne commune des idées
en circulation dans le monde des savans. Si elle est blessante pour la raison d'un temps ou d'une époque, cela
ne prouve rien pour la raison d'un autre temps ou d'une
autre époque. Et quand bien même nous arriverions à
découvrir que quelques uns des principes de Hahnemann
sont trop absolus en certains points, serait-ce une raison
pour les proscrire en masse ?

L'esprit humain est ainsi fait, que dans le premier enthousiasme d'une découverte grande et utile, il est presque sans
exemple qu'il ne dépasse pas le but. Il fut un temps où,
obéissant à l'impulsion imprimée par les anatomistes du
seizième siècle, un homme d'un talent incontestable et
d'une rigueur d'observation peu commune, crut avoir
trouvé le moyen de pénétrer la nature et le siége des maladies ; cet homme était Morgagni.

Si la voie nouvelle dans laquelle il engagea la science
fut utile et fructueuse, personne ne le met en doute. Mais
que, d'un autre côté, l'école anatomo-pathologique nous
ait appris quelque chose de la nature des maladies, personne ne l'oserait affirmer. Son unique et son immense
valeur fut, sans contredit, d'avoir fixé à jamais le diagnostic, et mis en lumière cette autre vérité, que le médecin n'a
rien à apprendre, rien à savoir de la nature des maladies
qu'il observe et qu'il est appelé à guérir.

Que ce fait soit la mesure de tous.

Il y a vingt ans, que nous entendîmes les premiers cris d'une lutte immense, qui alors s'engageait entre deux hommes supérieurs. Tous deux, disciples rigoureux de l'école condillacienne, prétendirent ajouter et ajoutèrent, en effet, au talent d'analyse qui fit la fortune et le mérite des sciences d'observation aux temps modernes. Vous le savez : en France, et sous le rapport médical, la *nosographie philosophique* et le traité de l'*irritation* remplissent à eux seuls le dix-neuvième siècle. C'est autour de ces deux monumens que viennent se grouper les œuvres secondaires que notre temps a vues éclore, briller un instant et s'éclipser aussitôt.

Je l'ai dit : la lutte fut grande, solennelle et passionnée. Elle tira sa grandeur de l'objet qu'on avait en vue. Depuis si long-temps, la médecine était imbue de l'esprit de métaphysique idéaliste que Bâcon prétendit exclure de la science et auquel son vaste génie paya tribut; depuis si long-temps, elle tourbillonnait dans le champ des abstractions sans réalité objective, qu'il fallait l'affranchir définitivement de ces entités morbides, qui mettent des noms à la place des choses. Pinel avait commencé. Il apporta à cette œuvre l'esprit de bienveillance charitable qui le distinguait éminemment, cette logique simple et facile qui, par crainte de l'obscurité, manque de profondeur, et n'atteint point à la vérité, pour n'avoir su s'élever jusqu'aux régions où la vérité habite. Après Pinel, M. Broussais venait en son temps et en son lieu. Sept espèces de fièvres avaient conservé le privilége de l'essentialité morbide, et la localisation des autres maladies était comme enveloppée d'un vague et d'une indécision qu'il fallait dissiper. La tàche était belle, plus facile qu'on ne le croirait au premier abord, puisqu'elle se présentait comme la conséquence logique de principes antérieurement admis, et qu'elle pouvait prendre son point d'appui sur la philosophie, qui seule avait cours parmi les savans de cette époque. Aussi tout cela fut-il fait. L'ontologie médicale ne put résister aux attaques hardies et savantes du fondateur de la doctrine physiologique. Le malheur est qu'il se soit rendu tellement coupable du péché qu'il condamnait chez les autres, qu'il ait suffi d'en appeler contre M. Broussais à M. Broussais lui-même. L'irritation, lui a-t-on dit, est une *entité* ou une *apellation nominale*, et une fois enfermé dans ce cercle d'argumentation, l'illustre auteur a dû expirer sous les coups d'une critique sévère, rarement bienveillante, et souvent injuste par petite et misérable passion, sous les coups d'une critique dont, par malheur, il avait donné de célèbres mais de fâcheux exemples.

Morgagni avait donc cru que l'anatomie pathologique suffirait à nous révéler la nature des maladies, et Morgagni s'est trompé. M. Broussais a cru, de son côté, qu'il suffirait d'en finir avec l'essentialité des fièvres, pour que l'ontologie médicale disparût à son tour; et M. Broussais s'est trompé. Il semble qu'à tous deux la providence, qui veille sur les savans comme sur les autres hommes, ait voulu donner une leçon d'humilité. Pourquoi s'en étonner et s'en plaindre? On dit bien que la liberté, qui ne se limite pas elle-même, aboutit au despotisme; que la philosophie, pour avoir voulu soumettre à la raison des questions que la raison ne peut atteindre, est souvent tombée dans les angoisses du scepticisme, et que la religion, pour s'être violemment séparée de la philosophie, nous a trop souvent fait vivre des nobles et sublimes espérances d'un autre monde, quand avant tout nous sommes appelés à vivre dans celui-ci !

Mais suit-il de là qu'il faille repousser d'un pied dédaigneux les travaux immortels de Morgagni, de Pinel, de M. Broussais? Non, messieurs : car ce n'est pas par les exagérations d'un homme, que cet homme prend rang dans l'histoire de la science. Plus juste que les contemporains, la postérité nous demande à tous où sont les traces un peu durables que nous avons imprimées sur le sol en traversant l'existence; et alors elle dit : que Morgagni a fixé ce que Bonnet n'avait fait qu'ébaucher, qu'il créa l'anatomie pathologique; comme Bichat a créé l'anatomie dite générale, en fixant les ébauches de Bordeu; que Pinel a fait à la pathologie une heureuse application des vues de Bichat, comme elle dira de M. Broussais, qu'il fut le préconisateur de la localisation absolue des maladies, et qu'il sut en poser la limite.

Il serait à désirer pour ceux qui produisent ou défendent des idées nouvelles, qu'ils rencontrassent dans la critique contemporaine la justice et la moralité que l'histoire leur réserve.

Ma tâche en deviendrait plus facile. Je n'aurais pas à défendre Hahnemann contre les singulières attaques qui lui ont été adressées. Je n'aurais pas à dire qu'en France, et sous l'empire de la croyance à la perfectibilité humaine, à une époque de rénovation dans les sentimens et dans les idées, il s'est trouvé des savans, assez peu familiers avec l'esprit philosophique du temps, pour repousser la doctrine homœopathique comme indigne d'être même examinée. Je n'aurais pas à déplorer qu'ils aient condamné au lieu de juger. Je n'aurais pas à dire que nous, médecins, sommes toujours tardifs à réfléchir les progrès que la philosophie accomplit, et que nous n'en sommes pas arrivés à comprendre que, dans la succession des doctrines comme dans l'enchaînement des idées, il y a un ordre logique qu'il est plus facile de méconnaître que d'intervertir, et qu'il n'est pas une hypothèse faite dans l'ordre scientifique qui ne recèle une portion plus ou moins grande de la vérité.

Aussi, lorsque j'envisage la difficulté immense du sujet que je traite, difficulté qui tient à la nouveauté du sujet et à la jeunesse des idées que je défends; lorsque ensuite je réfléchis aux préventions qu'il a soulevées, préventions qu'on n'a pas craint d'avouer, et dont on a été jusqu'à se faire gloire, n'ai-je pas raison de m'effrayer? Tant de difficultés et si peu de moyens pour les vaincre, lorsque je me replie sur ma propre faiblesse, m'effraient à bon droit; et je vous le dis avec sincérité, pour ne pas sentir mon courage s'affaisser, il n'a rien moins fallu qu'être pénétré de l'avenir que porte en elle la doctrine homœopathique.

Ne remarquez-vous pas, messieurs, que je vous entretiens de la doctrine homœopathique et des préventions qui se sont élevées contre elle, comme si cette doctrine vous était connue et que vous fussiez étrangers à ces mêmes préventions? Ne devrais-je pas, au contraire, vous supposer vis-à-vis d'elle dans cet état de demi-ignorance et de demi-connaissance où nous trouvons journellement le public? Pour celui-ci, la médecine homœopathique se réduit à ces deux termes : le traitement des maladies par des substances qui, administrées chez l'homme sain, produisent un état morbide analogue à l'état morbide existant; l'administration de ces substances à des doses tellement faibles qu'elles ne doivent avoir aucune action. C'est exclusivement sur ces deux faits que la critique s'est essayée avec une sorte de complaisance, et c'est à cause d'eux qu'elle a repoussé la doctrine homœopathique par une fin de non re cevoir.

On a dit que des médicamens administrés à l'état de division extrême où nous les employons, ne pouvaient avoir aucune action, et que quand bien même ils en auraient, il était impossible, qu'à leur aide, nous pussions produire artificiellement des maladies identiques à celles qu'on rencontre dans les cadres nosologiques.

Ainsi, on nous a nié les deux bases pratiques de notre système, en reléguant dans le pays des chimères *l'expérimentation pure*, moyen principal de démonstration pour la loi de *spécificité* ou *d'appropriation* qui fait le fond de la doctrine homœopathique, et l'action, sinon réelle, au moins possible ou probable, des petites doses, que nous regardons comme la justification pratique de la haute et large théorie du *dynamisme vital*.

Cette double négation nous a placé vis-à-vis de la science dans une position délicate. Il a fallu nous entendre dire que nous remettions en honneur, sous une forme détournée et mensongère, la médecine expectante; et subir avec calme et sang-froid mille et une calomnies dont nous pensions que nos antécédens scientifiques et notre vie entière nous auraient préservés.

Mais, par cela seul que la critique a usé de ses droits à

notre égard avec une coupable légèreté, je viens aujourd'hui former appel contre ses arrêts.

Et d'abord, je vous le demande à tous ; en est-il un seul parmi vous qui, descendant au fond de sa conscience, ne reconnaisse avec nous qu'à aucune époque la médecine n'a offert un spectacle plus affligeant que celui qui est sous nos yeux ? Quand vit-on jamais une anarchie plus profonde dans la théorie et dans la pratique ? c'est l'Angleterre, qu'un fanatisme servile pour les méthodes baconiennes fait depuis Brown tourbillonner dans le chaos d'un empirisme aussi aveugle que routinier ; l'Italie, que Rasori, Buffalini et Amoretti tiraillent en tous sens ; la France, aujourd'hui désenchantée des illusions de la doctrine physiologique, qui use de tous les systèmes sans s'arrêter à aucun, sans avoir encore la hardiesse d'aller au nœud de la difficulté ; c'est-à-dire, de reposer de nouveau le problème médical et le soumettre à de nouvelles élaborations.

Ce que parmi nous personne n'a tenté, Hahnemann l'a fait. Il a dit qu'une loi générale gouvernait le monde physique et le monde moral ; que cette loi sentie à toutes les époques de l'histoire par les philosophes et les religionnaires, avait été entrevue de plusieurs médecins, pour qui elle ne s'était présentée que sous la forme d'une idée, tandis que son mérite, à lui, consiste précisément à l'avoir fait descendre du monde des idées dans celui de la réalité. Que cette loi entrevue au point de vue méthaphysique par le génie de Pascal (1), systématisée par Leibnitz (2) et trans-

(1) *Pensées* de Blaise Pascal. (2) Leibnitz , *Théodicée*.

portée sous une forme qui en altère la vérité dans les différentes doctrines panthéistiques qui se sont succédé depuis Spinosa (1), est celle de l'harmonie universelle, que
du reste celle-ci soit ou non préétablie.

Qu'en vertu de cette loi, la vie humaine ne peut
plus être conçue ainsi que le voulait l'écossais Brown,
comme marchant incessamment à son entier épuisement,
en vertu de l'action-dévorante des modificateurs externes,
ni comme un ensemble de fonctions qui résistent à la mort,
comme le disait Bichat, Bichat qui croyait que tout ce qui
nous entoure tend à nous détruire (2), et qu'il n'y faut
point voir une action de stimulation pure et simple, ainsi
que l'ont cru Rasori et M. Broussais (3), mais une action
d'*appropriation*, en vertu de laquelle chacun des modificateurs externes au milieu desquels nous vivons, remplit

____

(1) B. de Spinosa, *Ethices, pars. 1ª de Deo.* — Les doctrines
panthéistiques, considérées dans leur tendance, n'admettant
qu'une substance unique, inclinent vers le syncrétisme, qui aboutit
à la confusion de toutes choses. Il y a donc entre les systèmes philosophiques absolument panthéistes et ceux qui, à l'exemple du
système de Leibnitz et de quelques autres, reposent sur la loi de
l'harmonie universelle, cette différence que ces derniers conservent
à tous les êtres créés une nature propre et indépendante, tandis
que les autres identifient plus ou moins les différens règnes de la
nature.

(2) Bichat, *Recherches physiologiques sur la vie et la mort*,
1re partie, art. 1er, *division générale de la vie.*

(3) Broussais, *Examen des doctrines médicales, propo-
sitions de médecine, toute la première section.* 3e *édition.* Paris,
1829-1834. 4 vol. in-8.

vis-à-vis de nous une fonction harmonique et bienfaisante.

Qu'après avoir étudié auprès des naturalistes l'organisation humaine, et avoir demandé aux sciences physiques
les connaissances dont il a besoin sur le monde matériel,
le rôle du médecin se borne à saisir les harmonies qui
lient ensemble l'homme et la nature, et à dire quelle règle de conduite il faut suivre pour qu'elles ne soient pas
troublées, ce qu'il y a à faire pour les rétablir lorsque
par malheur le désaccord est survenu.

Car, encore une fois, pour l'homme, vivre c'est accomplir sa destinée; et celle-ci consiste, pour l'homme, à
s'harmoniser de plus en plus avec ce qui n'est pas lui, jusqu'au jour où il sera appelé à saisir et à contempler d'autres harmonies.

Le but ainsi posé, il fallait s'occuper des moyens. Guérir les maladies n'est pas l'unique affaire du médecin : il
lui est encore donné de les prévenir et d'augmenter
notre force de résistance aux puissances de destruction.

Si la vie humaine n'est plus une lutte avec le monde,
comme tous les médecins l'ont cru, depuis Hippocrate jusqu'à M. Broussais, elle ne peut être conçue que comme
un acte d'appropriation. Car, après tout, il n'y a que trois
manières de sentir les deux termes de ce dualisme radical,
l'homme et le monde, et ces trois termes sont, ou la *similitude*, ou la *différence*, ou *l'appropriation* ; l'homme et
le monde faisant, dans cette hypothèse, fonction, l'un
par rapport à l'autre, de moyens pour une fin déterminée.

C'est, en effet, la pensée de Hahnémann et le principe fondamental de l'homœopathie.

Pour être nouvellement produit dans la science et s'y présenter avec un cortége de moyens qui en donne la justification, ce principe ne lui était pas inconnu. Déjà, on trouve dans Vanhelmont cette pensée profonde, mais restée stérile en ses mains, que les maladies ne guérissent ni par les contraires ni par les semblables, mais par des moyens appropriés (1). Stahl, qui appartenait à la même école, l'avait également entrevu (2); et, s'il faut en croire un certain passage de Haller, il semblerait aussi que ce puissant fondateur de la physiologie expérimentale en avait soupçonné quelque chose.

Mais avec les opinions qui, de nos jours, sont généralement admises, les noms de Stahl et de Vanhelmont,

(1) « *Joannis Baptistæ Vanhelmont opera promissa auctoris.*
» Ut non per contraria, neque per similia, sed duntaxat per
» dotata et appropriata instituantur medelæ et sanationes.

(2) « La règle admise en médecine de traiter les maladies par
» des remèdes contraires ou opposés aux effets qu'elles produi-
» sent (*contraria contrariis*), est complétement fausse et absurde.
» Je suis persuadé, au contraire, que les maladies cèdent aux agens
» qui déterminent une affection semblable (*similia similibus*); les
» brûlures, par l'ardeur d'un foyer doux dont on approche la partie;
» les congélations, par l'application de la neige et de l'eau froide;
» les inflammations et les contusions, par celle des spiritueux.
» C'est ainsi que j'ai réussi à faire disparaître la disposition des
» aigreurs par de très-petites doses d'acide sulfurique, dans des
» cas ou l'on avait inutilement administré une multitude de pou-
» dres absorbantes. » (*Organ.*)

auxquels je pourrais ajouter celui de Storck et de quelques autres, doivent avoir peu de poids à vos yeux. Ce sont de ces autorités qu'on est convenu de dédaigner, et c'est en raison de l'affinité apparente de la doctrine homœopathique avec les pensées de ces hommes célèbres, que quelques uns ont pensé que nous venions, au nom du progrès, prôner des idées rétrogrades.

Bientôt je répondrai à ce reproche; mais j'ai hâte de continuer mon exposition.

L'hypothèse de l'harmonie universelle suppose deux choses : 1° qu'une vie commune, quoique différente dans chaque espèce, anime toute la création ; 2° que, bien que diverse dans sa forme et dans ses moyens, cette vie est de même nature dans tous les êtres créés.

Cette opinion une fois transportée dans l'ordre physiologique, a conduit Hahnemann à reconnaître que l'homme était doué d'une spontanéité vitale, qui ne demandait qu'à être dirigée par une main intelligente pour triompher de la maladie et atteindre à son plus haut développement.

De là, la théorie du *dynamisme*, qui sans arracher du tombeau l'autocratisme de la nature, sur lequel Stahl et son école se reposaient avec trop de complaisance, échappe à l'erreur des médecins de notre temps, qui ont fait l'homme passif en regard du monde extérieur, comme les sensualistes avaient soumis l'homme moral aux puissances de sensation. L'organisme humain, a pensé Hahnemann, est doué d'une activité qui lui appartient en propre, activité aveugle si elle n'est aidée par la science, en même temps que le monde est actif par rapport à elle.

Mais la vie humaine est une. Et ceux qui l'ont conçue comme le produit ou le résultat de la vie spéciale de chaque organe ou de chaque système organique se sont abusés, et leur erreur a dû être fatale aux malades.

Cette erreur, cependant, fut le beau côté de l'école anatomo-pathologique et des systèmes de localisation. Il était bon que, pour un temps, la science se concentrât dans l'étude de chacune des manifestations de la vie, et qu'elle les étudiât en elles-mêmes et pour elles-mêmes.

Que ce soit là, messieurs, la palme à accorder aux différentes théories qui se sont succédé en France depuis cinquante ans. Elles ont rendu à la médecine un service qui ne peut périr, celui d'avoir fixé le diagnostic sur des bases inébranlables. Mais n'oubliez pas non plus que le diagnostic n'est pas toute la médecine, et que l'humanité, dans sa marche progressive, élabore à chaque époque l'un ou l'autre des élémens de la science, sans avoir pu encore les faire marcher tous de front, les développer d'ensemble.

Si même je voulais caractériser l'une par rapport à l'autre l'époque qui se termine à Hahnemann et celle dont il est l'origine, je dirais que celle qui finit fut, avant tout, une époque qui se proposa de rechercher ce qu'il y avait à guérir dans les maladies, et que celle qui commence sera, avant tout, une époque thérapeutique; que l'ancienne médecine se livra à des spéculations sans fin sur la vie et la manière dont elle se comporte; que la nouvelle, moins ambitieuse mais plus positive, recherchera avant tout comment la vie humaine peut être conservée, agrandie, et comment ses altérations peuvent être réparées.

Quoi qu'il en soit, s'il existe entre le monde et l'homme

un lien d'harmonie et d'appropriation , il suit, comme conséquence nécessaire, que dans sa prévoyance l'auteur de toutes choses avait dû placer sous la main de l'homme les agens thérapeutiques propres à faire cesser ses infirmités. Je touche ici, messieurs, un point délicat : c'est la réhabilitation au point de vue médical du système des causes finales.

On admet volontiers que le globe , les végétaux qui le peuplent, et les animaux qui se meuvent à sa surface, peuvent être envisagés comme étant destinés à notre bien-être et à notre félicité. Qu'il y ait de la vanité et de l'orgueil à subordonner ainsi l'ensemble de la création à nous-mêmes, je ne le nie pas ; sous condition, cependant, qu'on m'accordera aussi que, dans sa marche progressive, l'homme approprie de plus en plus à ses besoins la création entière, la création faite pour lui, bien que celui-ci ne suffise pas à la destinée du monde.

Eh bien ! s'il est vrai que, dans l'ordre physique et physiologique, chaque être réponde, pour l'homme, à un besoin déterminé , est-il donc si téméraire d'avancer que chaque maladie a, dans l'ordre naturel, son correspondant thérapeutique ? Et s'il en est ainsi, est-il permis de dire, comme dans le passé, que les maladies doivent être guéries par les contraires, ainsi que le crûrent Galien et les modernes, ou qu'elles doivent être traitées par les semblables, comme le pensèrent quelques médecins vitalistes et entre autres l'école de Stahl ? Non, il faut reconnaître qu'il n'existe qu'une manière utile et raisonnable de traiter les maladies ; c'est la spécificité ou l'appropriation. Et alors, nous pouvons reprendre le problème médical dans les

termes où Pitcairn l'avait posé : *Une maladie étant donnée, trouver le remède qui lui convient.*

Mais, plus judicieux que Pitcairn, Hahnemann a été
plus loin; il a dit que si les modificateurs externes
sont doués, par rapport à nous, d'une action spécifique, celle-ci doit être absolue; qu'ainsi, toutes les
fois qu'une substance médicatrice quelconque sera administrée à un homme bien portant, elle devra déployer l'action qui lui est propre, en vertu de l'énergie
qui est en elle, et qu'elle la déploiera nécessairement, à
moins que le sujet ne fasse simultanément usage d'autres
substances qui contrarieraient celle-ci dans son action.

Or, comme les médicamens ne portent pas avec eux-
mêmes le cachet de leurs vertus, le moyen de reconnaître celles-ci n'est pas seulement l'observation
clinique, puisqu'ici il est difficile de démêler ce qui
est le propre du médicament et ce qui appartient à
la maladie, mais avant tout l'expérimentation pure, en
la renfermant dans les limites de la sagesse et de la prudence.

L'expérimentation pure et directe, voilà donc, messieurs, le moyen nouveau à l'aide duquel Hahnemann détermine la vertu spécifique des agens thérapeutiques et
hygiéniques; reste à dire quelle voie il conseille de suivre
pour faire application de ces vertus une fois reconnues,
soit à l'entretien de la santé, soit à la guérison de la maladie. Mais, avant tout, je m'arrêterai un instant à la méthode qu'il conseille, pour constater cette dernière et la
distinguer d'autres états morbides.

Messieurs, la médecine crut long-temps qu'il lui était

possible de pénétrer la nature intime des maladies. Cette question, presque entièrement abandonnée en France, préoccupe encore, mais assez peu, les médecins des autres pays. Hahnemann pense, au contraire, que nous ne pouvons connaître les maladies que par les symptômes qui les manifestent, et si la critique l'a attaqué sur ce point, ce n'a été que par de vaines déclamations restées sans résultat. On lui a objecté, qu'au milieu de ses conquêtes de tous les jours, l'anatomie pathologique nous avait révélé le siége des affections morbides, et que c'était un point dont il fallait tenir compte, qu'il convenait même de placer au premier rang.

L'anatomie pathologique, vous le savez, n'est d'aucun secours direct lorsqu'il s'agit de traiter un être vivant. Ce n'est que par une induction, fort légitime selon moi, que du symptôme apparent, elle conclut à l'état organique, et si cette induction est indicatrice du siége, elle ne nous apprend rien, mais absolument rien de la nature de la maladie.

L'induction dont je parlais n'est même légitime qu'à la condition de faire l'hypothèse suivante : les symptômes apparens que le patient présente à l'observation du médecin sont en correspondance parfaite avec les lésions qu'il nous offrira si la mort survient, et ces lésions s'effaceront à leur tour si les symptômes actuellement existans s'effacent et s'effacent intégralement.

Dans ce raisonnement que chacun de vous fait journellement au lit du malade, ne consacrez-vous pas deux principes admis par Hahnemann ; à savoir : que l'essence d'une maladie vous échappe comme à nous, et qu'il y a entre elle et les symptômes qui la manifestent, une corrélation évidente et rigoureuse ?

Si l'essence d'une maladie vous échappe, la connaissance du siége de cette maladie 'et des altérations qu'elle entraîne n'est plus qu'un groupe de nouveaux symptômes à ajouter à d'autres symptômes précédemment connus et constatés ; et alors vous êtes forcés de dire avec nous, qu'une maladie ne vous est connue que par ses manifestations, sauf à coordonner chacune d'elles d'après sa valeur relative, ce qui est l'office du diagnostic.

Une maladie vous sera donc exclusivement donnée par la symptomatologie. C'est encore par les symptômes, et seulement par eux, que vous distinguerez les différens états morbides, et qu'après les avoir distingués, vous essaierez de les grouper en vertu des analogies et des différences qui les caractérisent.

Je suppose maintenant que, bien pénétrés de la limite et de l'étendue de la pathologie, vous vouliez aborder la thérapeutique homœopatique, vous vous trouverez face à face avec le problème des *doses infinitésimales*. Avant de le repousser dédaigneusement, je vous demande de vous rappeler ce que j'ai dit précédemment.

L'action des médicamens spécifiques est absolue. L'homme est doué d'une énergie vitale qui tend toujours vers l'harmonie, en d'autres termes vers la santé, et à laquelle il suffit pour atteindre le but, d'être convenablement sollicitée. Le médecin ne guérit point la maladie, mais il met l'organisation dans les conditions où la guérison peut s'effectuer.

Si donc l'homme malade revient à la santé en vertu de

sa propre énergie, il n'est pas nécessaire qu'il y ait un rapport de masse entre l'organisme humain et l'agent thérapeuthique.

Mais, d'un autre côté, chaque médicament est doué d'une énergie spéciale, qui à son tour tend à se développer lorsqu'on le met dans les conditions favorables à son développement. Voilà donc deux puissances ou deux énergies harmoniques l'une à l'autre, car ici il s'agit de spécifiques, qui se prêtent secours et tendent à la même fin.

Ajoutez que l'action première de tout médicament dont l'organisme devient le réceptacle, est une action d'incubation véritable, en vertu de laquelle les propriétés dont il est doué agissent sur l'organisme à la manière des fermens, et que le mode de préparation qu'on lui fait subir ne tend à rien autre chose qu'à le rendre plus facilement assimilable au corps humain. Car il ne s'agit plus ici de promener des agens thérapeuthiques sur les surfaces de rapport à la manière de l'ancienne médecine; mais de faire qu'ils pénètrent l'organisme jusqu'en ses profondeurs. Ici tout s'enchaîne. Ne vous ai-je pas dit qu'un des principes posés par Hahnemann, et contre lequel la science ne saurait s'inscrire en faux, c'est que toute maladie est générale ou dynamique, et que les symptômes locaux qui la réfléchissent n'en sont que l'expression ? Si toute maladie est non-seulement locale comme proéminence, mais générale en réalité, ne suit-il pas aussi que l'individu malade doit être modifié dans son ensemble, et non pas seulement par un traitement local ? est-il un autre moyen d'arriver au but que d'administrer les médicamens sous la forme qui les rend le plus facilement assimilables à l'organisme? C'est là, en effet, ce que l'homœopathie se propose par la manière dont elle prépare et administre les médicamens qu'elle emploie.

Messieurs, cette esquisse rapide des bases fondamentales de la doctrine homœopathique serait insuffisante, si je ne disais un mot de la division des maladies reconnues par Hahnemann. Il suppose qu'il est des affections pathologiques absolument individuelles sans lien entre elles, et sans communauté d'origine. Celles-là, il les désigne par une expression indiquant plutôt ce qu'elles ne sont pas que ce qu'elles sont, je veux parler des maladies *apsoriques*. Il suppose en outre qu'il est des maladies qui reconnaissent une même cause, et qui, bien que diverses dans leurs formes, n'en sont pas moins identiques au fond. Cette communauté d'origine lui semble être due à la présence d'un ou plusieurs miasmes. C'est pourquoi il nomme toutes les maladies de cet ordre, *maladies miasmatiques*. Et comme la *psore* est de tous ces miasmes le plus généralement répandu, le plus difficile à combattre, celui qui se transforme avec le plus de facilité et de la manière la plus insidieuse, par une extension de langage qu'il est facile d'expliquer, on désigne généralement toutes les maladies miasmatiques sous la dénomination commune de maladies *psoriques*.

Il résulte de la théorie de Hahnemann sur les maladies psoriques, que la *psore*, le plus général de tous les miasmes chroniques et le plus anciennement connu dans l'humanité, n'est que la transformation affaiblie d'une maladie qui désola notre espèce jusqu'à des temps assez rapprochés de nous. Je veux parler de la lèpre, dont nous retrouvons les premiers indices dans les livres sacrés, et les derniers vestiges dans les hôpitaux que la piété du clergé maintint pendant tout le moyen-âge.

Outre la gale proprement dite, les formes principales que la psore revêt dans la pathologie, sont les dartres et toutes leurs modalités, les scrofules, depuis le simple engorgement glandulaire jusqu'au rachitisme, la phthisie et les nombreuses variétés des maladies abdominales chroniques, etc., etc., etc.

Ici, messieurs, Hahnemann remet en honneur un des principes que la médecine française a inutilement combattus, principe auquel il donne une nouvelle autorité. Je veux parler des *maladies héréditaires*. La psore, et en général toutes les maladies miasmatiques (la syphilis, la sycose ou maladies des fics et d'autres peut-être), se transmettant par voie de génération, sont, au point de vue médical, la justification de cette loi morale, la *solidarité* qui lie tous les membres de l'espèce humaine les uns aux autres, et les rend réciproquement responsables des joies ou des douleurs qui nous sont départies.

MESSIEURS,

Notre conviction la plus intime c'est que la doctrine homœopathique est l'origine d'une réforme intégrale de l'art de guérir. Elle s'adresse donc aussi bien à la physiologie et à l'hygiène, qu'à la pathologie et à la thérapeutique. Mais comme toute doctrine qui ne veut pas s'arrêter à des spéculations oisives, elle a commencé, et elle devait le faire, par la thérapeutique, parce que c'était le moyen le plus direct d'arriver à la démonstration par le fait, et qu'elle obéissait au sentiment de moralité qui a toujours inspiré Hahnemann , à savoir, que le médecin doit avant tout être utile à son semblable.

Dans ce cours, je suivrai les traces du maître lui-même. C'est pourquoi je le consacrerai presque exclusivement à la démonstration des trois points suivans : 1° Comment faut-il s'y prendre pour constater ce qu'il y a à guérir dans une maladie, quelle qu'elle soit, et dans chaque maladie prise en particulier ? 2° Qu'y a-t-il à faire pour reconnaître d'une manière positive les vertus conservatrices des agens hygiéniques et les vertus curatives des médicamens ? 3° Comment faut-il s'y prendre pour faire application de la puissance conservatrice des agens hygiéniques à l'entretien de la santé humaine , et de la vertu curative des médicamens au rétablissement de la santé humaine altérée ?

Malgré la simplicité de cet énoncé, les questions qu'il soulève sont graves et supposent la solution de plusieurs autres. La médecine pratique ne peut être modifiée dans ses bases, ainsi que l'a fait Hahnemann en proclamant la loi de spécificité , sans que de près ou de loin la physiologie n'en reçoive de nombreuses atteintes. Aussi, messieurs, vous indiquerai-je la transformation que le problème physiologique subira nécessairement sous l'inspiration de la loi de spécificité.

Comme toutes les découvertes humaines , la doctrine homœopathique est loin d'avoir acquis les développemens qu'elle comporte ; mon enseignement ne sera donc complet qu'autant que je vous aurai indiqué ces lacunes et les moyens de les remplir.

Enfin, pour apprécier convenablement les faits soumis à notre observation et les lois qui les résument en les expliquant, il nous faut une mesure commune des uns et des autres.

La *méthode* est cette mesure. En raison de son importance, je lui consacrerai une leçon. Mais tout système qui, à notre époque, n'offrirait aucun antécédent historique, serait par cela même très-suspect à mes yeux. Heureusement que la doctrine homœopathique s'appuie sur plus d'un monument traditionel, et qu'il nous est possible de vous la présenter comme étant logiquement enchaînée au passé de la science. L'histoire de la médecine sera le sujet de ma prochaine leçon.

LEÇONS

DE MÉDECINE

HOMŒOPATHIQUE.

2ᵉ LEÇON. — 2 février 1835.

SOMMAIRE.

SUJET DE CETTE LEÇON. La doctrine homœopathique est la conséquence logique des progrès antérieurs de la médecine.— Manière dont l'histoire doit être étudiée.— Valeur des études
historiques.— A toutes les époques, la médecine a réfléchi le
mouvement philosophique du temps.— Époque moderne.—
Moyen-âge.— Temps qui suivirent Hippocrate, temps qui le
précédèrent.— CONCLUSION. Si on veut savoir quelle direction
doit prendre la science médicale, s'interroger sur la tendance
actuelle de la philosophie.— Cette dernière se propose la conciliation des contraires, de l'idéal et du réel, du spiritualisme et
du matérialisme. Philosophie allemande ; Philosophie écossaise ;
Éclectisme ; Panthéisme moderne.—La doctrine homœopathique satisfait à la tendance de la philosophie.—Dans le passé, la
médecine développa alternativement le point de vue thérapeu-

3

tique et le point de vue diagnostique de la science.— Avant Hippocrate, la médecine est thérapeutique. — A dater d'Hippocrate, elle devient diagnostique du point de vue idéaliste.— Au moyen-âge, elle redevient thérapeutique, mais à l'époque moderne, elle redevient diagnostique du point de vue organique.— CONCLUSION. L'homœopathie résume tous ces points de vue divers et les développe d'ensemble.

MESSIEURS,

J'ai dû commencer par vous offrir une esquisse rapide et sommaire des points fondamentaux de la doctrine homœopathique : tout m'en faisait un devoir. L'obligation de délimiter avec précision et rigueur le champ de la discussion, la nécessité plus impérieuse encore de détruire les préventions dont je suis entouré, et enfin la marche nécessaire de l'intelligence humaine, qui ne consent à l'examen d'un problème qu'autant qu'elle en connaît les termes et qu'elle en pressent les conséquences ; tout m'invitait, je le répète, à vous dire sur quelles bases je me propose d'édifier.

Je crains que ces généralités ne soient pas du goût de tous mes auditeurs. L'homœopathie se présente à la plupart d'entre vous comme une tentative de réforme qui, en la supposant fondée, intéresse tout au plus la thérapeutique, tandis que nous sommes d'opinion qu'elle est une réforme intégrale de l'art de guérir, et que successivement elle transformera chacun des élémens qui le constituent. C'est là, messieurs, le secret de mon enseignement, secret que j'avais hâte de vous livrer, et sur lequel je vous invite à réfléchir. Car nous ne pouvons arriver à nous comprendre, vous et moi, si vous ne consentez à vous placer au point de vue où je suis moi-même. N'est-il pas vrai que si quelqu'un vous engageait à juger d'un tableau ou d'une perspective après vous avoir donné son opinion sur l'une ou sur l'autre, vous croiriez de votre devoir d'envisager le tableau ou la perspective du même point de vue que lui ?

Eh bien! si vous admettez pour un instant que la loi de *spécificité* ou d'appropriation posée par moi dans la dernière séance, *puisse* avoir le caractère de généralité que je lui attribue, n'êtes-vous pas en droit de me demander comment j'arrive à déduire de cette loi générale une *physiologie* et une *hygiène*, une *pathologie* et une *thérapeutique*? Et si pressé par le temps qui nous dévore tous, obéissant aux nécessités du moment qui exigent de circonscrire mon sujet afin de le rendre plus facilement acceptable, ayant besoin moi-même de méditer encore sur les hautes questions physiologiques soulevées par l'homœopathie, afin de ne pas vous présenter des ébauches mal arrêtées pour des solutions, je me borne, cette année, à la question *thérapeutique,* n'est-il pas vrai encore que je dois vous la présenter pour ce qu'elle est, c'est-à-dire comme la partie d'un tout, et que du tout, il convenait au moins de vous donner une idée ?

Que ces considérations me justifient de ne pas satisfaire votre impatience en arrivant aussitôt à la partie thérapeutique de la doctrine homœopathique, c'est-à-dire à la question de fait, et trouvez bon que je vous arrête aujourd'hui sur un point capital qui viendra confirmer les principes posés dans la dernière séance ; en d'autres termes, à l'histoire de la médecine.

Si la doctrine homœopathique a le caractère de généralité que je lui suppose, comme toute doctrine générale, elle a ses *principes*, sa *méthode* et ses *moyens*.

Elle a ses *principes*, qui expriment sous forme abrégée les lois qui président à la production, au développement et à la terminaison heureuse ou funeste des maladies, et qui indiquent les lois, non moins fixes, auxquelles les médicamens obéissent dans leur action sur l'économie animale. .

Elle a sa *méthode*, qui trace la voie à suivre pour constater une maladie existante et la distinguer d'autres états morbides, et pour constater les vertus positives et incontestables des agens thérapeutiques et hygiéniques.

Enfin, elle a ses *moyens*, qui consistent dans l'application des vertus curatives des médicamens aux maladies dont il s'agit de triompher.

Les principes et la méthode veulent être compris et discutés ; et quant aux moyens, c'est à l'expérience, invoquée par tout le monde et que nous invoquons comme tout le monde, à prononcer sur leur valeur.

Mais l'expérience avec toutes ses merveilles ne signifie quelque chose qu'autant qu'on sait l'interroger convenablement, et qu'on la solicite de fournir tout ce qu'elle peut donner.

De là résulte qu'il n'est pas un grand expérimentateur, celui qui se place passivement en face du monde extérieur pour recevoir et enregistrer les faits qui s'accomplissent sous ses yeux. Le grand expérimentateur recueille les données de l'expérience, et à l'aide d'une méthode bien assurée et d'une vue conçue à *priori*, quoique déduite d'expériences antérieures, sait solliciter la nature, provoquer ses révélations et, par tous les moyens possibles, la contraindre de répondre aux demandes qu'il lui adresse. Ceci revient à dire que l'expérience suppose beaucoup d'invention, en d'autres termes, que tout expérimentateur dont les travaux font avancer la science est un homme de génie, et qu'il n'est point de grand praticien qui ne soit en même temps un grand théoricien.

Mais pour arriver à une conviction sur quoi que ce soit, il est certaines conditions à remplir et hors desquelles nos croyances peuvent être vives et quelquefois profondes, sans avoir ce caractère d'évidence qui commande aux intelligences les plus rebelles comme à celles qui sont les plus souples. Les conditions dont je parle, toutes nombreuses et variées qu'elles soient, peuvent être ramenées à trois chefs principaux.

Le *fait*, qui pour servir d'aliment et de soutien aux convictions scientifiques, est insuffisant, si on l'abandonne à lui-même, car il n'est pas sa propre mesure.

La *loi*, qui résume le fait et l'explique jusqu'à un certain point, mais qui elle-même est insuffisante, puisqu'elle ne nous rend raison ni des longs et pénibles tâtonnemens de la science pour arriver au point où elle a atteint, et puisqu'elle laisse toujours quelque doute sur sa reproduction dans l'avenir, du moment où le passé ne témoigne pas en sa faveur.

L'histoire, qui nous montrant, dans le passé, des traces plus ou moins saillantes, plus ou moins affaiblies de la vérité nouvellement découverte et actuellement soumise à notre examen, vient ajouter à l'*actualité* l'autorité de la *tradition*.

Si telles sont les conditions de toute conviction dans les sciences d'observation, et la médecine fait partie de ces dernières, vous comprendrez facilement, messieurs, que je doive avoir à cœur de jeter, avant tout, les bases d'un *système historique*, en d'autres termes, de vous dire comment je conçois que l'*histoire de la médecine* doit être étudiée, et à quelles conclusions générales cette étude doit nous conduire.

Mais je n'ai point la prétention d'épuiser un sujet aussi vaste et aussi compréhensif dans le court espace d'une séance ; ce serait tenter l'impossible. Cependant, s'il y a nécessité de circonscrire le sujet, au moins puis-je en choisir le point culminant, celui qui résume tous les autres.

Vous savez que l'histoire de la médecine peut être envisagée sous trois points de vue très-distincts. D'abord, on peut s'occuper de l'étude des théories et des systèmes qui se sont succédé, en les prenant pour des individualités indépendantes de toutes les autres théories et de tous les autres systèmes. C'est la partie descriptive de l'histoire de la médecine considérée sous le point de vue *empirique*, et que Kurt Sprengel a exploitée avec autant de bonheur que possible.

Mais cette étude est insuffisante. Elle permet, sans doute, de descendre jusque dans les replis les plus intimes de la pensée d'un homme, de connaître le mécanisme de son système; mais elle nous laisse dans un vague et dans une obscurité indéfinissables, parce que la valeur historique d'une doctrine médicale se tire nécessairement de ses points de contact avec les doctrines rivales et avec celles qui l'ont précédée.

Vous savez aussi que l'histoire de la médecine a été étudiée du point de vue *logique*, c'est-à-dire qu'on a recherché le lien rationnel qui maintient tous les systèmes dans une dépendance réciproque. Le malheur est que, jusqu'à présent, les historiens de la médecine n'aient pas adopté une méthode assez philosophique, et qu'ainsi ils aient eu une mesure trop étroite. Ceci s'applique surtout à l'*examen des doctrines*, ouvrage dans lequel son auteur prend le dogme de *l'irritation* pour juge suprême et infaillible de tout le passé de la science, ce qui le conduit à réprouver ce qui était antipathique à son principe et à exalter outre mesure tout ce qui s'y rapporte, de près ou de loin.

Ce serait également le défaut à reprocher à l'ingénieuse ébauche de Bordeu, si à propos de l'inoculation, cet homme habile avait eu une intention sérieuse d'écrire l'histoire.

De ceci résulte que l'enchaînement logique des théories et des systèmes ne suffit point aux exigences de l'histoire; qu'il y faut ajouter un troisième point de vue, à savoir : *le point de vue philosophique*, qui nous occupera exclusivement.

Messieurs, de même que la médecine répond à un besoin spécial de l'humanité, de même son histoire n'est

qu'un fragment de l'histoire générale. Par conséquent, l'enchaînement logique des théories et des systèmes répond à
une fin ultérieure qu'il s'agit de déterminer. Celle-ci
consiste dans la fixation des termes du problème médical,
qui, une fois obtenue, nous donne une mesure certaine
pour interroger la tradition.

L'œuvre du médecin se réduit aux trois points suivans :
1° rechercher dans les maladies ce qu'il y a à guérir ;
2° rechercher dans les médicamens les vertus positives dont ils sont doués; 3° faire application de la puissance curative des médicamens, une fois connue, aux maladies dont la connaissance nous est acquise.

Je le répète, le problème étant posé dans ces termes ;
nous pouvons demander aux siècles ce que chacun d'eux
a fait pour la fin dernière ci-dessus indiquée ; et ainsi
nous arriverons à connaître le mérite intrinsèque de chacune des célébrités qui ont illustré notre art. Mais notre
satisfaction ne sera complète qu'autant qu'il nous sera
possible de pénétrer le secret des auteurs, et le fil qui nous
y conduira, c'est la méthode.

Or, l'histoire de la médecine tout entière dépose de ce
fait que je vous présente en toute confiance comme ayant
la valeur d'une loi générale. *A toutes les époques historiques, la médecine a réfléchi le mouvement philosophique
de l'époque elle-même.* Il y a, sous ce rapport, entre la
médecine et la philosophie un accord si parfait, une harmonie si entière, qu'il faut s'arrêter à la formule historique suivante :

La philosophie d'une époque ou d'un siècle étant donnée,

en induire les différentes routes dans lesquelles s'engagera l'art de guérir, en d'autres termes, les différens systèmes qu'elle fera éclore.

Quelle que soit l'époque de l'histoire à laquelle nous appliquions cette formule, elle recevra sa justification.

Prenez-vous l'ère moderne? Vous savez qu'alors la lutte s'engagea entre Bacon et Descartes, représentans, l'un de la méthode *à posteriori* ou *inductive*, et l'autre défenseur de la méthode *à priori* ou *déductive:* l'un, ayant repris le fameux axiome d'Aristote, *nihil est in intellectu quòd priùs fuerit in sensu*, axiome que Liébnitz réfuta d'un mot, mais à la manière dont les hommes de génie se réfutent, c'est-à-dire en le complétant (1) ; et l'autre, ayant proposé la conception des *idées innées*, transformation rigoureuse des idées types et archétypes de Platon : l'un, faisant dériver l'activité du *non-moi*, et l'autre attribuant au *moi* une activité qui trop souvent lui fut déniée.

Aussitôt, tout le mouvement scientifique, et la médecine obéit en cela à l'impulsion générale, se partage en deux grandes directions, qui traduisent fidèlement le double mouvement de l'intelligence humaine.

C'est, d'une part, les écoles que j'appellerai *matérialistes,* en ne les considérant que sous le rapport des solutions qu'elles ont présentées et des principes qu'elles ont

(1) Dans ses *Nouveaux essais sur l'entendement humain,* livre destiné à la réfutation de l'Essai de Locke, Léibnitz présente la formule suivante : « Nihil est in intellectu quòd priùs fuerit « in sensu, nisi intellectus ipse. »

défendus, écoles qui se subdivisent bientôt en autant de systèmes différens qu'il y a de points de vue sous lesquels la matière peut être envisagée. Ce sont les écoles mécaniques, mathématiques et chimiques. Willis, Sylvius de Le Boë, Hermann Boërhaave, en sont les fondateurs.

A côté d'elles, fleurissent les écoles que je nommerai *spiritualistes*, héritières de l'esprit de Paracelse, qui cheminent à travers les XVII⁰ et XVIII⁰ siècles en passant par les mains de Vanhelmont, de Stahl, de Frédéric Hoffmann, et enfin de Barthez, qui en fut le dernier représentant.

Les caractères qui distinguent l'une de l'autre ces deux directions, peuvent être ramenés à des termes trop simples pour que je néglige de les indiquer. Les écoles spiritualistes péchèrent en ceci, que les hypothèses auxquelles elles s'arrêtèrent étaient empruntées à des réminiscences de la théologie chrétienne et à des reflets de plus en plus affaiblis des doctrines alchimiques, cabalistiques et astrologiques, dont l'origine se perd dans les nuages des premiers temps historiques ; et que les principes sur lesquels elles reposaient ne ressortant pas directement du sujet en lui-même, c'est-à-dire de l'étude de l'homme observé dans l'état de santé et de maladie, elles ne s'appuyaient que sur des analogies toujours trompeuses lorsqu'on veut en faire des identités. Les écoles matérialistes tombèrent dans la même erreur ; seulement, elles s'adressèrent à un objet différent. Ce n'était plus l'hypothèse de l'âme immatérielle qu'elles essayaient de transporter dans la science médicale, mais l'hypothèse de la matière et de ses pro-

priétés. Ici, se présentèrent des réminiscences empruntées aux sciences mathématiques et physiques, et l'homme
devint une machine calculable, qui, dans les mains des
savans dont j'ai parlé, fut bientôt assimilée à un labora-
toire de chimie, ou à un automate.

Le servilisme de la médecine envers les philosophes
était évidemment trop prononcé. La science avait besoin
de conquérir son indépendance : et pour cela, il fallait la
ramener à l'observation pure et simple de l'homme, rete-
nir de la philosophie baconienne sa méthode expérimentale, et bannir, en même temps, les hypothèses empruntées à la théologie et aux sciences étrangères à la physiologie et à la pathologie proprement dites.

Haller fut cet homme. Avant lui, il faut le dire, la
physiologie n'existait pas. Il lui appartient d'en avoir jeté
les fondemens. Le malheur est qu'il n'ait point su unir à
la méthode de Bâcon l'analyse plus profonde de Descartes,
qui, sans négliger le fait, ne l'isole jamais de l'ensemble,
et lui laisse, par conséquent, un caractère de vie dont la
dissection baconienne le prive à jamais.

Ch. Bonnet, de Genève, essaya de compléter Haller.
Mais comme tous les hommes synthétiques qui, dans le
passé, ont cultivé les sciences d'observation, il crut que
toute vérité se trouvait dans l'idéalisme, et cette tendance
l'éloigna de la réalité. Aussi, Ch. Bonnet ne parvint-il qu'à
jeter de larges et magnifiques aperçus, qui séduisent par
leur profondeur, éblouissent par la pompe et la ma-
gnificence du style dont ils sont revêtus, attachent en
raison du haut sentiment de moralité dont ils sont animés,

mais qui restent stériles en ce qu'ils ne conduisent à aucune application pratique.

Au temps de Haller, ou à peu près, vivait un médecin
réformateur trop célèbre pour que j'aie besoin de m'é-
tendre sur son compte. C'était Brown. Il consacra l'indépendance de la médecine par rapport aux autres sciences,
et tous les vitalistes qui le suivirent cherchèrent à conso-
lider cet affranchissement définitif. Aussi, les hypothèses
des forces et celles des archées tombèrent dans un profond oubli, et on leur substitua l'hypothèse des *propriétés
vitales*. Cette théorie, à laquelle Bichat donna l'autorité
qui s'attache toujours à la puissance de création, avait au
moins le mérite d'être prise dans la physiologie elle-
même; et si les progrès ultérieurs de la science l'ont ren-
versée de fond en comble, toujours est-il qu'elle est
l'avant-coureur de découvertes nouvelles qui, dans un
temps assez rapproché, nous l'espérons, fixeront la science
physiologique.

Quoi qu'il en soit, pour cette dernière époque, d'autant
plus importante qu'elle est plus rapprochée de notre temps
et qu'elle nous offre des monumens plus clairs et plus nombreux, la médecine, dans sa marche progressive, a réellement réfléchi tout le mouvement philosophique moderne.

Remontons-nous au moyen-âge? Le résultat est le même.
Dans la première période de cette longue époque, la médecine, comme toutes les sciences, est renfermée dans les
temples, et les prêtres se chargent de la pratiquer. Mais
à mesure que le christianisme triomphant se développe et
s'organise, à mesure surtout qu'il connaît mieux l'anti-

quité, il lui emprunte, non les doctrines d'Hippocrate ou de Galien (ce ne devait venir que plus tard), mais les pratiques qui étaient le mieux en harmonie avec ses croyances, et le caractère de merveilleux que le christianisme jetait avec tant de poésie sur tout ce qu'il touchait.

Aussi, la *cabale*, la *magie*, l'*astrologie judiciaire*, et l'art si mystérieux et si dédaigné d'Hermès Trismégiste, l'*alchimie*, furent-elles les pratiques conseillées et enseignées.

Mahomet avait surgi. Le Coran d'une main et le cimeterre de l'autre, il imposait sa foi à l'Asie. Conquérant par nature et par mission, il inspira à ses successeurs l'amour de la conquête. L'islamisme fit irruption sur notre Europe et la serra de si près, qu'un moment il fut permis de douter si le Coran ne se substituerait pas à l'Évangile. Dans cette invasion tout ne fut pas malheur. On sait maintenant ce que les Arabes apportèrent de science et de civilisation dans les pays chrétiens, abîmés de mysticisme, fatigués de guerres, de déprédations et de servitude. Ce furent, entre autres choses, quelques mauvaises traductions d'Aristote et les écrits de ces commentateurs ingénieux et infatigables de Galien, qu'on nomme les médecins arabes.

La philosophie d'Aristote engendra la scholastique, et l'étude des médecins arabes inspira le désir de remonter du commentaire au texte, du commentateur à l'auteur. D'abord faible, respectueuse et timide, comme tout ce qui commence, la scholastique prit l'attitude d'une humble servante de la théologie (*ancilla theologiæ*), jusqu'au jour où des hommes de l'énergie et de la ténacité de Wil-

liam D'Occam et de Scott donnèrent le signal de la révolte
en essayant de balbutier le principe de la liberté d'examen. De même, la médecine, qui d'abord suit les traces
de Galien et de ses commentateurs, attendait qu'un
homme de génie donnât le signal de l'insurrection en se-
couant le joug du galénisme.

Paracelse en eut le mérite et la gloire. Esprit inventif,
bouillant et aventureux, homme d'enthousiasme et de
passion, qui ne savait inspirer à ceux qui l'approchaient
qu'une haine ardente et profonde ou une admiration sans
limites, qui mourut après avoir réuni autour de lui les
critiques les plus amères et les éloges les plus exaltés ;
homme d'un génie méconnu, auquel on reproche une im-
moralité crapuleuse et une ignorance que rien n'égalait,
si ce n'est l'effronterie de son charlatanisme, et qui, après
tout, dota la science de découvertes qu'elle a su conserver (1), et donna, dans ses malheurs, l'exemple d'un courage à toute épreuve ; Paracelse, l'ornement et la gloire
de la secte alchimique au seizième siècle, dirigea contre
Galien des attaques dont celui-ci n'a plus triomphé. Comme
la scholastique fut le passage de la théologie à la philosophie, de même Paracelse servit de transition des doctrines de l'antiquité aux systèmes modernes.

Si nous abandonnons les temps modernes pour pénétrer dans l'antiquité, les mêmes faits se représentent à
nous sous la même forme ; la seule différence qui les caractérise se trouve dans les solutions présentées.

(1) On lui doit l'emploi en médecine de l'opium et du mercure,
et en général des préparations chimiques.

Nous n'essaierons pas de décider, à l'exemple d'Adrien Leclerc, si de toute nécessité le premier homme fut le premier médecin. Mais il est indubitable que dans l'Inde, dans l'Égypte et dans la Perse, la médecine n'existait pas comme science, qu'elle était cultivée dans le mystère des temples et exclusivement pratiquée par le sacerdoce. Aussi, ne rencontrons-nous que dans les codes religieux de ces peuples le petit nombre de préceptes hygiéniques et thérapeutiques qui sont toute la médecine de ces temps reculés.

À l'apparition des Hellènes jusqu'au temps de Socrate, la science ayant passé des prêtres aux philosophes, c'est à eux qu'il faut nous adresser si nous voulons suivre les faibles et obscures destinées de la médecine. On trouve dans les vers dorés de Pythagore, surtout lorsqu'on s'aide du commentaire de Hiéroclès, le peu de documens qui nous restent. Cependant, un peu avant et depuis Socrate, quelques noms apparaissent de distance en distance entourés de l'auréole un peu terne de l'héroïsme ou de la demi-divinité. Ce ne sont plus, comme dans l'Égypte, les mythes d'Isis et d'Osiris, de Bacchus, d'Esculape, de Zoroastre, ou d'Apollon; mais tout simplement Mélampe, un berger, qui, au mérite de la poésie, joignait la double qualité de médecin et de devin; l'Esculape grec, qu'il ne faut pas confondre avec les trois Esculapes égyptiens dont l'existence est admise par Cicéron (1); et enfin de simples gymnasiarques comme Iccus, Hérodicus et autres, que

______

(1) *De Natura Deorum*, lib. III.

l'histoire réduit aux proportions un peu étroites, par rapport à leurs prédécesseurs, de la simple humanité.

Cependant la famille des Asclépiades fraie la route à Hippocrate, qui, lui, déclare la médecine indépendante de la religion et de la philosophie ; et cela, de par l'autorité irrésistible du génie.

Depuis Socrate, et surtout par les soins d'Aristote, le vent de la philosophie portait les esprits dans les voies de l'observation et de l'expérience, et ce fut à l'observation et à l'expérience qu'Hippocrate en appela. Mais, à côté d'Aristote, Platon parut ; comme en un autre temps, Descartes se posa en face de Bâcon. A des points de vue différens, Platon et Aristote furent les créateurs de l'ontologie. Aussi Hippocrate fut-il le premier à recommander l'étude de la *nature* et de la *cause essentielle* des maladies, de même que ce fut lui qui fixa la théorie des crises et des jours critiques, théorie qui touche de trop près au système des *nombres* de Pythagore, pour que le lien de parenté qui unit ces deux théories reste un instant douteux.

Lorsqu'on étudie les progrès de la médecine, il y a peu de compte à tenir d'hommes comme Celse et quelques successeurs d'Hippocrate. Il faut de suite passer à Galien. Le platonisme transpire trop dans ses écrits pour qu'il soit possible de douter qu'il n'ait beaucoup emprunté à la philosophie.

Ne serait-ce donc pas tirer une conclusion très-légitime de ce qui précède, si nous disions que celui qui, à notre époque, voudrait se faire une idée de l'avenir de la science médicale, devrait se demander avant tout où en est la philosophie de notre temps, où elle s'achemine, et qu'ayant une fois résolu cette question, il lui serait facile d'en conclure la direction qu'elle prendra ?

Après avoir tourmenté pendant plus de trois cents ans le problème de la certitude, la philosophie en est venue à ce point de reconnaître, 1° que les deux grands principes qui la divisèrent (la matière et l'esprit) ont reçu tous les développemens qu'ils comportaient ; que, par conséquent, il faut les rajeunir en leur prêtant une forme nouvelle, ou arriver à la découverte de principes nouveaux, d'où pourront sortir des solutions nouvelles ; 2° qu'il n'est pas donné à l'homme de pénétrer la nature intime ou l'essence de quoi que ce soit, et qu'ainsi les problèmes ontologiques doivent être abandonnés à jamais ; 3° que la science ne peut donc prétendre à une *certitude absolue*, mais seulement à une certitude finie, limitée, relative ; qu'elle doit se concevoir comme progressive de sa nature, c'est-à-dire comme tendant à l'absolu, sans qu'il lui soit donné de l'atteindre jamais.

Ainsi, le nouveau principe sur lequel la philosophie s'appuie, est celui de la perfectibilité continue et indéfinie de l'espèce humaine, et ce principe lui paraît jouir de l'évidence d'un axiome.

La limite qu'elle pose à la science consiste dans l'étude des manifestations des êtres créés et des lois qui régissent ces dernières, envisagées sous le triple rapport du passé, du présent et de l'avenir,

Son besoin le plus impérieux est d'arriver à des solutions qui la satisfassent sur la destinée humaine.

Sous tous ces rapports, la philosophie est en travail depuis Kant, et si ses efforts n'ont amené qu'à de faibles résultats, peut-être en faut-il accuser la raison humaine qui n'a pas su s'arrêter à temps.

David Hume avait proclamé le scepticisme avec une audace décourageante ; et Kant se demanda un jour, s'il n'était pas possible de sauver la science du naufrage dont Hume la menaçait. Il en confia le soin successivement à la raison pure et au jugement, et il finit par se réfugier aux bras de la raison pratique ; c'est-à-dire, qu'après avoir tourné et retourné en tous sens, mais inutilement, le rationalisme, il fut obligé d'en venir à quelque chose de fort ressemblant à la philosophie sentimentale que l'Allemagne a poursuivie de son sarcasme dans les théories du bon Jaccobi.

L'impulsion imprimée par Kant à la philosophie a eu pour résultat une démonstration négative, à savoir : qu'il est impossible à la raison d'arriver à aucune connaissance objective de Dieu, de l'univers et d'elle-même, et son résultat le plus éloigné a été le panthéisme de Schelling, et la logique transcendentale de Hegel (1).

(1) Plus d'un lecteur serait étonné de m'entendre dire que la *philosophie de la nature* soit la conséquence du Kantisme. Dans l'histoire de la philosophie, le panthéisme est toujours le premier cri que jette l'esprit humain abîmé dans le doute, lorsqu'il essaie de revenir à la foi ; mais ce n'est pas le dernier. Si Kant n'eût pas

Pendant que le scepticisme transcendental et le pan-théisme faisaient leur route en Allemagne, l'école écos-saisse en appelait au bon sens et à la conscience hu-maine, qui répondaient aussi, que, de l'essence des choses, la science ne peut rien savoir ; que nous ne con-naissons de l'esprit que ses facultés, et de la matière que ses propriétés (1). En vain, un dialecticien habile a es-sayé d'aller plus loin en voulant donner à ses convictions personnelles la rigueur scientifique ; mais ses estimables tentatives ont abouti à une négation. Ses argumens ré-futent ce qui a été dit contre l'existence de l'âme ; et quand ils s'agit d'établir sa thèse, il se jette dans des analogies et des comparaisons heureuses, peut-être, mais trop indirectes pour qu'il soit possible de s'y arrêter (2).

si bien attaqué la raison qu'il voulait défendre, Schelling n'aurait point essayé de reconstruire la philosophie d'un autre point de vue ; de même que Kant serait un non-sens, sans David Hume : c'est tout ce que j'ai voulu dire.

(1) On peut consulter sur cette question importante *les Essais* de Thomas Reid, chef de l'école écossaise, et les *Élémens de la philosophie de l'esprit humain* de Dugald Stewart, 1er vol. de la trad. de Prevost de Genève, ainsi que *la Philosophie des facultés actives et morales de l'homme* dont j'ai récemment donné la tra-duction.

(2) Je fais allusion ici aux argumens présentés par M. Th. Jouf-froy, dans le quatrième paragraphe de la préface, d'ailleurs si remarquable, qu'il a placée en tête des esquisses de philosophie morale. J'engage le lecteur à s'y reporter. Il verra avec quel bonheur

L'éclectisme français a certainement fait un pas sur
l'école écossaise, mais il est resté fort loin de la tendance
panthéistique qui est au fond de la philosophie allemande.
Il a essayé de trouver le lien de ces solutions exclusives
et contradictoires, qui, dès l'origine de la philosophie,
la partagèrent en deux corps ennemis, et jusqu'ici irré-
conciliables. Ce sont elles, en effet, qui mirent aux prises
Aristote et Platon, comme en un autre temps elles sé-
parèrent l'école d'Ionie de l'école d'Elée, Bacon de Descartes, Locke de Léibnitz. L'éclectisme philosophique
a donc le mérite d'avoir senti vers quel but il fallait diriger les efforts de la raison humaine, il lui a manqué de
connaître les moyens qui devaient y conduire. Et l'é-
clectisme philosophique est venu confirmer la loi générale
que j'ai posée : car il a enfanté l'éclectisme médical, qui,
lui aussi, a compris tout ce qu'il y avait d'exclusif dans les
doctrines modernes, et a senti qu'il fallait rechercher
leurs points de contact, au lieu de s'attacher à leurs différences. Mais il lui a manqué d'être en possession de la loi
générale qui seule peut permettre cette conciliation.

Lorsqu'en effet, on néglige, ainsi que le fit l'éclectisme,
les hypothèses dont abonde notre science pour ne
s'attacher qu'aux résultats pratiques proclamés par les
auteurs, on est frappé des guérisons incontestables qui
furent obtenues en suivant des méthodes repoussées de

M. Jouffroy établit la *subjectivité* de la science de l'esprit humain, et combien ses argumens sont insuffisans lorsqu'il veut
établir la spiritualité de l'âme, c'est-à-dire *objectiver* son sujet.

notre temps. L'empirisme hippocratique de Sydenham, la médecine expectante de Stahl, et à tout prendre la médecine si terriblement agissante de Brown, n'étaient pas si aveugles qu'on l'a supposé. De nos jours, la doctrine physiologique a eu de grandes et heureuses applications. Nous avons été également témoins des cas nombreux où le contro-stimulisme italien opérait des cures qui alors nous émerveillaient, et nous savons que l'éclectisme peut revendiquer des succès.

C'est que, pour me servir du langage de l'éclectisme, il y a du bon partout. Savez-vous, messieurs, que les grandes découvertes pratiques se font très-souvent par la voie de l'empirisme? Savez-vous, en outre, que dans toute guérison, il y a non seulement une maladie à combattre et un traitement à lui opposer, mais aussi un moment opportun à choisir pour faire application du remède à la maladie, et qu'il faut savoir attendre l'opportunité quand nous ne pouvons la faire naître? Savez-vous qu'il est des cas où il faut brusquement enlever la cause occasionelle d'une maladie, avant d'entreprendre sa cure radicale, et où, par conséquent, une médecine agissante et des plus actives est souvent de rigueur? Savez-vous, enfin, que le tort des médecins du passé a été d'accorder une valeur absolue à des méthodes qu'il fallait combiner au lieu de les repousser l'une par l'autre?

Tout cela, je le répète, l'éclectisme l'a senti, sans pouvoir le réaliser, et à toutes ces conditions, je le crois, la doctrine homœopathique peut satisfaire.

Je demande, messieurs, que vous déposiez pour un

instant les préventions que vous avez pu concevoir, et qu'oubliant la question d'ailleurs si importante et si vraie des *petites doses*, vous concentriez toute votre attention sur le fait de *spécificité*.

De plus habiles que moi vous ont dit tout haut ce que chacun se disait tout bas depuis plusieurs années (1) : à savoir, qu'en Allemagne, la philosophie incline vers le *panthéisme*. En France, elle en est à *l'éclectisme*, et le panthéisme lui-même y a eu d'ardens promoteurs. Je n'oserais affirmer qu'il y ait quelque fondement dans l'opinion de ceux qui soutiennent que Schelling a mis beaucoup d'esprit à découvrir ce que tout le monde sait depuis dix-huit cents ans. Mais ce dont je suis sûr, c'est que dans les termes abstraits, le panthéisme est aussi vieux que le monde. La base fondamentale de ce système, c'est l'unité absolue de l'être se manifestant par une infinie variété de créations finies ou relatives. Toutes ces existences contingentes qui se meuvent au sein de l'infini, le panthéisme les conçoit, les sait harmoniques entre elles ; et cette harmonie qui conserve à chaque être sa place dans la création et lui assigne un rôle spécial, le panthéisme la considère comme une loi de la nature.

Il me semble, d'après cet énoncé, qu'au bout de l'éclectisme et comme conclusion se trouve le panthéisme. Vous dire qu'il réponde à tout, qu'il satisfasse à tous les besoins de l'esprit et du cœur, ce serait aller au-delà de

(1) Revue des deux mondes, les art. de Henry Heine, sur l'Allemagne. Ils sont à consulter, mais rien qu'à consulter.

ma pensée. Un instant, je l'ai cru, et de cette croyance il m'est resté ce sentiment : qu'il fallait chercher et rechercher encore, que les temps s'accomplissaient mais qu'ils n'étaient point accomplis ; il m'est resté aussi cette autre pensée, que là était l'avenir de la science, en tant que direction, et c'est seulement ce qui nous importe. En effet, nous sommes fatigués d'étudier les phénomènes et les êtres du point de vue de leurs différences, il est temps de les envisager sous le rapport de leurs ressemblances. L'analyse qui toujours divise et sépare est trop incomplète pour que nous n'y ajoutions pas l'analyse qui unit et systématise. Et quand il ne resterait du panthéisme que cette pensée de l'harmonie qui gouverne le monde, elle suffirait à le justifier des anathèmes qui pèsent sur lui.

Hahneman a transporté en médecine cette conception nouvelle, et je dirai presque qu'il l'a transportée en la corrigeant, vu qu'il individualise davantage.

Il a dit que les maladies ne guérissaient que par voie de *spécificité*. Or, la spécificité exige que vous sachiez découvrir le médicament approprié, et cette découverte, c'est à *l'empirisme* qu'elle est due.

La médecine allopathique vous a également appris que dans le traitement des affections syphilitiques, par exemple, où vous employez des médicamens que vous considérez comme ayant une action absolument spécifique, la cure exige un temps fixe, dans certaines limites, pour être obtenue ; qu'il y a danger à vouloir hâter le moment de la guérison, et les plus sages vous diront

que pour éviter les accidens consécutifs de l'emploi du
mercure, il est bon et convenable de n'en point précipiter les doses.

C'est là ce qu'il y a de vrai dans la médecine expectante. S'il ne faut pas se reposer sur la nature du soin
d'opérer la guérison de toute maladie un peu grave,
et s'il faut aider sa puissance au moyen d'une thérapeutique bien entendue (1), d'un autre côté, il y a danger
réel à administrer des médicamens les uns sur les
autres, puisque tout agent thérapeutique, mis en
contact avec l'organisme humain, doit décrire une
sphère d'action nécessaire, fatale, que certainement l'art
et la maladie précipitent, mais qui n'en existe pas
moins (2).

(1) On a accusé la doctrine homœopathique de n'être qu'une répétition de la médecine expectante. Hahnemann s'en explique
trop nettement dans *l'Organon*, pour que nous ne rappelions pas
ses propres expressions; il dit à propos de la méthode dérivative :
« L'on s'est borné à suivre la marche de l'instinctive nature dans
» les efforts qu'elle tente et qui ne sont couronnés d'un pâle suc-
» cès que dans les maladies aiguës peu intenses. On n'a fait qu'i-
» miter la puissance vitale conservatrice abandonnée à elle-même,
» qui, reposant uniquement sur les lois organiques du corps,
» n'agit non plus qu'en vertu de ces lois sans raisonner et réflé-
» chir ses actes; on a copié la grossière nature, qui ne peut pas,
» comme un chirurgien intelligent, rapprocher les lèvres béantes
» d'une plaie, etc. » (Organon, p. 31 et suiv.)

(2) Organon, p. 279 et suiv. — Préface de Samuel Hahnemann, placée en tête du répertoire de M. de Bœnninghausen, et

Or, si comme vous le verrez par la suite, les médicamens homœopathiques ont une action réelle et incontestable, et que leurs vertus nous ayant été révélées par *l'expérimentation pure*, l'homœopathie réhabilite l'empirisme dans ce qu'il a de vrai; si, d'un autre côté, il y a entre l'administration des différentes doses de médicament, des intervalles nécessaires à observer, la médecine expectante se trouve également réhabilitée dans ce qu'elle a de réel et de fondé.

Si, d'un autre côté, il est de ces cas pressans où il faille avant tout et presque mécaniquement soustraire le malade à la cause occasionnelle de sa maladie, sauf à attaquer simultanément ou presque aussitôt l'affection dynamique; l'homœopathie tient donc également compte de la *médecine agissante* (1).

Ceci vaudra que nous y songions. On s'est demandé si Hahnemann n'avait pas proscrit avec trop de rigueur et d'une manière trop absolue la médecine allopathique; et surtout celui des moyens que cette dernière emploie le plus fréquemment et, il faut en convenir, avec le plus de bon-

imprimée en tête de la traduction française du *Précis des médicamens antipsoriques* homœopathiques de Bœnninghausen, traduct. de Foissac et Didier, sous ce titre : Préface sur la répétition des doses homœopathiques. — Mémoire du docteur Hering de Philadelphie, sur la *répétition des remèdes homœopathiques*, placé en tête du même ouvrage.

(1) Examiner ce que dit Hahnemann dans *l'Organon* de la valeur des méthodes palliatives, p. 150, 152.

heur. En France et en Allemagne, quelques uns ont pensé qu'il était des cas où les évacuations sanguines pouvaient être employées comme moyen homœopathique, en d'autres termes, spécifique. Ce fut même le sujet d'anathèmes plus ou moins prononcés que leur lancèrent les homœopathistes qui se qualifient de *purs*, parce qu'ils croient que la pureté d'une doctrine consiste à s'attacher exclusivement aux moyens autant et même plus qu'au principe.

Quoi qu'il en soit de cette idée, que je jette en avant, et sur laquelle je proposerai une solution, il reste démontré, pour moi, que tout moyen qui a pour objet d'enlever la cause occasionelle d'une maladie, de satisfaire au précepte *tolle causam*, est évidemment de la médecine agissante, et que celle-ci n'a jamais fait autre chose. Prenez, je suppose, un apoplectique, saignez-le autant qu'il vous plaira; faites-vous autre chose, en ce cas, qu'enlever la *cause occasionelle organique* qui avait amené les symptômes apoplectiques ? Ici, la saignée a deux effets : le premier, c'est la déplétion mécanique des vaisseaux encéphaliques ; le second, de favoriser l'absorption. Mais qu'y a-t-il dans ce traitement qui puisse modifier l'état dynamique de l'appareil encéphalique ? Évidemment, rien ; la preuve, c'est la récidive de la maladie, et la mort certaine du malade à une époque plus ou moins rapprochée.

Il fallait donc, pour concilier les doctrines diverses qui ont successivement régné en médecine, qu'un principe nouveau, assez neuf pour devenir le point de départ de nouvelles découvertes, assez compréhensif pour rendre raison des tentatives précédentes, se produisit; et ce principe, c'est le fait de spécificité, dont il faut renvoyer la gloire à Hahnemann. C'est dire, messieurs, que, pour répondre aux désirs de l'éclectisme, il fallait s'élever jusqu'à un nouveau dogmatisme, et il fallait que, considéré dans sa tendance, ce nouveau dogmatisme fût harmonique à la tendance de la philosophie. Or, bien qu'aujourd'hui on essaie de le contester, toute la médecine ancienne, jusqu'à Hahnemann, a eu, pour point de départ, le principe *contraria contrariis curantur*.

Si, dans un de ces momens où l'homme exprime le résultat de son expérience, sans prétendre l'élever encore à la hauteur d'un principe, Hippocrate a avancé que le *vomissement guérissait le vomissement* (*vomitus vomitu curatur*), il a dit de la manière la plus formelle que *les contraires ou les opposés sont les remèdes de leurs opposés*. Non content de proférer cette maxime, il disait encore de quelle manière elle devait être entendue. *L'évacuation guérit les maladies qui viennent de réplétion, et la réplétion guérit celles qui sont causées par l'évacuation;* aphorisme qui reçut une nouvelle autorité de la définition qu'Hippocrate donne de la médecine. *La médecine, a-t-il dit, est une addition de ce qui manque, et un retranchement de ce qui est superflu.* Vous savez que Galien a ramené les principes d'Hippocrate à la brièveté d'un axiome; que depuis lui il y eut, sur ce point, un concert unanime, troublé il est vrai par quelques faibles protestations, protestations qui s'évanouirent sans être entendues.

Mais nous avons à examiner l'histoire de la médecine sous un autre rapport, qui nous mettra mieux encore sur la voie de son avenir.

Le problème médical, ramené à ses termes fondamentaux, offre trois points bien distincts. Je le répète avec intention, afin que nous ne l'oubliions jamais : connaître la maladie, rechercher les vertus curatives des médicamens, et faire application de l'un à l'autre.

Nous avons donc à demander au passé s'il a développé d'ensemble chacun de ces trois termes, ou s'il en a omis quelques uns, pour s'occuper d'un seul, par exclusion des autres, ou par simple prééminence.

Il est un point qu'il faut accorder, afin de simplifier la discussion. Dans tous les temps, dans tous les lieux et dans toutes les écoles, on n'a eu qu'un seul et unique but : guérir des maladies; en d'autres termes, faire application à la maladie de la vertu curative des médicamens.

Mais tantôt on a cru que le moyen le plus simple d'atteindre le but, c'était de concentrer ses efforts sur la partie thérapeutique de l'art de guérir, et tantôt aussi, que la thérapeutique serait d'autant plus fixe, plus précise et plus salutaire, que le sujet à traiter, c'est-à-dire la maladie, serait mieux connu. C'est pourquoi, nous voyons qu'avant Hippocrate la médecine fut presque exclusivement thérapeutique, que d'Hippocrate à Galien elle devint plus particulièrement diagnostique, pour redevenir essentiellement thérapeutique au moyen-âge, et essentiellement diagnostique, comme direction, depuis le seizième siècle.

En m'exprimant ainsi, je n'ignore pas, messieurs, les différentes hypothèses faites sur la vie et ses dérangemens par quelques philosophes anciens, qui essayèrent de ramener la maladie à des définitions abstraites. Mais lorsqu'on étudie l'histoire d'une science, voici la marche à suivre : il faut rechercher avant tout le fait qui a modifié, en la perfectionnant, la pratique humaine, puis grouper autour d'elle les idées ou les doctrines qui sont en opposition avec la tendance générale des esprits, en divisant ces doctrines en deux catégories : 1° celles qui sont les derniers soupirs, les échos lointains et affaiblis d'une conception qui a fait son temps; 2° celles qui portent un germe d'avenir, mais sont encore trop vagues et trop indécises pour conduire à aucune application pratique. Les premières retracent parmi nous la chaîne traditionnelle des conceptions scientifiques; les secondes sont des prophéties qu'il faut prendre pour ce qu'elles valent, c'est à-dire comme objet de recherche et de méditation, et point du tout comme doctrines auxquelles il faille s'arrêter.

Or, en éloignant du problème tous les systèmes qui font ombre au tableau d'une époque, sans lui donner ni couleur ni caractère, nous nous trouvons ramenés à ce que j'ai indiqué plus haut.

Jusqu'à Hippocrate, vous le savez, nous n'avons d'autres monumens qui nous mettent sur la trace des connaissances médicales que les codes religieux; et parmi ceux-ci, il en est un qui semble résumer toute la science antique : au moins d'excellens esprits l'ont avancé et

soutenu, et les raisons qu'ils en ont données me paraissent assez plausibles pour que je m'y arrête.

L'Égypte résumait la science ancienne. Des mystères
de ses initiations sortirent les philosophes qui vinrent
en Grèce, et qui en firent, pour un temps, la première
contrée intellectuelle du monde. Moïse était prêtre égyp-
tien, et avait par conséquent toutes les connaissances qui
étaient renfermées dans les temples. Feuilletez les livres
de ce sage, et entre autres le *Lévitique* et les *Nombres*,
qui contiennent ses réglemens hygiéniques, et vous vous
convaincrez de ce que j'avance. A quelques détails près,
Adrien Leclerc qui passe pour être, de tous les historiens
de la médecine, le plus versé dans les monumens de l'antiquité, ne nous apprend rien de plus que ce qu'indiquent
les livres sacrés.

Mais avec Hippocrate tout change de face; pour lui,
il veut et propose à l'étude de tous les médecins, la recherche de la nature et de la cause essentielle des maladies, et spectateur intelligent, mais le plus souvent passif,
des efforts de la nature, sa thérapeutique est nulle ou à
peu près. En tête de cette dernière se trouve *la diète*, si
vantée en ces derniers temps, moyen purement négatif
qui ne répond qu'à un seul précepte, le *tolle causam*,
sans jamais rien opérer de direct pour le salut du malade. Il suffit de recourir au traité d'Hippocrate intitulé
les Épidémiques pour avoir une juste idée de sa thérapeutique, ainsi qu'Adrien Leclerc l'a si bien remarqué (1).

(1) .... « Si l'on consulte les livres intitulés des *Maladies épidé-*
» *miques* qui sont comme les journaux de la pratique d'Hippo-

Mais la partie diagnostique de la médecine peut être
envisagée sous deux aspects. On peut lui donner pour base
les symptômes proprement dits, ou la connaissance du siége
de la maladie et des transformations qu'elle fait subir à la
texture des organes. Je nommerai la première, le diagnostic idéaliste, immatériel, spiritualiste, par opposition
à l'autre que je nommerai le diagnostic réel, positif, matériel. Depuis Hippocrate jusqu'au XVI⁰ siècle, le diagnostic, ou la recherche de ce qu'il y a à guérir dans toute
maladie, fut essentiellement idéaliste, tandis que du XVI⁰
siècle à nous, il fut essentiellement positif, organique,
matériel. Si vous voulez bien saisir la différence de ce
double point de vue, comparez Sauvages à M. Broussais,
et elle vous deviendra d'une évidence frappante.

Or, l'éclectisme philosophique s'est vanté de pouvoir
opérer la fusion de l'idéal et du réel sans y réussir, jusqu'à
présent. C'était exprimer la tendance panthéistique dont il
a été parlé plus haut; car, si vous rapportez à son objet
véritable ce qu'on nomme l'idéalisme, vous le rapporterez
à *l'esprit* ; de même, vous ne pourrez rapporter le réalisme qu'à la *matière*. Or, l'alliance de la double notion
de la matière et de l'esprit est évidemment le panthéisme
et ce ne peut être autre chose : et cette alliance l'éclectisme l'a cherchée.

» crate..., il en résultera que cet ancien médecin ne fait le plus
» souvent autre chose que de décrire les accidens d'une maladie,
» et ce qui en arrive à chaque malade, jour par jour, jusqu'à son
» rétablissement ou à sa mort, sans parler d'aucun remède. »
Hist. de la méd., 1ʳᵉ part., liv. III, chap. XIV.

Essaierez-vous de donner au diagnostic des maladies une base inébranlable ? Vous écarterez soigneusement tout ce qui touche à la nature intime des maladies,
et alors, il ne vous restera que des symptômes. Ceux-ci sont
de trois ordres : 1° les *lésions de sensation*, c'est la douleur avec tous ses caractères, ses variétés si nombreuses, ses
nuances si fugitives ; voilà des symptômes qui n'ont rien
de palpable par eux-mêmes, et qui ont un caractère tout
spirituel ; 2° les *lésions de texture*, qui comprennent
tous les résultats de l'anatomie pathologique, et nous permettent de donner une base fixe aux lésions de sensation,
d'incarner pour ainsi dire la douleur ; 3° les *lésions d'action* ou de fonction qui toujours supposent la lésion de
sensation et la lésion de texture.

Voilà, messieurs, ce qu'enseigne la doctrine homœopathique sur le diagnostic des maladies , c'est une direction
absolument neuve qu'elle présente à nos investigations ,
et cette direction promet d'être assez féconde pour que
nous n'hésitions pas d'y entrer.

Le même résultat se présente quant à la thérapeutique. Dans le passé , elle offre un double aspect. Elle
fut alternativement spiritualiste et matérialiste , spiritualiste dans l'antiquité par la magie, la cabale, l'astrologie judiciaire, les charmes et la divination (1), *maté-*

----

(1) Quelque opinion qu'on ait de ces pratiques, lorsqu'on fait
de l'histoire , il faut les prendre comme autant de faits , mais je
prie qu'on n'en conclue pas que, pour l'avenir , j'espère d'elles

rialiste, par l'emploi des moyens hygiéniques et thérapeutiques ordinaires. Aux temps modernes, la magie, la cabale, l'astrologie judiciaire continuèrent à être employées, et il y faut joindre le magnétisme animal, qui, de nos jours, ne peut plus être mis en doute comme fait, et qui attend une main habile pour lui donner entrée dans la science. L'hygiène et la thérapeutique ordinaires, ainsi que l'alchimie, correspondent ici au point de vue matérialiste.

Voulez-vous donner à la thérapeutique une base que l'avenir pourra développer et rectifier, mais qu'il ne renversera point? Evidemment, vous aurez à combiner des méthodes de traitement qui satisferont à ce double point de vue; et vous direz qu'un agent thérapeutique est réellement connu dans son action, aussitôt que vous pouvez lui assigner les trois caractères que j'ai indiqués en parlant du diagnostic; c'est-à-dire que vous pouvez savoir quelles lésions de sensation, de texture et d'action il a puissance de faire cesser. Et alors, vous reconstruirez à nouveaux frais toute votre matière médicale, ne tenant plus aucun compte des caractères généraux d'anti-phlogistiques, anti-spasmodiques, incisifs, résolutifs, etc., etc., sur lesquels vous avez établi vos classifications; et c'est encore ce que Hahnemann vous propose.

Or une doctrine qui satisfait à tant et de si légitimes

quoi que ce soit; ici je raconte plutôt que je n'exprime mon opinion.

exigences, est trop rigoureusement enchaînée au développement logique du passé de la médecine pour avoir à redouter que l'avenir lui soit fatal. C'est ma conviction,
mais je devais vous dire sur quoi elle reposait. Aujourd'hui
je vous ai présenté l'un de ses points d'appui ; je conti-
nuerai dans la prochaine séance, où je traiterai de la méthode homœopathique.

NOTES.

Après la leçon, la conférence a été ouverte, et quelques
objections m'ont été publiquement présentées ; je ne rapporterai que celles qui se rapportent plus ou moins directement à ce que j'ai dit ; les autres trouveront naturellement leur place quand j'arriverai, dans mon exposition,
aux points de doctrine qu'elles intéressent.

1° On a attaqué la marche suivie dans mon enseignement ; on a dit que l'auditoire s'attendait à me voir aborder le fait homœopathique lui-même, et qu'il s'étonnait
que j'employasse le temps à exposer des généralités dans
lesquelles il peut y avoir du vrai, mais qui n'intéressent pas
plus l'homœopathie que les autres doctrines médicales,
et pas plus la médecine que les autres sciences. On a ajouté
que cette leçon ne traitant d'aucun point de doctrine homœopathique en particulier, on se serait cru dispensé de
s'expliquer, si un plus long silence de la part des médecins
que l'homœopathie nomme allopathistes ne pouvait
donner à croire qu'ils passent condamnation sur tout ce
qui a été dit.

2° Tout en admettant volontiers que j'ai pu avoir raison d'admettre pour le passé une correspondance intime entre le développement philosophique et la marche de la médecine, on pense que j'ai eu tort d'en conclure qu'il en serait de même dans l'avenir; que la médecine, trop long-temps attachée au char de la philosophie, tendait à s'en affranchir de plus en plus, et à suivre le mouvement général des sciences d'observation qui n'empruntent leurs principes et leurs méthodes qu'à elles-mêmes.

3° On s'est également étonné de la facilité avec laquelle les homœopathistes se servent de comparaisons qui ne peuvent jamais conduire qu'à des analogies, tandis que si les faits qu'ils annoncent étaient fondés, ils répondraient à la critique par des faits directs; qu'ainsi, ils ne feraient point appel aux phénomènes encore si mystérieux de l'électricité et du galvanisme; qu'ils n'invoqueraient point en leur faveur la peste, le choléra ou le magnétisme animal; qu'au lieu d'aller emprunter leurs moyens de conviction à des faits puisés dans des sciences qui ne touchent à la médecine que d'une manière indirecte, ce serait à la médecine elle-même qu'ils s'adresseraient; et qu'ils s'appuieraient non sur les *inconnues* de la science, mais au contraire sur les points les mieux connus.

4° On a rappelé, à ce propos, l'expérience de Hahnemann par rapport au quinquina, et cet autre fait, que Hahnemann conseille l'aconit dans la pleurésie et la petite-vérole; et on a dit que, d'abord, le quinquina n'est point du tout le spécifique de la fièvre intermittente, mais seulement du fait de périodicité, et qu'on ne conçoit pas qu'il soit possible de guérir par un seul et même remède deux maladies aussi différentes que la pleurésie et la variole.

5° Au surplus, on a remarqué avec quelque étonnement que je me séparais de Hahnemann, dès le début, puisque je présentais sous le nom de loi de spécificité la loi des semblables; que si, par là, j'entendais de simples analogies, il était impossible de s'entendre, puisque l'analogie n'offre aucune mesure certaine, aucun critérium.

A ces questions, j'ai répondu :

1° Que je ne pouvais accorder à l'auditoire d'être en mesure, dès ce moment, de juger la méthode adoptée dans mon enseignement; qu'à plus forte raison il ne pouvait m'en tracer une, puisque je dois supposer chacun de mes auditeurs ignorant du plus au moins la doctrine que j'enseigne. Seul, je sais où j'en veux venir, je puis donc seul choisir mon point de départ, me tracer une marche.

Si je me suis arrêté à des généralités qui s'appliquent à plusieurs sciences aussi bien qu'à l'homœopathie, on ne peut induire de là rien qui lui soit défavorable, mais, au contraire, considérer cet accord comme un témoignage en sa faveur. J'ai ajouté que, du silence gardé par l'auditoire dans la dernière séance, je n'avais conclu à aucun aveu donné à des doctrines que je n'avais point encore exposées.

2º Sur le second point, j'ai répondu que les méthodes propres aux sciences d'observation n'étaient que des méthodes de classification; que la médecine avait eu et aurait encore ses nosologies, qui, au lieu d'être artificielles, comme dans le passé, pourraient avoir le degré de fixité propre aux méthodes naturelles. Mais la classification d'une science n'est pas sa méthode. Cette dernière se compose de la nature des problèmes qu'elle examine, de la manière dont elle les examine, et du but vers lequel elle tend; que, sous ces trois rapports, la médecine emprunterait toujours à la philosophie, parce qu'ici il s'agit de logique médicale, et que celle-ci n'est qu'une partie de la logique générale.

3º Si les comparaisons sont utiles, je reconnais qu'elles ne sont qu'un moyen indirect de démonstration. Je n'ai fait aucune comparaison du genre de celles qu'on m'impute; je n'ai donc rien à répondre sur ce point; et je m'en console d'autant plus volontiers, que j'aurai plus d'une occasion d'y revenir.

4º J'ai, d'ailleurs, prié l'auditoire de ne pas oublier qu'en parlant de *spécifiques*, nous entendons des spécifiques de symptômes et non de maladies; qu'à ce titre, le quinquina est le spécifique de la périodicité, et l'aconit, de l'excitation de la circulation artérielle; qu'il n'est donc pas plus étonnant de le voir indiqué dans la variole et la pleurésie, pour combattre la période dite inflammatoire, qu'il ne l'est de voir la saignée pratiquée dans ces deux cas dans la même intention.

5º Devant traiter dans la quatrième leçon la loi de spécificité, j'ai annoncé qu'alors je répondrais à la cinquième objection. J'ai dit seulement que le disciple véritable n'était pas celui qui s'attachait servilement à la parole du maître, mais celui qui se pénétrait de son esprit et obéissait à sa tendance.

LEÇONS

DE MÉDECINE

HOMŒOPATHIQUE.

3ᵉ **LEÇON.** — 9 février 1835.

SOMMAIRE.

Sᴜᴊᴇᴛ ᴅᴇ ᴄᴇᴛᴛᴇ ʟᴇçᴏɴ : La méthode.— Dans l'étude de toute doctrine médicale, trois points de vue à considérer : 1° le principe
général; 2° les solutions ; 3° la méthode qui conduit de l'un
aux autres.— Les discussions sur *l'analyse* et la *synthèse* ,
l'*à priori* et l'*à posteriori*, pour être des parties de la méthode ,
ne sont pas toute la méthode.— Cette dernière consiste égale-
lement dans la détermination faite *à priori* du problème à
examiner.— Importance de cette nouvelle considération.—
La méthode homœopathique se compose, comme toute méthode,
de deux points de vue opposés. Elle est négative et affirmative. —
Elle ramène tout le problème médical aux trois points de vue déjà
indiqués : 1° la connaissance de ce qu'une maladie offre à guérir ;

2° la connaissance des vertus curatives des médicamens ; 3° la manière d'appliquer les médicamens à la maladie ; elle rejette toute considération de la cause essentielle et profonde en pathologie, et en thérapeutique elle rejette l'étude des propriétés générales attribuées aux médicamens.— Le diagnostic se fonde sur la connaissance de la cause occasionelle et sur l'appréciation des symptômes.— Ceux-ci sont de trois ordres : 1° lésion de sensation , 2° lésion de texture ; 3° lésion d'action.—Rôle de l'anatomie pathologique et son importance.— Critique des matières médicales. — L'expérimentation pure , son étendue, sa limite. — L'observation clinique , son étendue, sa limite. — CONCLUSION.

MESSIEURS,

Vous avez vu dans la dernière leçon que la médecine, envisagée dans son développement historique, avait été constamment imbue de l'esprit des différens systèmes philosophiques qui se sont succédé , et que constamment aussi elle leur avait emprunté ses méthodes. Une analyse rapide, mais exacte, a dû vous en convaincre ; et si cette analyse ne suffisait point à votre conviction, je vous conseillerais de faire le travail que j'ai fait pour moi-même, c'est-à-dire d'interroger l'histoire , ce dialecticien suprême qui tire nécessairement des principes qu'on lui confie les conséquences qu'ils renferment.

J'insiste d'autant plus volontiers sur ce conseil, que voulant satisfaire aussitôt que possible à vos justes préoccupations, j'ai hâte comme vous d'arriver aux questions pathologiques et thérapeutiques qui sont le fond de mon enseignement. Non que je considère l'histoire d'une science

quellequ'ellesoit, et particulièrement l'histoire de la médecine, comme une œuvre d'oisive spéculation ; mais la doctrine que je défends est encore trop loin du jour où il
lui sera permis de développer librement ses moyens, et
d'entourer ses principes du cortége de preuves qui la
justifient, pour que je m'arrête longuement à des questions qui, dans les circonstances où je me trouve, seraient
considérées comme accessoires, sinon comme à peu près
étrangères à l'objet qui nous rassemble.

J'ai dit que la médecine homœopathique était avant
tout un meilleur moyen de guérir les infirmités humaines;
que, se fondant sur l'expérience, mon objet principal
était de vous dire comment il convient de s'y prendre
pour expérimenter avec fruit. Mais je n'ai pas prétendu
vous donner à penser que la médecine homœopathique
n'était qu'un *empirisme*, et c'est pourquoi j'ai voulu indiquer, sans les approfondir, les hauts problèmes qu'en
un autre temps j'ai dessein d'élaborer devant vous.

En suivant une autre marche, j'aurais écarté sans doute
bien des difficultés; mais aussi j'aurais trahi mes convictions, et manqué par conséquent au respect que tout
propagateur d'idées doit à ceux qui l'écoutent. Car si l'esprit de notre époque tend de plus en plus à maintenir,
avec une fermeté inébranlable, la libre émission de la
pensée, elle exige, en retour, une sincérité à toute
épreuve. Et si, dans cette enceinte, j'ai quelque droit de
compter que, par respect pour la sainte indépendance de
la pensée, amis ou ennemis de l'homœopathie m'écou-
teront avec calme, vous êtes en droit d'exiger que je ne

fasse aucune réserve, et qu'au péril de quelques froisse-
mens d'amour-propre, au risque de perdre dans votre
esprit, je me mette entièrement à découvert.

A part cette considération, que vous apprécierez, toute
doctrine qui prétend à quelque chose de mieux que l'empirisme proprement dit, doit avoir pour premier soin d'assurer ses bases. Or, lorsque les points de contact qui l'u-
nissent aux autres départemens du savoir humain sont
assez nombreux pour que ses généralités ne soient pas an-
tipathiques aux généralités des autres sciences, c'est déjà
une grande présomption, que ses déductions, si éloignées
qu'on les suppose, et si bizarres qu'elles paraissent, per-
dront avec le temps le caractère d'étrangeté dont, au premier abord, elles semblent frappées.

C'est même en raison des résultats extraordinaires proclamés jusqu'ici par Hahnemann et ses disciples, que j'ai
essayé de vous indiquer quelle direction son école avait
suivie. Car si la démonstration, par le fait, est un puissant
moyen de conviction, souvent aussi elle nous laisse flotter
sur un océan de vague et d'incertitude, au gré des faits
et des expériences contradictoires fournies par l'observation. Nous lui devons d'avoir vu le doute s'introduire dans
la science, sous la triple forme du scepticisme le plus
aveugle et le plus audacieux, de l'empirisme et de l'éclectisme. Car le fait ne porte pas avec lui le cachet de sa
valeur, et l'intelligence humaine a seule puissance de
l'apprécier. Pour que cette dernière soit sûre d'elle-
même, il y a donc nécessité qu'elle façonne l'instrument
à l'aide duquel elle pénétrera le fait et l'interprétera ; en

d'autres termes, il faut qu'elle se crée une *méthode*.

Si donc nous interrogeons la méthode, et que nous lui demandions ce qu'il faut faire pour connaître une doctrine et porter un jugement sur elle, elle nous répondra qu'on ne connaît une doctrine, médicale, philosophique ou autre, qu'après l'avoir étudiée sous trois aspects, l'avoir soumise à trois épreuves.

Ce qu'il faut lui demander avant tout, c'est son *caractère général*, et, par là, j'entends le principe général sur lequel elle repose, qui embrasse et résume la doctrine entière, sauf à déterminer en quoi celle-ci ressemble aux doctrines qui l'ont précédée, en quoi elle en diffère.

Mais tout principe jouit du privilége de conduire à des *lois secondes* qui, à leur tour, nous mènent insensiblement à des *solutions* sur tous les problèmes que la science comporte. La justification du principe général et des solutions auxquelles il conduit, fait, à proprement parler, la matière de ce cours.

Mais entre le caractère général d'une doctrine et ses solutions, il se présente une question intermédiaire ; c'est la méthode, qui nous indique comment et par quelle route l'auteur est arrivé aux résultats qu'il a proclamés, quelle direction ont dû prendre ses pensées et ses expériences pour arriver du principe général aux déductions les plus éloignées.

Lorsque dans ma première leçon, j'ai pesé la loi de spécificité, et qu'autour d'elle j'ai essayé de grouper tous les autres faits qui appartiennent à la doctrine homœopathique, j'ai satisfait à la première condition générale de tout système, c'est-à-dire que je vous en ai présenté le caractère général.

Lorsque, dans la dernière séance, je vous ai entretenus de l'histoire de la médecine, et que je vous ai montré ses destinées attachées aux destinées de la philosophie, je n'ai fait autre chose qu'ajouter à l'enchaînement logique des principes de l'homœopathie l'autorité irrésistible de la tradition. Cette ébauche d'un système historique a dû vous donner à réfléchir : car vous avez dû, comme moi, vous demander où allait la philosophie de notre époque, et juges d'autant plus impartiaux, que nous nous croyons plus désintéressés dans le débat, vous aurez été frappés, sans doute, de l'accord admirable qui règne entre la tendance de la doctrine homœopathique et celle de la philosophie moderne.

Lorsqu'ensuite, rappelant devant vous les termes fondamentaux et irréductibles du problème médical, je vous ai montré que, dans le passé, on avait élaboré alternativement l'un ou l'autre de ces termes, et que l'homœopathie, en plaçant en tête de la science un troisième terme dont les deux autres dépendent et auquel ils aboutissent, entre dans une voie où elle les fera marcher de front et les développera d'ensemble, vous avez dû rester convaincus que nous ne venions pas au nom du *progrès*, proclamer des idées *rétrogrades*.

Mais, je vous l'ai dit : autre chose est le caractère général d'une doctrine, autre chose est sa méthode, autre chose encore sont les solutions qu'elle présente. En effet, un principe général étant donné, de déduction en déduction, il est possible d'arriver à des solutions différentes, selon la marche qui aura été suivie par chacun de ceux qui l'auront adopté.

Un jour, Brown établit ce principe : *la vie ne s'entretient que par les stimulans*, et de ce principe, devenu pour le vitalisme moderne un article de foi, sortirent deux systèmes qui peuvent se ressembler sur plusieurs points, mais qui diffèrent assez sur beaucoup d'autres, pour que les fondateurs de ces deux systèmes n'aient pu se concilier et s'entendre.

Voulez-vous avoir le secret de cette divergence? La différence de méthode adoptée par les deux réformateurs vous le donnera.

L'un, Rasori, analyste plus habile que rigoureux, oublia ce qui fit la gloire de son antagoniste. Il méconnut la valeur et la portée de l'anatomie pathologique, tandis que M. Broussais en s'appuyant sur elle, rendit son analyse bien autrement exacte et féconde. Si tous deux se rencontrent dans la manière de concevoir et de formuler les deux catégories fondamentales auxquelles ils croient pouvoir ramener toutes les infirmités humaines, ils diffèrent en ceci, que l'un s'étant appuyé sur l'*organisme*, a pu suivre la loi de l'*irritation* jusque dans la dernière de ses transformations, en assignant à chacune de celles-ci un siége palpable et positif.

Le tort de Rasori fut de croire qu'il suffisait, en pathologie, de déterminer le caractère *diathésique* ou *dynamique* d'une maladie pour asseoir la médecine sur des bases inébranlables et arriver à une thérapeutique précise. Le tort de M. Broussais fut de négliger ce point de vue, en établissant comme l'un des dogmes fondamentaux de sa doctrine, que toute maladie est *locale* ou *organique* (1), tandis qu'il fallait la concevoir comme générale, avec prédominance d'action et de développement sur un point quelconque de l'organisme. Aussi, toute la pathologie rasorienne repose-t-elle principalement sur cette partie de la symptomatologie, que j'appellerai *idéaliste* ou *spirituelle*, tandis que la pathologie de M. Broussais repose au contraire sur les symptômes anatomiques, ce qui lui donne un caractère de matérialisme non douteux, en prenant ce mot dans un sens rigoureusement scientifique, c'est-à-dire qui n'implique rien de défavorable pour quiconque a suivi ou voudrait suivre une semblable direction. C'est pourquoi, M. Broussais s'est approprié la pensée tant soit peu exclusive de Bichat, qui se demandait *ce qu'est l'observation, si on ignore là où siége le mal.*

Que résulte-t-il de ce qui précède?

C'est qu'à tout prendre, une doctrine médicale peut être considérée comme une méthode plus ou moins rigoureusement appliquée et développée; qu'il est impossible de comprendre une doctrine si on ne s'est enquis de la méthode employée, si on n'en a pénétré le secret véritable et si celui qui l'adopte ou la rejette ne l'a appliquée, et si lorsqu'il porte un jugement, il n'est en état de rendre

(1) Examen des doct. médic., *Propositions de médecine,* p. 18, prop. LXXI et seq.

compte des motifs de son adoption ou de son rejet, s'il n'a la bonne foi de raconter ce qu'il a fait, comment il l'a fait, et ce qu'il a obtenu. Celui qui agirait autrement, commettrait une faute de logique, et manquerait aux devoirs de l'honnête homme.

Vous comprenez, messieurs, que ce langage serait peu susceptible d'émouvoir des hommes passionnés qui auraient pris parti contre la doctrine homœopathique, ils n'y verraient qu'une précaution inutile, et peut-être un moyen spécieux pour détourner l'attention de l'écueil où depuis long-temps on s'imagine que notre esquif viendra se briser. Je veux parler des *petites doses*, qu'un jour nous examinerons avec tous les développemens imaginables, mais dont je ne dirai rien avant le moment opportun.

Mais la passion est si mauvaise conseillère, qu'il faut peu s'arrêter aux clameurs qu'elle exhale. Vous savez comme moi que, dans la fougue et le désordre qui font sa vie, elle franchit tous les intermédiaires et brise impitoyablement ce qui fait obstacle à son impatience, et qu'ainsi elle devient injuste. Heureusement, je n'ai point à redouter cet inconvénient avec vous; j'ai pour garant l'attention que vous m'avez prêtée jusqu'ici.

Messieurs, lorsque je vous parle de la méthode, peut-être redouterez-vous que je vienne renouveler à cette chaire les longs débats qui ont agité la philosophie des dix-septième et dix-huitième siècles, débats auxquels les sciences d'observation ne restèrent pas étrangères. Je ne me sens aucun goût, je vous l'avouerai, pour réveiller des questions que je considère comme jugées sans retour.

Tout débat un peu sérieux sur *l'analyse* et la *synthèse*,
l'*à priori* et l'*à posteriori*, me paraît actuellement sans
objet. Si même vous avez gardé souvenir de ce que je vous
ai dit dans la dernière séance, sur la tendance actuelle
de la philosophie en Europe, vous savez qu'il ne s'agit
plus de proscrire Bâcon au profit de Descartes, ni Descartes au bénéfice de Bâcon, mais d'harmoniser leurs
différens points de vue, de concilier leur méthode. Je ne
rappelle même en ce moment les termes de cette longue
controverse que parce que j'en devrai faire usage dans la
prochaine séance, en traitant de la loi de *spécificité* ou
d'*appropriation*.

Vous savez, au surplus, que ce débat, fort obscurci
par les subtilités métaphysiques, peut être ramené à des
termes fort simples ; et, comme j'ai essayé de les fixer dans
une autre occasion, je vous demanderai la permission de
me citer moi-même.

« Quiconque a fait aujourd'hui un simple cours de
» logique sait, à n'en pouvoir douter, que de quelque
» façon qu'il s'y prenne, il est impossible à l'homme de
» faire un *à priori* pur ou un *à posteriori* entièrement dé-
» gagé de toute vue *à priori*. Quant à déterminer dans
» quelle proportion relative il convient de mélanger ces
» deux moyens de la méthode, je désire ne m'en pas oc-
» cuper non plus ; persuadé, comme je le suis, que cette
» question est tout individuelle, et que nul au monde
» ne peut aller plus loin que les propositions suivantes :
» **Dans les travaux de vérification ou de recherche,**

» il n'y a qu'une marche à suivre, et il n'en a jamais été
» suivi qu'une, c'est l'*à posteriori.*

» Dans les travaux d'enseignement ou d'exposition, il
» n'y a non plus qu'une marche à suivre, et, malgré les
» prétentions de l'école condillacienne, il n'en a été suivi
» qu'une : c'est la méthode appelée *déductive* ou *à priori.*
» Pour celui qui crée, il passe alternativement de l'une à
» l'autre ; ou, pour parler plus exactement, toutes les
» méthodes et leurs résultats lui sont présentes à un mo-
» ment donné, et l'éclairent de leurs lumières. C'est Hébal
» au moment de sa vision, pour qui le passé, le présent
» et l'avenir se confondent en un seul instant d'une durée
» sans terme et d'un espace sans limites.

» Mais la méthode ne consiste pas seulement dans la
» question que je viens de rappeler. Ainsi que l'ont re-
» connu les savans et les philosophes de tous les temps et
» de tous les lieux, avant et au dessus de l'*à priori* et de
» l'*à posteriori*, il y a ce que quelques uns ont nommé la
» *conception*, ce que d'autres, n'envisageant le sujet que
» du point de vue des sciences positives, ont appelé
» l'*axiome*, ce que d'autres encore ont appelé l'*hypothèse*
» *légitime*, pour ce qui est des sciences métaphysiques ;
» et enfin ce qu'en médecine on a nommé les *principes*
» *généraux.*

» La conception est à la méthode, ce que l'inspiration
» est à la foi. Nul progrès, dans quelque sphère de la vie
» que ce soit, ne s'accomplit sans qu'elle entre en jeu ; et
» dans le développement d'un sentiment ou d'une idée,

6

» c'est elle encore qui nous soutient, nous éclaire ou nous
» guide.

» Mais une fois que la conception est donnée, le rôle
» de la méthode n'est point accompli, parce que non-
» seulement cette dernière se compose d'une conception
» à vérifier par la double voie d'induction et de déduc-
» tion, mais encore de la décomposition logique du pro-
» blème à vérifier. Que dans la détermination de chacun
» des élémens de la logique, il faille toujours en revenir,
» en dernière analyse, aux termes que j'ai énumérés, j'y
» consens volontiers. Mais encore faut-il reconnaître que
» chacun de ces termes varie selon l'objet auquel il se
» rapporte, et qu'autre chose est de vérifier un principe
» ou un fait par voie d'analyse ou de synthèse, et autre
» chose vérifier un problème logique par les mêmes
» moyens. Il y a là toute la distance qui sépare les hautes
» mathématiques des mathématiques élémentaires, l'ob-
» servation phénoménale ou directe d'une observation
» plus profonde, mais tout aussi réelle, que je nomme-
» rai, si on veut, l'*observation pure*, qui revient à cette
» distinction reconnue des astronomes, et qui valut les
» fers à Galilée, à savoir, la différence des phénomènes
» apparens avec les phénomènes réels. » (1)

D'ailleurs, en vous parlant d'analyse et de synthèse, je
ne ferais, messieurs, que m'occuper de l'une des parties
de la méthode : de son sujet, c'est-à-dire de la manière
dont procède l'intelligence humaine dans l'examen d'un

(1) Programme général des travaux de la Société de médecine
homœopathique de Paris (Journal de la médecine homœopathique, tom. II, n° 1).

problème, soit qu'elle s'abandonne à des travaux d'invention, soit qu'elle se livre à la vérification des faits annon-
cés. Mais je ne dirais rien de l'objet de la méthode elle-
même, autrement dit, du problème qu'il s'agit d'examiner,
et des élémens qui le composent. Cette détermination,
toute logique de sa nature, est donnée *à priori;* en effet,
les progrès antérieurs de la science indiquent suffisamment de combien de parties essentielles et fondamentales
se compose le problème médical, et le principe général
de toute doctrine est la mesure de l'étendue et de la limite
de la science.

Dans la position où nous sommes, nous, médecins
homœopathistes, il devient d'un puissant intérêt que nous
nous arrêtions sur tous ces faits : car nous voulons bien
combattre pour des idées qui nous sont chères, mais nous
ne voudrions pas avoir à répondre devant vous, dans le
présent ni dans l'avenir, des concessions que la timidité
pourrait arracher à quelques uns, ni des exagérations
possibles dont quelques autres pourraient avoir la faiblesse
de se rendre coupables. Nous voulons répondre de nos
idées, mais seulement de nos idées, et il ne dépendra pas
de nous d'être fidèles au conseil que Bacon donne aux savans, lorsqu'il leur recommande d'être prudens dans l'u-
sage et l'administration de la science (1).

Hahnemann et nous, qui sommes ses disciples, recon-
naissons avec tous les savans de l'époque que nous vivons
en un temps où il faut concilier le double point de vue *à
priori* et *à posteriori,* l'*analyse* et la *synthèse.* Et, comme

____

(1) Bacon. De Augmentis scientiarum, lib. II.

cet ancien devant qui on niait le mouvement, se mit à
marcher, au lieu de chercher à justifier cette alliance par
des considérations empruntées à l'argumentation logique,
nous essaierons de vous la faire juger par ses résultats.

Et d'abord, nous vous rappellerons que la loi de spécificité est le principe général sur lequel repose toute la
doctrine, et que de ce point de vue le problème médical
prend un nouvel aspect.

Vous conviendrez, en effet, que si désormais l'office du
médecin consiste, en tant que thérapeutiste, à trouver,
pour chaque maladie, le spécifique qui doit en triompher,
toutes difficultés disparaîtront à ses yeux du moment où
il sera parvenu à connaître la maladie qu'il est appelé à
traiter, la vertu curative du médicament qu'il veut employer, et du moment où il saura comment il doit s'y
prendre pour faire application de l'une à l'autre.

Lorsque Galien définit la médecine *la science des causes
qui rendent les choses qui nous entourent salubres ou in-
salubres pour l'homme* (1), évidemment, tous les efforts
des médecins de son temps durent se tourner vers l'étude
de l'étiologie, et si, dans son système, on s'occupait des
symptômes, ce n'était que dans leurs rapports avec la connaissance des causes et comme moyen d'arriver jusqu'à
elles. Lorsqu'en un autre temps, Pitcairn posa le problème
dans les termes que je vous ai précédemment indiqués,
si sa parole eût obtenu plus de retentissement, il n'est
pas moins évident que la médecine eût pris une nouvelle
direction, et que toutes les tentatives auraient convergé

____

(1) Galeni Pergameni. De sectis ad eos qui introducuntur.

vers un point : *la recherche du médicament convenable pour toute maladie donnée.* Mais au temps de Pitcairn et même depuis lui, c'était la partie diagnostique de l'art de guérir qui était en honneur ; aussi Pinel croit-il ne pouvoir se dispenser de manifester son étonnement de la présomption de Pitcairn, qui a pu croire qu'il fût donné à la science de parvenir à la solution d'une question aussi générale (1).

C'est qu'aux yeux de Pinel, médecin naturaliste par excellence, Condillacien par principe, par goût et par nature, homme de son temps, qui le résumait de la manière la plus exacte, en ce qu'il exprimait fidèlement le point où son siècle était arrivé, sans le devancer en quoi que ce soit, ni être en arrière de lui sous aucun rapport, tout le problème médical se réduisait à une œuvre de classification.

« Une maladie étant donnée, disait Pinel, déterminer » son vrai caractère et le rang qu'elle doit occuper dans » un tableau nosologique. » Et à ce propos, il rappelle avec juste raison les efforts de Sauvages, Cullen, Sagar, Vogel, Linné et autres, qui tentèrent des classifications plus ou moins heureuses. Sans doute, et à ne considérer les choses que sous le rapport de la forme, on peut dire qu'une bonne classification ne peut être que le résultat d'une science bien faite. Mais avant d'en tenter une, il faut que la science soit faite, ou au moins que la méthode d'où elle jaillira soit bien assurée. Ce n'était point au

(1) Nosographie philosophique, tom. I, introduction.

temps de Pinel, et par malheur il ne l'avait pas soupçonné; sans cela il n'aurait pas cru qu'il fût possible de
déterminer le véritable caractère d'une maladie et de lui
assigner un rang dans le tableau nosologique, en ne prenant en considération que la maladie elle-même; il y aurait ajouté l'étude du traitement ou du remède, et au lieu
de blâmer Pitcairn, il l'aurait félicité d'avoir trouvé une
formule si concise et si pleine du seul et unique objet de
toute véritable médecine.

Aujourd'hui, c'est à l'anatomie pathologique que généralement on s'adresse. Cependant un homme habile,
un médecin consciencieux et éclairé, M. le professeur
Andral, qui, à l'exemple de Pinel, résume parfaitement
son époque, sans la devancer, ni être en arrière d'elle,
homme dont l'esprit ne se jettera jamais à l'aventure au
devant de rien, mais dont la probité scientifique ne recu-
lera devant rien, considère l'anatomie pathologique comme
une base insuffisante; il sent, comme Pitcairn, que la
thérapeutique est le fait essentiel et capital de la médecine,
et il est d'opinion qu'elle ne peut avancer désormais qu'à
la condition d'en appeler à l'expérience, et à l'expérience
sur l'*organisme à l'état physiologique*. A ce propos, la
doctrine homœopathique se trouvait naturellement sous sa
plume, aussi n'a-t-il point hésité à en dire son pressenti-
ment.

« Sans préjuger ici la question que les homœopathes
» ont soulevée dans ces derniers temps sur la propriété
» qu'auraient les agens curatifs de déterminer, dans l'or-
» ganisme, les maladies qu'en allopathie on se propose de

» combattre par eux, nous croyons que c'est là une vue
» qu'appuient quelques faits incontestables, et qui, à
» cause des conséquences immenses qui peuvent en résul-
» ter, mérite au moins l'attention des observateurs. A
» supposer, ce qui est très-probable, que Hahnemann
» soit tombé à cet égard dans l'exagération, si facile aux
» théoriciens; parmi les faits nombreux qu'il cite à l'appui
» de ses opinions, il est certain qu'il en est quelques uns
» qui sont parfaitement en harmonie avec sa pensée. Que
» l'on répète ces expériences, il est vraisemblable que
» l'on verra surgir quelques autres faits aussi authenti-
» ques; qu'un esprit vigoureux médite ces faits, qu'il les
» compare après les avoir explorés sous toutes leurs fa-
» ces, qui sait les conséquences qui en pourraient jaillir?
» Nous ne savons le tout de rien, disait Montaigne. Si
» nous savions le tout de quelque chose, quel progrès
» immense pourrions-nous ajouter! car nous aurions le
» critérium de la vérité complète (1). »

Ces développemens doivent vous donner à pressentir
en quoi la méthode homœopathique diffère des méthodes

(1) Bulletin général de thérapeutique médicale et chirurgicale,
tom. VII, 15 juillet 1835. — Lorsque MM. Andral et Max. Simon font des vœux pour que nous sachions le tout de quelque
chose, ils oublient qu'alors nous saurions le tout de toute chose;
car quelque chose tient à tout. Sans doute, nous aurions alors le
critérium de la vérité complète; mais pour cela il faudrait que
nous fussions complets nous-mêmes, c'est-à-dire parfaits : ce qui
est le privilége exclusif de Dieu.

actuellement régnantes en médecine, en quoi elle leur ressemble : elle leur ressemble en ceci, qu'elle prend l'observation pour base, en étendant son horizon, en précisant ses moyens ; elle en diffère, en ce qu'au lieu de tout rapporter à l'anatomie pathologique, sans proscrire cette dernière, elle la subordonne à *l'expérimentation pure.*

Je dis que la méthode homœopathique étend le champ de l'observation ; et, en effet, si elle néglige la recherche de la nature intime des maladies et de leur cause prochaine, elle porte dans l'étude de la cause occasionelle et des symptômes, une étendue et une précision jusque-là ignorées. Si elle nie qu'il faille se contenter dans l'étude des agens thérapeutiques de déterminer les propriétés générales dont on suppose qu'ils sont doués, elle étudie leurs propriétés individuelles avec un soin et une rigueur que personne, avant Hahnemann, n'avait soupçonnée.

Aussi voyez-vous, que, jetée dans le temps comme toute pensée éclose d'un cerveau humain, la méthode homœopathique a le double caractère d'affirmation par rapport à certains points des méthodes anciennes, et surtout par rapport aux faits nouveaux qu'elle a introduits dans la science, et de négation ou de critique à l'égard de beaucoup de prétentions des écoles anciennes, prétentions qu'elle juge exagérées.

Car, messieurs, l'homœopathie se contente de raconter toujours sans inventer jamais. Ceci vous étonnera sans doute, vous qui avez si souvent entendu parler de cette théorie extravagante ou au moins bizarre, ainsi qu'on l'a nommée ; mais le fait n'existe pas moins. Hahnemann, à l'exemple de Bâcon, son modèle, veut que la méthode d'observation soit observée dans toute sa rigueur, et mieux qu'aucun de ses prédécesseurs, il bannit de la médecine les abstractions verbales sur lesquelles les doctrines contemporaines s'appuient trop souvent pour déguiser leur faiblesse.

La méthode homœopathique est évidemment tracée par les limites imposées à la puissance du médecin.

S'agit-il de la connaissance des maladies? vous négligerez, dit-il, tout ce qui se rapporte à la cause essentielle et profonde. A vous, médecin, il n'appartient point de pénétrer dans les mystères de la vie humaine, et les hypothèses parfois ingénieuses, mais souvent aussi d'un ridicule achevé, que vous avez imaginées sur *la force* ou *le principe vital*, sur la *vie* considérée en elle-même, c'est-à-dire indépendamment des actes qui la manifestent, sur la maladie vue dans sa généralité et sur la nature de chacun des groupes pathologiques, si loin que vous les poussiez, si logiquement que vous les enchaîniez, ne vous ont conduit qu'à des *peut-être* ou à des possibilités; elles vous ont égaré parce que vous avez donné un caractère de réalité à ce qui n'en avait point. Et ainsi, elles ont faussé l'observation, en plaçant leur prisme mensonger entre elle et vous; elles ont brisé votre logique en vous obligeant à reculer de paralogisme en paralogisme, jusque dans l'abîme d'une vaine et fastidieuse tautologie.

Hahnemann prétend donc bannir de la science les hautes et sublimes spéculations par lesquelles l'esprit humain essaie de franchir les limites de la raison, pour se

jeter aux bras de la foi? sans aucun doute. Et cependant
son âme est profondément religieuse. Plus d'une fois, il
laisse échapper l'une de ces aspirations vers un monde
meilleur, que l'homme méditatif rencontre si souvent dans
la solitude de ses réflexions. Mais quelle que soit la puissance et la vérité de ces élans poétiques, toujours ils man-
quent de cette précision qui seule peut conduire à d'heureuses applications, et quand il s'agit de la vie de nos
semblables, il nous faut un guide mieux assuré.

Les deux bases fondamentales de la connaissance de
toute maladie sont donc : la *cause occasionelle* et les
symptômes. Je dis les deux bases fondamentales, et c'est
avec intention; car Hahnemann veut qu'il soit également
tenu compte des différences que l'âge, le sexe, le tempérament, le genre de vie, les habitudes et les professions impriment aux maladies et des variations qu'ils imposent au
traitement. Mais comme ces dernières considérations occupent le second plan du tableau, vu qu'elles ne modifient pas
le traitement dans tous les cas, et comme en traitant de la
méthode, je dois négliger les accessoires pour m'occuper
exclusivement de ce qui est essentiel, je ne m'y arrêterai
pas davantage.

Les causes occasionelles des maladies sont *internes* ou
externes : internes, lorsque le sujet les puise en lui-même;
externes, lorsqu'elles viennent du milieu où il est appelé à
vivre.

Les causes occasionelles internes sont de trois ordres :
physiques, intellectuelles ou *morales*, et leur étude est importante, puisqu'elles fixent quelquefois notre choix dans la

recherche du médicament approprié. Vous verrez par la suite, qu'il suffit souvent de savoir que les symptômes observés reconnaissent pour cause occasionelle, ou un refroidissement, ou une violence extérieure, pour qu'avant tout, vous deviez commencer par administrer la *douce amère* dans le premier cas, et l'*arnica* dans le second. Je vous dirai aussi, quand le moment en sera venu, la valeur des causes occasionelles psychologiques ou intellectuelles. L'abus des travaux de l'esprit détermine des symptômes nombreux et variés, et si vous balancez entre deux ou trois spécifiques dont l'appropriation semble incertaine, la seule considération d'une fatigue intellectuelle bien constatée, fixera vos incertitudes. De même pour les influences morales, le chagrin, la peur, un accès de colère, etc... Mais j'aurai tant d'autres occasions de revenir sur ce point, que je me bornerai à l'indiquer.

Les causes occasionelles externes se tirent du milieu qui nous entoure. Outre les influences généralement rapportées à ce que Galien nommait fort improprement les *six choses non naturelles*, il y a encore les influences contagieuses et épidémiques. Dans le premier cas, Hahnemann se conforme au précepte général *tolle causam*, dont il étend la limite, parce que son observation étant plus précise, plus minutieuse et par cela même plus exacte que l'observation de ses prédécesseurs, il est des circonstances extérieures négligées avant lui et dont il recommande l'éloignement le plus absolu : elles se rapportent surtout aux rigueurs du régime. Les maladies contagieuses et épidémiques sont dans le même cas : plusieurs d'entre elles

ont déjà leur véritable spécifique ; c'est la belladonne pour
la fièvre scarlatine lisse de Sydenham , qui , dans ce cas ,
jouit même d'une vertu prophylactique, le mercure pour
la contagion syphilitique, etc., toutes questions que j'exa-
minerai devant vous, chacune en son lieu.

Il me reste à dire, messieurs, pour terminer tout ce qui
a trait à la connaissance des maladies, comment Hahnemann entend la symptomatologie. Si l'on s'attachait exclusivement à la lettre de ses écrits, et en particulier de l'*Organon*, il semblerait proscrire l'*anatomie pathologique* et
les indications qu'elle peut fournir. Ici, en effet, existe
une équivoque qu'il faut dissiper.

Il fut un temps où on proclama, en France, que l'anatomie pathologique était la principale source du diagnostic. Bientôt on alla jusqu'à dire qu'elle en était la base
fondamentale; je ne sais même si quelques frénétiques ne
voulurent pas qu'elle suffît à tout. Cependant, les têtes
fortes et méditatives résistèrent à cet entraînement. Ce
n'est point l'opinion de M. Broussais , qui , dans la
deuxième édition de l'Examen des doctrines, reproche
avec amertume à Laënnec d'avoir cherché à grouper les
symptômes autour des altérations organiques qui les accompagnent, lui qui juge les altérations pathologiques
considérées en elles-mêmes, comme des faits de pure curiosité, et qui essaie de tout ramener à l'inflammation ,
prétendant qu'on doit s'occuper exclusivement de pathologie physiologique (1). Sur le terrain tracé par

(1) Examen des doctrines médic., 2ᵉ édit., tom, II, p, 674 et
passim.

M. Broussais, Laënnec se défend avec avantage, tout en reconnaissant que l'anatomie pathologique ne suffit pas à tout. C'était là leur opinion spéculative; mais dans la pratique, ces deux hommes distingués n'agirent pas moins comme si au-delà de l'anatomie pathologique il n'existait rien de positif et de réel. M. Broussais, comme le dit très-bien Laënnec, remonte à la cause prochaine des maladies, et Laënnec pense qu'il est bon de ne pas s'élever si haut (1).

Cet exclusivisme pour l'anatomie pathologique, que tout le monde aujourd'hui comprend, explique et excuse, quand il existerait chez Hahnemann à d'autres égards, ne pourrait-il aussi être compris, expliqué et excusé?

Pour lui, ce qu'il étudie avant tout, c'est l'action dynamique, autrement dit, vitale des agens thérapeutiques sur l'organisme à l'état physiologique. Or, dans cet état, les altérations pathologiques ne sont que très-rarement saisissables d'une manière directe pour l'observateur; c'est à l'aide d'une induction qui deviendra de plus en plus légitime à mesure que l'école anatomico-pathologique, de naturaliste qu'elle est encore, se transformera en médicale; c'est alors, dis-je, qu'il sera permis de conclure avec certitude de la maladie aux altérations qu'elle entraîne, ce qui n'a lieu que pour un bien petit nombre de cas. Nos sens sont trop grossiers et trop trompeurs, il y a trop de causes qui font varier les phénomènes perceptibles à nos sens, pour que, n'ayant dans la thérapeutique allopathi-

_____

(1) Laënnec, Auscult. médiate.

que aucun moyen de contrôle de la justesse de l'induction, celle-ci ne soit pas à chaque instant faussée. Cela arrive si souvent dans la pratique ordinaire! et il y a un abîme si profond entre l'altération organique et le traitement d'une maladie, qu'il a bien pu être permis à Hahnemann de douter de la puissance de l'école anatomico-pathologique.

Est-ce à dire qu'il l'ait rayée de compte comme on l'a prétendu? Non. Et au lieu de vous attacher à la lettre peut-être un peu hyperbolique de ses écrits, je vous prie, messieurs, d'en pénétrer le sens. Hahnemann veut que vous vous appuyiez surtout en fait de diagnostic sur les symptômes, et que ce soit à leur universalité que vous adressiez vos agens thérapeutiques. Pour peu qu'au moyen des sens, il soit possible de percevoir ces mêmes altérations, tous ses livres font foi qu'il en tient un compte exact. Ainsi, de l'état des yeux, de la langue, du pharynx, des organes génitaux, de la peau. Mais, direz-vous, il n'indique point les signes sthétoscopiques dans les maladies de poitrine, et ainsi de quelques autres moyens diagnostiques, comme le toucher chez les femmes. C'est là, nous en convenons, l'une des imperfections, non de son principe, ni de sa méthode, mais des moyens qu'il emploie. Or, c'est à nous de la corriger, sans pour cela qu'il soit permis à qui que ce soit de nous accuser d'être infidèles à la loi du maître, ni de faire à l'ancienne école des concessions. S'il fallait suivre avec servilité les traces d'un homme, aucun, jusqu'ici, n'aurait eu de disciple. S. Paul eût été un hérétique en regard de Jésus, Aristote et Platon n'auraient pu être rattachés à un tronc commun, le socratisme, et je demanderais de quel droit vous qualifiez de la même manière des hommes aussi différens que Luther, Zuingle, Mélanchton? Je demanderais aussi quel médecin pourrait revendiquer la gloire d'avoir jamais eu un disciple. M. Broussais se rattache à Bichat, et si Bichat vivait, ou il renierait M. Broussais, ou il se constituerait le disciple de celui qui fut son élève; à ce titre, Brown, Stahl, seraient dans le même cas, et M. Lordat ne serait pas le continuateur de Barthez.

Ceci convenu, je pose en fait que Hahnemann n'a point méconnu la valeur de l'anatomie pathologique, qu'il veut au contraire que le médecin s'aide de ses lumières, mais à condition de les subordonner à deux autres classes de symptômes : les lésions de sensation et les lésions d'action. Pour que la formule fût complète, il aurait fallu dire, et c'est ce que je professe devant vous : le médecin est arrivé à connaître tout ce qu'il lui est donné de savoir sur une maladie, lorsqu'il est en possession des *lésions* de *sensation*, de *texture* et d'*action* par lesquelles elle se manifeste.

En effet, la vie ne se compose pas seulement de ces deux facultés, sentir et agir, comme le croit Hahnemann, entre deux se trouve l'organe, le corps, instrument de sensation et d'action. Toute maladie entraîne donc des altérations de ces trois modes de la vie humaine. Il reste à apprécier leur importance relative. C'est un fait que les altérations de texture sont, dans beaucoup de cas, trop faibles et trop passagères, lors même qu'elles siégent à la périphérie du corps, pour que le médecin ait à en tenir un grand compte. C'est encore un autre fait, qu'en thérapeutique, il est une foule de lésions d'action qui ne sont que de faibles indices pour la détermination du médicament approprié. Mais la lésion de sensation, son caractère, son étendue, son type, jettent toujours de vives lumières sur la thérapeutique, et font toujours cesser les incertitudes des autres symptômes. C'est que la douleur est un grand fait pathologique : elle est ce qu'il y a de plus expressif, de plus vivant, et par conséquent de moins arrêté dans la forme, dont les nuances sont le plus variées. C'est donc elle qu'il faut placer en première ligne, au point de vue thérapeutique, en lui subordonnant les deux autres catégories. Au point de vue physiologique, il faudrait procéder autrement. La lésion fonctionnelle résultant à la fois et de la lésion de texture et de la lésion de sensation est plus générale que ces dernières : ce serait donc en première ligne qu'il faudrait la placer.

La connaissance d'une maladie étant acquise, le second point de la méthode homœopathique se propose de rechercher les vertus curatives des médicamens. Je glisserai légèrement sur ce point, devant y revenir avec beaucoup de détails dans les 10ᵉ, 11ᵉ et 12ᵉ leçons.

Je ne puis taire, cependant, que jusqu'à Hahnemann, la thérapeutique en général, et plus particulièrement la matière médicale, n'ont eu aucune base fixe. Sur quoi s'appuyaient les thérapeutistes pour déterminer la puissance d'un médicament? sur les symptômes de la maladie? Malgré son insuffisance, ce moyen eût eu une apparence de rationalisme. Mais ils s'adressèrent à la cause prochaine, c'est-à-dire, à ce qu'il y a d'impénétrable pour le médecin;

et ainsi, ils s'adressèrent à une inconnue pour dégager une autre inconnue. Ils crurent donc qu'il suffisait de frapper l'une contre l'autre deux masses ténébreuses pour en faire jaillir la lumière. N'est-ce pas le cas de s'écrier : *Vanitas vanitatum !* Voilà pourtant la route généralement suivie presque sans exception depuis Dioscoride !

Les résultats d'expérimentations cliniques, plus ou moins bien faites, voilà tout ce que le passé nous lègue en fait de matière médicale. Là, sans aucun doute, il y a beaucoup de matériaux que nous utiliserons, mais ce sont des énigmes qui attendent que quelqu'un dise leur mot. Nous percerons le mystère dont ils sont enveloppés, et nous n'aurons en cela qu'à suivre les traces de Hahnemann, c'est-à-dire, à appliquer à l'expérience du passé la loi qu'il nous a léguée : je veux parler de la loi de *spécificité*. En la prenant pour guide, le médecin homœopathiste arrive à faire une heureuse application des agens thérapeutiques aux maladies ; et ce troisième point complète la méthode homœopathique. La loi de *spécificité*, autrement dit la loi des *semblables*, sera le sujet de ma prochaine leçon.

N. B. Les objections présentées dans cette séance n'étant qu'une répétition de celles qui me furent adressées dans la séance précédente, je n'en ferai pas mention.

LEÇONS

DE MÉDECINE

HOMŒOPATHIQUE.

4ᵉ LEÇON. — 16 février 1835.

SOMMAIRE.

SUJET DE CETTE LEÇON. Loi de spécificité. — Manière dont il faut l'entendre. — Conditions qu'elle impose. — Ses résultats comparés aux résultats des anciennes doctrines. — 1° Des maladies aiguës. Les guérisons allopathiques s'obtiennent ou par la voie de spécificité ou en vertu du précepte *tolle causam*. 2° Dans les maladies chroniques, la médecine allopathique ne guérit point, à moins qu'à son insu elle ne se conforme aux principes homœopathiques. — 3° Les conditions sont les mêmes pour les maladies épidémiques. — 4° Le succès de l'allopathie dans le traitement des maladies spécifiques ne se justifie que par la loi homœopathique. — CONCLUSION. — 1° Dans les maladies aiguës, l'homœopathie guérit sûrement. — Exceptions. — 2° Dans les maladies chroniques, l'homœopathie guérit aussi d'une manière sûre. — Exceptions. — 3° Résultats obtenus par elle dans le traitement des maladies épidémiques. — 4° L'homœopathie est la seule doctrine médicale qui ait connu et qui traite avec succès les maladies médicinales. — 5° Supériorité de la doctrine homœopathique sur les autres doctrines dans le traitement des maladies spécifiques. — Aux résultats proclamés on objecte 1° les insuccès obtenus de la part des médecins qui ont voulu vérifier la loi homœopathique ; 2° on a fait appel à la puissance de l'imagination ; 3° on a dit que la médecine homœopathique était une forme de la médecine expectante. — Réfutation de ces objections. — CONCLUSION de la leçon.

MESSIEURS,

Je vous avais promis de consacrer trois leçons à des généralités qui me semblent autant de *prolégomènes* indispensables à l'étude consciencieuse de l'homœopathie ; je dirai même à une pratique intelligente et heureuse des principes de cette doctrine. J'ai tenu ma promesse : et s'il me reste quelques regrets, c'est de n'avoir pu ni dû m'y arrêter davantage, voulant ne dévier en rien du cadre que je me suis tracé, cadre qui répond exactement aux intentions qui m'animent.

J'ai voulu, en ouvrant ce cours, donner une attitude toute scientifique et toute française à une doctrine que la France n'avait encore entrevu qu'à travers les formes sévères, mais un peu nuageuses, dont les idées allemandes sont toujours enveloppées. J'ai voulu aussi vous mettre à même de vérifier la vérité de mes assertions, et cela m'obligeait à glisser rapidement sur des questions dont j'avais à craindre que l'importance ne fût pas assez sentie, parce qu'elles ne seraient pas assez développées.

Néanmoins, j'ai dû procéder comme je l'ai fait. Un jour viendra où le fait qui vous occupe étant constaté, vous essaierez d'expliquer ce que vous aurez vu. Alors vous chercherez à saisir la chaîne qui unit la doctrine de Hahnemann à toutes les doctrines du passé, et vous tisserez un fil conducteur pour vous guider à travers les ténèbres de l'histoire. Au même temps, vous sommerez l'expérience de vous livrer son secret, et vous lui demanderez quelle méthode a pu conduire aux résultats proclamés.

Eh bien ! messieurs, j'ai la confiance d'avoir posé les principes qui, seuls jusqu'ici, permettent de saisir dans l'histoire de la médecine un développement harmonieux, une ordonnance logique, les seuls qui expliquent les progrès succesifs de notre science, et même ses imperfections. J'ai également confiance d'avoir tracé la méthode qui **vous** fera raison de l'expérience ; et je m'en remets à un **avenir** très-prochain du soin de me justifier sous ce double rapport.

Je vous entretiendrai aujourd'hui du fait capital de la doctrine homœopathique, et par là j'entends la loi de *spécificité*, généralement connue sous cette forme : *similia similibus curantur.*

Ne redoutez pas qu'obéissant au désir de m'abandonner à d'abstraites spéculations, je vous jette dans des discussions métaphysiques : ce serait commettre une faute de logique et de méthode, que j'ai trop souvent réprouvée chez les autres pour y tomber moi-même. En effet, il m'a emblé que les médecins et les physiologistes

auraient dû se garantir de la manie de vouloir tout expliquer, tout définir. Les doctrines et les systèmes ne sont
des doctrines et des systèmes que parce qu'ils reposent
sur un principe général qui comprend et explique les
principes secondaires, sans pouvoir être expliqué par eux;
principe qu'il faut constater sans vouloir le qualifier, qui
est indécomposable comme tout fait primitif, et par conséquent indéfinissable de sa nature.

Si les médecins et les physiologistes, anciens et modernes, se fussent laissés guider par ce précepte, certes,
messieurs, nous n'aurions pas eu tant de discussions sur la
vie et la maladie, considérées abstractivement, et tant de
définitions où le ridicule le dispute à l'inconséquence.
Que diriez-vous, je le suppose, d'un mathématicien qui
essaierait d'expliquer ou de définir les axiomes de sa
science? Qu'il est fort inutile de démontrer l'évidence.
Eh bien! si les principes généraux qui dominent les
sciences d'observation ne jouissent pas de ce degré de
certitude intuitive qui est le propre des axiomes mathématiques, et à Dieu ne plaise que je soutienne le contraire, toujours est-il qu'ils jouissent des mêmes privi-
léges tant que l'expérience ne leur fait pas défaut.

Je n'essaierai donc point d'expliquer ce que, par une extension de langage que vous comprendrez, j'appelle
l'axiome homœopathique. Je le poserai comme un fait
que tout confirme, tout, jusqu'aux exceptions qu'il peut
présenter. Et afin de donner à la pensée de Hahnemann
quelque chose de plus positif, je ne me demanderai pas
si la loi de *spécificité* est une loi universelle de la nature,

s'adressant au monde moral aussi bien qu'au monde physiologique, à l'état de santé comme à l'état de maladie : je me circonscrirai dans le fait actuel et important, la thérapeutique.

Messieurs, Hahnemann professe depuis quarante ans que la *seule* et *unique* manière de traiter efficacement les maladies consiste à diriger contre l'*universalité des symptômes* celui des médicamens dont on connaît bien la manière d'agir sur l'*homme en santé*, et qui possède la faculté de produire *la maladie artificielle la plus ressemblante possible* à la *maladie naturelle* qu'on a sous les yeux (1).

Je vous prie de remarquer dans quels termes Hahnemann formule sa pensée. Il ne dit point que l'homœopathie soit une méthode de traitement à ajouter aux méthodes déjà connues ; il ne se contente pas de la considérer comme utile dans certains cas exceptionnels où la médecine ordinaire serait sans efficacité. A ses yeux, l'homœo-

---

(1) *Organon*, § 24. — Hahnemann reproduit la loi au § 26, et s'exprime ainsi. « Une affection dynamique dans l'organisme vi- » vant, est éteinte d'une manière durable par une plus forte , » lorsque celle-ci, sans être de même espèce qu'elle, lui ressemble » beaucoup quant à la manière dont elle se manifeste. » Je n'ai point reproduit cette formule dans la leçon orale, parce que l'idée du dynamisme s'y trouve exprimée ; et que j'ai évité de me servir de termes inusités ou en discrédit dans l'ancienne médecine , tant que le moment n'était pas venu d'en préciser la valeur, de dire quel sens il y faut attacher.

pathie est la seule et unique manière de traiter efficacement les maladies. Ainsi, entre lui et vous, point d'équivoque : ou Hahnemann s'est étrangement abusé, ou chaque fois que la médecine allopathique obtient une guérison dont elle puisse revendiquer l'honneur, c'est que, sciemment ou non, elle a opéré conformément aux lois de la spécificité. Les conditions qu'il impose sont également à remarquer : ce n'est point contre un symptôme isolé qu'il dirige les médicamens. Et ainsi il se sépare de la médecine symptomatique. Il ne les adresse pas non plus à un ou plusieurs groupes de symptômes, mais à leur universalité. Je vous prie de remarquer ce mot, parce que vous y trouverez la réponse aux expériences inutiles et malheureuses dans leurs résultats, qui ont été faites par quelques allopathistes. La condition de tout spécifique, c'est qu'il réponde exactement à la maladie, comme le dit Hahnemann, qu'il soit en rapport direct avec elle. Il veut aussi qu'on emploie celui des médicamens dont on connaît bien la manière d'agir sur l'homme en santé ; et il n'y a que l'expérimentation à l'état physiologique qui puisse la fournir. Ici, encore, vous n'avez pas le choix. Il n'est que deux manières d'arriver à connaître les vertus curatives des médicamens : l'une, indirecte ou analogique, qui consiste à conclure de l'efficacité d'un médicament dans une maladie donnée à l'efficacité du même médicament dans une maladie de même ordre, quoique différente par ses symptômes. C'est ainsi que vous procédez en allopathie, lorsque vous concluez à l'efficacité des évacuations sanguines dans la gastrite franchement inflammatoire, parce que le même moyen vous a réussi dans la bronchite aiguë. Mais, vous le savez, cette marche expose à trop d'erreurs pour qu'on puisse jamais la présenter comme une méthode à suivre. Il ne reste donc que la méthode directe; et celle-ci est ou physiologique, ou pathologique. Apprécions la valeur respective de ces deux points de vue.

Nous croyons que l'expérience clinique est un moyen insuffisant, quoique nous ne le rejetions pas, et nous lui préférons l'expérimentation pure. Voici les raisons de cette préférence. Hahnemann conteste qu'il y ait un seul traité de pathologie qui contienne la description d'une seule maladie, telle que la nature la conduirait si on l'abandonnait à elle-même (1). Dès lors, les différens tableaux de maladies que vous possédez sont plus ou moins altérés par le traitement, puisque tout médicament a une action qui lui est propre, action indépendante de l'état morbide, mais susceptible de se marier avec lui. Dans cette agrégation de deux actions plus ou moins désharmoniques, qui donc oserait faire la part des médicamens et la part de la maladie? Et si ce partage est impossible, n'en devons-nous pas conclure que le seul moyen direct d'arriver à connaître l'action positive des médicamens, c'est l'expérience sur l'organisme à l'état physiologique,

(1) Hahnemann a dès long-temps fait la même remarque. « Quel est le médecin, dit-il, Hippocrate excepté, qui ait décrit » la marche d'une maladie, sans avoir employé aucun remède » contre elle, depuis le commencement jusqu'à la fin ?

autrement dit *l'expérimentation pure* ? Et y aurait-il beaucoup de témérité à avancer que l'allopathie ne connaît
rien des moyens qu'elle emploie, si ce n'est quelques
résultats généraux sans aucun rapport direct avec les maladies ?

Remarquez enfin, et ceci répond à une objection qui
m'a été faite, que Hahnemann exige de la part du médicament employé, qu'il ait la faculté de produire sur l'homme
sain la maladie artificielle la plus ressemblante possible à
la maladie naturelle actuellement existante. Il ne s'agit
donc point pour lui d'arriver à une identité absolue, mais
seulement à une analogie qui s'en rapproche le plus possible.

Si, par loi de spécificité, il fallait entendre l'identité
absolue dont je parle, j'avoue en toute humilité que l'homœopathie ne possède pas un spécifique de cette nature.
Mais je vous le demande : où cette identité s'est-elle jamais rencontrée? Serait-ce en pathologie? Non. Tous les
observateurs conviennent qu'il n'existe pas deux maladies
identiques, et que s'il est possible d'établir à l'aide de
bonnes classifications des divisions nettement tranchées
et ayant un fondement réel, elles sont simplement analogiques et ne permettent pas de conclure à une identité.
C'est même à cause de cela que les pathologistes ont senti
la nécessité des recueils d'observations, où chaque fait
est raconté pour lui-même, en même temps qu'il est rapproché de ceux qui lui ressemblent le plus; aussi le traitement de chaque cas morbide est-il et doit-il être individuel, sans que pour cela il faille en revenir à l'empirisme.

Serait-ce donc en physiologie?

Votre présence ici, messieurs, dépose du contraire. Il n'est pas deux d'entre vous qui soient identiques, à la manière dont on l'entend, ni par les traits du visage, ni par l'organisation physiologique, ni par les aptitudes intellectuelles et morales dont chacun de vous est doué. Et cependant, si nous nous connaissions davantage, il serait possible d'établir entre toutes vos organisations et vos aptitudes une sorte de classsification analogique.

L'identité dont on a parlé, serait-elle vraie en morale ?

Non, grâce à Dieu! Chacun de nous, vous le savez, est ici-bas, pour son propre compte, partie intégrante de l'espèce; chacun de nous est appelé à y jouer un rôle que nul ne peut remplir pour lui. Et c'est là ce qui fait la dignité, la moralité et l'inviolabilité de l'individu au sein de l'espèce; mais aussi tous nous sommes comptables de la manière dont nous accomplissons notre œuvre.

L'analogie, voilà donc la loi de la nature et de l'humanité; l'identité n'appartient qu'à Dieu. On m'a demandé quel serait dans cette hypothèse *notre criterium*. Hahnemann y a répondu avant moi! Faites, a-t-il dit, que la maladie artificielle ressemble le plus possible à la maladie naturelle, et quand la ressemblance cesse, sachez vous arrêter. Dès lors, notre critérium pathologique consistera dans la recherche des analogies entre le médicament et la maladie. Ceci se trouvera expliqué dans les leçons suivantes.

J'ai dit la loi homœopathique et précisé ses termes :

je raconterai aujourd'hui les réponses qu'elle a reçues de l'expérience. Je commence par l'expérience, vu qu'elle est le juge suprême devant lequel nous fléchissons tous le genou, et qu'elle mettra dans tout son jour la supériorité de l'homœopathie sur les autres méthodes. Mais il nous faut un terme de comparaison : aussi commencerai-je par mettre l'allopathie en cause, et lui demanderai-je compte d'elle-même.

Si d'abord je m'adresse aux maladies aiguës, et parmi ces dernières à celles où la médecine ordinaire réussit le mieux et le plus souvent ; trois issues se présentent : il arrive, messieurs, que vous guérissez ; quelquefois aussi, le malade succombe ; souvent, enfin, d'aiguë qu'elle était, la maladie se transforme en maladie chronique. Ce dernier cas est fréquent, vous en conviendrez avec moi.

Lorsque le malade meurt, cela dépend de trois causes : c'est que la maladie a été plus puissante que le traitement, ou bien qu'elle était compliquée d'une maladie chronique antérieurement existante ou dont la maladie aiguë n'était qu'une recrudescence, ou bien le malade n'a pas été fidèle observateur des prescriptions du médecin.

Je ne connais aucune médecine capable de triompher de l'entêtement et de l'incurie du malade, je sais aussi qu'il existera toujours des états morbides que la puissance humaine ne saura vaincre, mais il appartient à la science d'en diminuer le nombre, et je crois que l'homœopathie l'a fait. Toujours aussi on verra des maladies chroniques compliquer des maladies aiguës, ou des maladies chroniques revêtir, pour un moment le type aigu.

Mais ces cas seront d'autant moins nombreux que nous deviendrons plus puissans contre les maladies chroniques elles-mêmes. L'homœopathie possède cette puissance.

L'allopathie, vous le savez, messieurs, n'est pas heureuse sous ce rapport. Elle renonce volontiers à guérir radicalement les maladies dont il s'agit, et ses prétentions se bornent à enrayer leur marche, en arrêtant les progrès de la désorganisation, c'est-à-dire qu'elle ne peut que reculer le terme fatal. Et encore à quelles conditions ? C'est évidemment d'entretenir une maladie artificielle continue, à l'aide de vésicatoires, cautères, sétons, moxas, et vous savez comme moi qu'il n'y a pas grand fond à faire dans ce cas sur les saignées générales ou locales, sur le régime quelque sévère et bien ordonné que vous le supposiez. L'empirisme et la méthode dérivative, voilà toutes vos ressources dans les maladies chroniques. Eh bien ! je vous l'ai dit : la méthode dérivative est indirecte, c'est pourquoi elle ne vaut quelque chose qu'à titre de palliation ; c'est pourquoi elle n'est point curative. L'empirisme guérit quelquefois dans vos mains; mais c'est qu'alors vous avez fait emploi de quelques spécifiques homœopathiques, et cela sans vous en douter.

Il faut, messieurs, que vos méthodes soient bien imparfaites; car elles ne vous donnent le secret ni de vos succès ni de vos revers.

Je lisais l'année dernière, en l'un de vos journaux les plus répandus, que la belladone avait réussi dans le traitement de la coqueluche; que les antimoniaux étaient utiles dans la pneumonie des enfans ; le sous-nitrate de bismuth dans les gastralgies ; la teinture de datura stramonium dans le tic douloureux, et le thuya occidentalis dans le traitement des condylômes (1). Les auteurs qui rapportaient ces observations auxquelles j'en pourrais ajouter d'autres, car vos livres et vos journaux en abondent, semblent ne s'être pas doutés qu'ils avaient agi homœopathiquement. Si leur conviction eût été autre, ils ne se seraient point contentés de rapporter les faits qu'ils avaient observés. Nous aurions su dans quels cas ces moyens réussissent et doivent réussir, dans quels cas ils échouent et doivent échouer. Mais l'empirisme n'a pas de loi , et c'est pourquoi son expérience est aveugle et stérile.

Pour terminer cet inventaire de la puissance ou de l'impuissance de l'allopathie, il me reste à parler des maladies épidémiques et des maladies spécifiques ; il me reste à expliquer vos succès dans le traitement des maladies aiguës.

Aux maladies spécifiques, vous opposez un traitement spécifique : aussi réussissez-vous, et d'autant mieux que vous êtes plus sobres et plus ménagers dans l'emploi du médicament approprié, en d'autres termes, que vous savez mieux vous rapprocher de l'emploi des *petites doses*. Au temps où vous faisiez usage du quinquina et du mercure d'une façon que je ne veux pas dire, pour ne pas inspirer d'effroi à ceux d'entre vous qui débutent dans la

---

(1) *Journal des connaissances médico-chirurgicales*, 1re année, 1re et 3e liv.— Journal de la médecine homœopathique, 1re année, p. 43, où se trouve l'examen critique des observations précitées.

carrière, il arrivait souvent et il arrive encore que vous produisiez des maladies artificielles dues à l'emploi de ces médicamens à doses exagérées. C'est ce qu'en homœopathie nous nommons les *maladies médicinales*, maladies encore assez fréquentes, car nous en rencontrons des exemples dans notre pratique, et, pour mon compte, j'ai eu plus d'une fois à leur opposer nos antidotes, si puissans en pareils cas.

Dans les maladies épidémiques, la médecine allopathique n'est pas en général fort heureuse, et il semble que le choléra soit venu à propos pour lui donner la mesure de son impuissance. Je vous dirai bientôt ce que vous avez à nous envier sous ce rapport. Je me borne en ce moment à constater la loi générale suivante : *Vos succès dans les maladies épidémiques sont d'autant mieux assurés, que vous traitez plus souvent vos malades au moyen des spécifiques, et, par conséquent, que vous êtes plus souvent infidèles à la médecine dite rationnelle.*

Que conclure de ce qui précède? Si vous n'avez à espérer de guérison, sinon certaine, au moins probable, que pour les maladies spécifiques et les maladies d'une médiocre acuité; si, dans toutes les autres circonstances, votre pratique est aventureuse, tâtonnière, incertaine, évidemment votre méthode n'est pas si riche de ressources que vous soyez fondé à nous repousser sans mûr examen.

Je ne connais pour vous que trois alternatives : ou vous adopterez franchement le principe de Galien, ou, laissant dans le vague et l'indéterminé la méthode qui

vous sert de guide, vous confesserez hardiment l'empirisme, ou vous en viendrez à adopter la loi que nous vous
proposons.

Déjà quelques uns ont renié Galien dans cette enceinte,
et ils ont bien fait : car nous aurions été fondés à leur
demander quelle raison leur principe peut fournir en faveur du traitement adopté contre les maladies spécifiques;
et alors nous vous aurions amenés à les considérer comme
autant d'exceptions au principe général, et c'eût été un
spectacle étonnant à vous offrir que celui-ci : la médecine
allopathique a une loi générale dont les applications sont
inexplicables, les succès douteux et les revers plus mystérieux encore. A cette loi générale, il y a une exception,
et cette exception donne des résultats positifs qui se reproduisent constamment lorsque les conditions se répè-
tent. Chose merveilleuse que le rationalisme d'une science
dont l'exception doit devenir la règle, et la règle l'exception! Cette position est insoutenable.

Cependant, messieurs, je ne crois pas qu'aucun de
vous se résigne jamais à l'empirisme. L'empirisme, en
effet, est sans valeur, si ce n'est au moment où il nous
révèle un fait nouveau. L'expérience qu'on obtient à son
aide, meurt avec l'occasion qui l'a fait naître. Vous l'avez
vu dans cette séance, et vous le voyez journellement au lit
du malade, l'empirisme raconte des succès sans pouvoir
dire comment il les a obtenus, ni s'ils se reproduiront :
c'est de l'histoire, ce n'est pas de la science; car la science
rapporte le fait à une loi, et, la loi à la main, elle dit
l'avenir. De l'avenir et du passé, l'empirisme ne sait rien.

Le présent seul lui appartient, et le présent est déjà si loin de nous quand nous le racontons, que nous ne l'estimons qu'autant qu'il nous conduit à l'avenir.

Il faudra donc, messieurs, que bon gré mal gré vous en veniez à la loi de *spécificité*. Si quelque chose vous arrête encore, ce sont vos succès dans les maladies aiguës, succès qui semblent favorables à *la loi des contraires*. C'est en effet l'apparence, est-ce bien la réalité?

Nous admettons, vous le savez, dans chaque organisme une activité vitale en vertu de laquelle il lutte contre la maladie et tend à en triompher. Lorsque dans le traitement des maladies, et surtout des maladies aiguës, vous séparez le malade de la cause occasionelle quelle qu'elle soit, vous ne faites qu'obéir au précepte *tolle causam*. Mais alors vous vous bornez à placer l'organisme dans des conditions telles, que le résultat de la lutte tourne à son avantage. Reste donc à savoir ce qu'il faut entendre par cause occasionelle d'une maladie, quelle est son étendue et sa limite.

Les causes occasionelles sont de deux ordres : *internes* ou *externes*; je vous l'ai déjà dit dans ma dernière leçon, où je les ai envisagées sous le rapport physiologique, c'est-à-dire comme étant susceptibles d'engendrer des maladies. Mais aujourd'hui nous devons nous en occuper sous un autre point de vue, c'est-à-dire en tant que susceptibles d'entretenir la maladie une fois qu'elle s'est développée. Ici encore les conditions qui entretiennent une maladie quelconque sont internes ou externes. Je ne veux en ce moment m'occuper que des premières. Dans les

maladies inflammatoires, indépendamment de l'état général ou dynamique, vous avez toujours affaire à une ou
plusieurs congestions locales. Ces congestions sont différemment expliquées selon l'hypothèse générale à laquelle
on s'est arrêté. La plus célèbre de toutes est sans contredit
l'hypothèse de l'irritation. Dans ce système, toute congestion locale est considérée comme résultat d'une cause,
et cette cause, c'est l'irritation elle-même. Or, toute cause
précède le résultat qu'elle engendre, et s'il y a dépendance
réelle entre ces deux termes, rien ne prouve que l'effet
une fois produit, ne puisse devenir cause à son tour.
Ainsi, la médecine allopathique admettra volontiers que
toute congestion un peu violente, résultat d'une irritatation antérieure, puisse devenir pour ce même organe
une cause qui entretient l'irritation elle-même. Dans cette
supposition, peut-on dire de la saignée qu'elle guérisse
véritablement, et n'est-il pas plus raisonnable de supposer
que son unique propriété consiste à diminuer mécaniquement la congestion locale? Ce serait alors le précepte
tolle causam qui serait mis en pratique, et la spontanéité
vitale ferait le reste.

Je crois cette opinion susceptible de prendre quelque
crédit, si on réfléchit aux faits suivans. 1° Comme je l'ai dit,
il est beaucoup d'inflammations qui résistent aux évacuations sauguines les mieux entendues, et si ce moyen était
directement curatif, il devrait guérir dans tous les cas curables, c'est-à-dire lorsqu'aucune maladie chronique ne
complique l'état aigu; ce qui n'a pas lieu. 2° Si toute
congestion locale inflammatoire était la même chose que

l'irritation, sa diminution devrait coïncider avec l'extinction de la surirritation des organes, et aucun fait,
aucun argument ne le prouve. En fait, la saignée diminue
la congestion locale ou la pléthore générale, en supposant
que cette dernière puisse exister. C'est une déplétion mécanique qui s'opère de proche en proche, parce que dans
l'organisme le vide ne peut exister un instant. Mais ce
qu'aucun fait ne prouve, et ce qu'aucun argument ne saurait démontrer, c'est la relation qu'on suppose exister entre
la déplétion sanguine et l'extinction de l'irritation, cause
évidente ou au moins supposée de toute congestion locale
inflammatoire. En effet, il faut, ici comme partout, bannir
l'argument *post hoc, ergò propter hoc*. Or, de ce qu'une inflammation cède à une évacuation sanguine, il ne suit pas
qu'il faille en attribuer la cessation à cette dernière, car ici
nous avons deux termes : l'évacuation sanguine d'une
part, et la réaction vitale de l'autre. De ces deux termes,
lequel peut et doit revendiquer l'honneur de la guérison?
Là est toute la question, et sa solution est d'une haute
importance pratique : à son aide, on peut concilier plus
d'une discordance, autrement dit plus d'une *antinomie*.

Si, comme je le soutiens devant vous, la saignée, de
quelque façon qu'on l'emploie, ne fait que faciliter la
réaction de l'organisme contre la maladie, du moment où
il vous serait démontré qu'à l'aide de moyens médicamenteux spécifiques, il est possible de déterminer cette réaction, l'inutilité de la saignée deviendrait évidente, si ce
n'est dans les deux cas suivans : 1° toutes les fois que
la congestion est trop violente pour que la réaction s'o-

père sans déplétion préalable; 2° dans le cas de pléthore générale, si jamais un pareil état peut exister, question que nous aurons à discuter plus tard. Et la saignée devrait perdre d'autant plus facilement faveur dans les esprits, qu'on admettrait, ainsi que je l'ai admis plus haut, qu'elle agit surtout mécaniquement, et que toute action *physiologique* ou *dynamique* doit lui être refusée.

Messieurs, la conclusion à tirer de ce qui précède, c'est que l'allopathie n'a de guérisons radicales et durables qu'autant qu'il y a chez le malade une énergie vitale suffisante pour triompher de la maladie, ou qu'à l'aide de moyens spécifiques le médecin sait venir au secours de la force vitale en défaut. Une autre conclusion, tout aussi légitime, est celle-ci : dans les cas de guérison ou de non-guérison, la médecine allopathique ne peut s'expliquer ni ses succès, ni ses revers.

Je ne voudrais pas que ma parole fût blessante pour personne; et si la position que j'occupe m'oblige à critiquer le présent, je n'en suis pas cependant à ignorer les services dont nous lui sommes redevables. Déjà, je lui ai rendu hommage sans lui faire de concessions, et si par hasard je m'abusais en ce moment, je le prierais de dissiper mon erreur. En posant à l'allopathie la question suivante, à laquelle je la prie de répondre, ce sera lui offrir le moyen de se justifier du reproche que je lui adresse.

L'allopathie croit-elle avoir une loi générale fixe et précise qui serve de mesure à ses spéculations théoriques et de règle à sa conduite dans le traitement de toutes les maladies ? Quelle est cette loi ?

Ici se termine l'inventaire que je voulais faire de la valeur pratique de l'allopathie. Il me reste à vous dire les résultats que procure une application intelligente et consciencieuse de la méthode homœopathique.

Dans les maladies aiguës, nous guérissons toutes les fois que vous guérissez, d'une manière plus *rapide*, plus *douce* et plus *durable* que vous ne faites.

En effet, s'il arrive à l'allopathie de faire quelquefois avorter une inflammation aiguë par d'abondantes saignées, nous arrivons au même résultat avec notre antiphlogistique par excellence, l'*aconit*. Son action est si prompte, que dans les maladies aiguës dont il s'agit, il suffit de quelques heures pour se rendre maître de la fièvre et arrêter le mouvement inflammatoire. Dans ce cas, nos guérisons sont infiniment plus douces que celles obtenues par la médecine allopathique. Car, n'occasionnant aucune déperdition de vitalité, nous n'avons que de courtes et rares convalescences. Et comme notre médication, en raison de son caractère de spécificité, est toujours *directe* et *radicale*, tandis que les moyens allopathiques sont constamment indirects, nous obtenons toujours aussi des guérisons *durables*.

Les insuccès de la méthode allopathique ne sont pas toujours signalés par un arrêt de mort. Il y a encore la transformation des maladies aiguës en maladies chroniques, qui témoigne de l'impuissance si fréquente de la force vitale à triompher de la maladie, lorsque l'art ne lui vient pas en aide; les longues convalescences, qui prouvent combien de peine elle éprouve à prendre le dessus,

et dans les cas les plus favorables, les *prédispositions* à
contracter de nouveau la même maladie, prédispositions
qui sont elles-mêmes un premier degré de maladie, et
qu'un traitement réellement approprié ne laisse point
après lui.

Mais vous voyez que l'aconit, ce grand modérateur de
la circulation, ne suffit pas à guérir toutes les maladies
aiguës ; aussi, reste-t-il, après son emploi, à recourir au
médicament approprié, qui varie selon une foule de circonstances, mais surtout en raison de la différence des
symptômes et des causes occasionelles.

Je dis la différence des symptômes, parce qu'en effet
c'est là, messieurs, le secret de l'homœopathie. Nous ne
possédons en regard de vos classifications nosologiques aucun spécifique de *maladie*, mais seulement des *spécifiques*
de groupes de symptômes ; et les maladies très-diverses,
selon nous, que vous rassemblez sous une seule et même
dénomination, sont à nos yeux autant d'individualités distinctes exigeant des moyens curatifs spéciaux.

Cependant trois cas d'insuccès peuvent se présenter.

Le médicament est mal approprié à la maladie. Ceci est
la faute de l'homœopathiste, et jamais on ne saurait l'im-
puter à la doctrine : ou bien la violence de la maladie est
telle, que la réaction vitale ne puisse se faire. Ces cas sont
rares en homœopathie ; mais lorsqu'ils se rencontrent,
c'est alors qu'il convient comme moyen palliatif d'a-
voir recours à des agens qui permettent d'attaquer plus
tard l'affection dynamique elle-même par des moyens également dynamiques. Il peut arriver, en outre, que la

maladie aiguë soit compliquée de maladie chronique, et toujours cette condition est des plus défavorables, ainsi que Hahnemann lui-même l'a reconnu. Mais ce n'est pas une condition nécessaire d'insuccès. Si même je consulte ma propre expérience, je ne crains pas d'avancer que nous obtenons des cures radicales, tandis que l'allopathie n'en obtient jamais. Il suffit pour cela que la désorganisation ne soit point arrivée, et que le malade sache nous accorder un temps suffisant.

Dans les maladies épidémiques, la supériorité de l'homœopathie sur les autres doctrines ne me paraît pas douteuse. Nous sommes encore trop jeunes pour être à même de revendiquer de nombreux succès. Cependant nous possédons déjà quelques spécifiques contre certaines maladies de cet ordre : c'est la belladonne contre la scarlatine lisse de Sydenham, moyen qui jouit non-seulement d'une vertu curative incontestable, car en Allemagne elle a été reconnue des médecins allopathistes eux-mêmes qui d'abord l'avaient niée ; mais encore d'une vertu prophylactique indubitable. Dans les épidémies de variole, nous possédons également une série de moyens spécifiques, qui sont directement curatifs, même dans les cas les plus dangereux.

Mais l'homœopathie a surtout montré sa puissance contre les maladies épidémiques, à l'époque où le choléramorbus asiatique ravageait les contrées du Nord. Je vous le demande, messieurs, l'impuissance et la faiblesse de l'ancienne école se sont-elles jamais montrées plus éclatantes qu'en cette fâcheuse occasion ? Il ne s'agit point ici du zèle

et du dévouement que déployèrent les médecins de toutes
les écoles pour conjurer ce terrible désastre. Sous ce rapport, la rivalité la plus généreuse et la plus noble se
montra dans tous les pays. Mais que de fois le succès n'a-
t-il pas trahi les bonnes intentions?

Nous trouvons entre autres résultats publiés par plusieurs
médecins du Nord, qu'à Berlin, le docteur Stüller ayant
eu à traiter 34 cholériques, il en guérit 29 et en perdit 5;
qu'en Hongrie, le docteur Bakody, après avoir été deux
fois atteint de l'épidémie et avoir dû deux fois sa guérison
à l'homœopathie, fut assez heureux pour guérir 148 cholériques sur 154. En Russie, le docteur Seider a traité
202 malades atteints par l'épidémie. Sur ce nombre, 93
furent traités allopathiquement et 69 moururent. Ce
mauvais succès l'engagea à essayer le traitement homœopathique : sur 109 malades, 86 guérirent, 23 seulement
moururent. Encore faut-il ajouter que sur les 23 qui pé-
rirent, 9 commirent des fautes de régime grossières, 4
prirent des médicamens allopathiques après avoir suivi
pendant quelque temps le traitement homœopathique, 3
avaient plus de soixante ans d'âge, et que 7 étaient déjà
agonisans quand le médecin fut appelé.

Les docteurs Hermann et Zimmermann, de Saint-Pé-
tersbourg, ayant été chargés par le gouvernement russe de
la direction d'un hôpital de cholériques, y obtinrent des
résultats non moins satisfaisans, et remarquèrent (chose
importante!) que le *veratrum album*, l'un des médicamens
les plus puissans dans certaines espèces de choléra, jouissait aussi d'une vertu préservative.

Si, à l'époque où le choléra sévit parmi nous, la doctrine homœopathique eût été suffisamment connue en France; si déjà elle y eût été pratiquée avec quelque étendue, quels résultats plus satisfaisans encore n'aurions-nous pas obtenus? La Prusse, la Hongrie et la Russie ne sont pas de ces contrées où la condition du pauvre offre des chances très-favorables au traitement d'une épidémie. Chacun sait que chez les nations du Nord, le peuple manque des objets de première nécessité, qu'il courbe sous le joug d'une servitude plus ou moins sévère et de la misère, compagne inséparable de la servitude. Et cependant, quel médecin pourrait, dans nos climats plus heureux, au milieu d'une civilisation plus avancée, se vanter d'avoir eu des succès aussi marqués?

On dit avec raison : Qui peut le plus peut le moins. Que ne ferait donc pas l'homœopathie dans des épidémies mieux connues, quant aux causes qui les engendrent et les manifestent, et quant aux symptômes par lesquels elles se traduisent, si dans une affection qui ne se compose, pour ainsi parler, que d'inconnues, elle a été si loin?

Mais, messieurs, je vous l'ai dit : il est une classe entière d'infirmités humaines dont l'existence vous est à peu près ignorée, et contre laquelle vous ne pouvez rien. Je veux parler des *maladies médicinales*, en d'autres termes, de celles qui résultent de l'emploi abusif d'un médicament actif, employé ou à des doses exagérées ou pendant un temps trop prolongé. Je ne fais pas allusion en ce moment au mercure et au quinquina, dont les dangers vous sont connus, et que, règle générale, vous employez avec un

louable ménagement, je veux seulement parler des médicamens que vous employez empiriquement dans les maladies chroniques à titre de curatif, et qui n'ayant en réalité qu'une vertu palliative veulent être employés fréquemment et à doses toujours croissantes, pour que la maladie ne fasse pas de progrès. Et, comme nous le verrons
dans la prochaine séance, le propre de tout palliatif indirect étant d'ajouter à la maladie qu'il ne guérit point,
vous produisez ainsi des affections compliquées qui entraînent inévitablement la perte du malade.

Lorsque de semblables maladies nous arrivent, c'est
toujours un sujet de crainte et d'alarmes pour nous. Et
cependant, grâces aux données de l'expérimentation pure,
toujours il nous est possible de les reconnaître et de leur
opposer négativement un régime bien ordonné qui diminue les accidens, et positivement l'action souvent puissante de nos antidotes, dont vous ignorez jusqu'aux noms;
de nos antidotes, qui arrêtent les progrès du mal alors
même qu'il n'est plus temps de le détruire.

Il me reste à vous parler des maladies chroniques. Celles-
ci, vous le savez, veulent être partagées en deux classes :
les maladies où la désorganisation est évidente, et celles
qui, pour être *miasmatiques* à leur origine, durer depuis
un temps plus ou moins long, et avoir déjà porté à l'organisme une atteinte plus ou moins profonde, n'ont point
encore amené cette transformation des tissus organiques
que nous nommons la *désorganisation*.

Dans le cas de désorganisation évidente, je crois, messieurs, que l'homœopathie en est réduite, comme toutes

les autres doctrines, à agir *palliativement*; mais ici encore, les moyens qu'elle emploie et le régime qu'elle conseille n'affaiblissant jamais le malade et soutenant sa vitalité au lieu de l'abattre, son action palliative est encore préférable à celle que vous employez.

Des homœopathistes d'Allemagne et de France ont soutenu que dans ce cas même, la cure radicale était possible pour eux. Le nier d'une manière absolue serait chose bien téméraire. Cependant je leur oppose quelques raisons théoriques et pratiques auxquelles je les prie de répondre.

Lorsqu'un tissu organique est arrivé à l'état de désorganisation, il a subi une transformation radicale, absolue, contre laquelle il n'est plus possible de revenir. Il en est de l'organisme comme de l'humanité: il est un terme au-delà duquel il ne peut revenir sur ses pas. Si l'étendue de la désorganisation est assez circonscrite pour que le sujet puisse continuer à vivre, l'homœopathie a puissance, je crois, de limiter la désorganisation, et l'individu peut continuer à vivre; mais, dans le cas contraire, sa mort est irrévocable.

L'équivoque entre les Allemands et nous tient sans doute à la différence des moyens diagnostiques. Pour celui qui se borne à constater les lésions de sensation et d'action, il est si facile de se méprendre sur le degré d'une phthisie pulmonaire, je suppose, ou d'un cancer utérin; ou de toute autre maladie analogue!

Déjà, quelques phthisiques ont réclamé mes soins, et chez eux l'existence des cavernes pulmonaires ne pouvait être revoquée en doute. Je les ai tous perdus. Un seul m'offrit quelques chances de succès; pendant quelque temps il semblait revenir à la santé. Déjà l'embonpoint augmentait, les forces reparaissaient, la toux disparaissait manifestement; mais au changement de saison, les accidens reparurent plus terribles qu'auparavant, et le malade succomba.

Je ne fus pas plus heureux sur deux cancers utérins. Je dois dire que, dans ces deux cas, le vagin et le rectum participaient à la désorganisation. Dans l'un de ces cas, la belladone, l'arsenic et la calcarea me permirent d'arrêter les hémorrhagies utérines et de calmer le ténesme urinaire, et, sur la fin de la vie, j'obtins de bons effets palliatifs de l'emploi du china. Dans l'autre cas, la belladone et le conium agirent aussi palliativement. Mais la malade désirant une cure radicale, réclama les secours de l'allopathie, dont les saignées petites et fréquentes ne tardèrent pas à épuiser le peu de vitalité qui lui restait.

Je crois donc, messieurs, que la limite de toute médecine est précisément aux maladies désorganisatrices, et qu'ici, nous en sommes réduits comme vous, à soutenir, à soulager et à consoler.

Il n'en est pas de même dans les autres maladies chroniques. L'homœopathie bien entendue et sagement appliquée, guérit et guérit radicalement.

Messieurs, ce fut une grande et noble pensée de Hahnemann, que la conception des affections miasmastiques. Je n'en veux point aborder aujourd'hui la théorie; le moment n'est pas venu. Mais lorsque je réfléchis qu'à son aide, des maladies qui font votre désespoir, s'effacent radicalement, que des affections nerveuses comme l'hystérie, l'hypochondrie, les formes si variées et si insidieuses des gastralgies et des gastro-entéralgies, les aliénations mentales, les affections hémorrhoïdaires les plus avancées, et les affections catarrhales les plus anciennes, etc., etc., disparaissent, et disparaissent sans retour, je dis qu'il faut rendre grâces à l'homme qui a fait tant et de si grandes choses, et qu'il y a devoir de conscience à examiner ses œuvres, à vérifier ses promesses.

Telle est la loi de *spécificité*, envisagée expérimentalement ou dans ses résultats. Il s'agirait maintenant d'en essayer une explication théorique. L'heure est trop avancée pour que j'aborde aujourd'hui la grande question du dynamisme vital. Mais je ne voudrais pas m'arrêter sans répondre par avance à quelques objections qui ont été faites aux résultats que j'ai proclamés.

On a nié la puissance de l'homœopathie, et nos contradicteurs ont dit : 1° qu'ils avaient essayé d'appliquer les préceptes de Hahnemann, et cela sans aucun succès ; 2° d'autres ont attribué à la puissance de l'imagination, les cures incontestables et réelles que l'homœopathie revendique ; 3° d'autres enfin ont paru croire que l'homœopathie n'était que la médecine expectante, sous un autre nom.

Ceux qui ont nié nos succès se sont appuyés sur les expériences tentées dans quelques hôpitaux de Paris, et plus particulièrement sur celles dont M. Andral a publié les résultats dans le *Bulletin de thérapeutique.*

Pour ces dernières, il a été démontré avec une telle évidence à M. Andral lui-même, qu'il avait expérimenté sans une connaissance suffisante des conditions de l'expérience, qu'il serait inutile d'insister sur ce point (1). Je vous affirme, messieurs, que de tous les essais faits par les médecins allopathistes, dans le but de vérifier la valeur pratique de l'homœopathie, il n'en est pas un qui réunisse les conditions assignées par Hahnemann à l'expérience. Faut-il donc s'étonner de l'insuccès ? Mais on a argué des tentatives des homœopathistes eux-mêmes dans plusieurs hôpitaux de France. Ici l'objection est directe et serait faite pour intimider les croyans eux-mêmes si elle était fondée.

On a pris pour des expériences quelques tentatives momentanées et passagères qui n'ont eu que des résultats insignifians, et pour des raisons faciles à déduire. Ces expériences s'adressaient-elles à des maladies chroniques? On voulait avoir une solution dans un intervalle de quinze jours à trois semaines : et c'étaient des savans et des médecins qui nous soumettaient à de semblables exigences! S'agissait-il de maladies aiguës ? la peur saisissait les allopathistes qui voulaient aussitôt revenir à leurs méthodes ou au moins les combiner par l'accouplement le plus monstrueux et le plus bizarre avec la méthode nouvelle. Et remarquez bien ceci: toujours on a procédé contre l'homœopathie avec la même légèreté qu'on aurait mise à examiner la valeur d'un simple moyen thérapeutique.

(1) *Bulletin général de thérapeutique*, juillet 1834, *Journal de la médecine homœopathique*, tom. 1, n° 13 et 14, et *Archives de la médecine homœopathique*, n° 1, juillet 1834.

Sans aucun doute il est à désirer (et nous le souhaitons ardemment) que la doctrine homœopathique reçoive la sanction d'une expérience faite en grand ; mais pour cela il faut que les expérimentateurs posent eux-mêmes les conditions de l'expérience et que ceux qui veulent en suivre les progrès, acceptent ces conditions sans aucune restriction ni critique. Jamais les homœopathistes ne se sont encore trouvés dans une semblable situation.

Qant à ceux qui ont combattu la loi de *spécificité* en renvoyant à *l'imagination* les succès par nous obtenus, nous croyons pouvoir répondre, et déjà nous leur avons répondu (1) : que l'imagination était une puissance assez complaisante pour se mettre au service de tous les médecins et de toutes les doctrines médicales ; que par conséquent, elle était le facteur commun à effacer dans l'examen comparatif de doctrines diverses ou opposées, celui qu'il fallait négliger ; que le seul point important consistait à déterminer si les effets obtenus pouvaient ou non être ramenés à l'imagination et expliqués par elle. Aujourd'hui, précisant notre pensée plus encore que nous ne le fîmes alors, nous demanderons à nos antagonistes, si, en bonne conscience, ils croient que l'imagination suffise à la guérison radicale et durable d'affections pathologiques, comme les scrofules, les dartres, les exostoses, les nécroses, etc., toutes maladies que nous avons vu guérir par la méthode homœopathique. S'ils répondent affirmativement, nous

____

(1) *Journal de la méd. hom.*, tom. 1, p. 74, art. intitulé : *Polémique.*

serons en droit de leur demander pourquoi dans le traitement de semblables maladies ils n'invoquent jamais cette
puissance si active et si bienfaisante; s'ils répondent négativement, nous les prierons de chercher une autre explication de nos succès dans les cas dont il s'agit : et de ceux-
là, il sera permis de conclure aux autres.

Enfin, pour ceux qui prétendent que nous venons res-
susciter sous une autre forme la *médecine expectante*, je
leur citerai un fait trop concluant pour qu'ils ne l'acceptent pas, et qui m'est trop précieux pour que vous trouviez
mauvais que je le préfère à d'autres qu'il me serait facile
de rapporter.

Le 14 février 1831, un enfant, âgé alors de sept ans et
demi, atteint depuis quelques jours d'un catarrhe pulmonaire aigu, fut pris de fièvre et de tous les symptômes
d'une pneumonie aiguë. L'existence du râle crépitant le
plus manifeste, d'une matité incontestable dans tout le
côté gauche de la partie postérieure de la poitrine ; l'état
des crachats qui étaient mêlés de sang, et l'état de la toux,
ne pouvaient laisser le moindre doute sur le diagnostic de
la maladie. Nous déployâmes alors tout l'appareil de la
médecine antiphlogistique. En quelques jours, l'enfant
dont il s'agit fût saigné cinq fois, et à la suite de chaque
saignée, une rémission de courte durée se manifestait dans
les symptômes ; mais au bout de quelques heures, et la
dernière fois au bout de vingt-quatre heures, les symptômes
reparaissaient aussi intenses qu'auparavant. Un dépérisse-
ment rapide semblait annoncer une issue fatale comme
devant arriver prochainement. Les médecins consultans

conseillèrent alors l'emploi du calomélas anglais à *doses fractionnées*, qui fut employé pendant quatre jours sans autre résultat que de produire des sueurs d'une abondance excessive, qui ajoutèrent encore à l'épuisement du malade. Un large vésicatoire fut appliqué sur la poitrine; il ne tarda pas à passer à l'état de gangrène grise, et vint ajouter aux douleurs du pauvre petit patient.

Cependant, il faut le dire, le râle crépitant devint moins intense, la matité de la poitrine, toujours manifeste, diminua d'intensité. Ce fut alors qu'un praticien célèbre conseilla d'abandonner toute médication énergique, et pensa devoir se borner à des adoucissans sous toutes les formes et à l'emploi de bains chauds prolongés. Il crut qu'il s'agissait bien plutôt d'un catarrhe envahissant jusqu'aux vésicules pulmonaires, que d'une inflammation du parenchyme lui-même. Sous l'influence de cette médication, la maladie fit de nouveaux progrès, et la mort du jeune enfant parut irrévocable. Alors, un avis nouveau fut ouvert par la première de nos célébrités médicales. On proposa d'administrer le tartre émétique selon la méthode de Rasori. Cet avis n'étant pas partagé par les autres consultans, l'administration en fut différée de deux jours. Un raisonnement bien simple décida la question. Ceux qui répugnaient à l'administration de l'émétique à haute dose, se fondaient sur ce qu'il ne leur avait point réussi en pareille occasion, mais ils ne proposaient aucune médicaion active, et croyaient toujours à une fin prochaine. Alors, il s'agissait de savoir s'il convenait d'attendre passivement la mort, ou de la combattre jusqu'à la fin. Douze grains d'émétique furent donc administrés dans les vingt-quatre heures, et la *tolérance* du médicament dura pendant ce temps. Sous son influence, les symptômes pulmonaires cédèrent d'une manière non équivoque; mais la rougeur et la sécheresse de la langue, des vomissemens souvent répétés, l'aridité de la peau, la sensibilité de l'épigastre et la persistance de l'état fébrile, ne laissèrent aucun doute sur la venue d'une gastrite aiguë. Cette dernière disparut en peu de jours, et alors il fut possible de concevoir quelque espoir.

L'enfant était arrivé à un degré d'émaciation excessive. Depuis plus de cinquante jours, il n'avait pris aucun aliment : le vésicatoire dont il a été parlé plus haut le faisait horriblement souffrir; mais bientôt on en obtint la cicatrisation, et une lente et imparfaite convalescence se déclara.

Cependant, plusieurs mois de séjour à la campagne mirent fin aux accidens dont il a été parlé, et ce ne fut que l'hiver suivant que la maladie prit une nouvelle forme.

Une toux légère et presque continue dura pendant tout le semestre d'hiver, des glandes cervicales s'engorgèrent et deux d'entre elles suppurèrent pendant un assez long temps. Au printemps, un abcès de nature scrofuleuse se déclara au scrotum sans intéresser le testicule, et suppura jusqu'au mois d'août 1832, c'est-à-dire peu après la seconde épidémie de choléra qui désola Paris, épidémie dont notre jeune malade ne ressentit aucun effet.

Sa santé se maintint assez bonne pendant l'hiver 1832-1833, à l'exception de fréquens épistaxis dont jusque-là il avait été exempt, et de légers retours de catarrhe pulmonaire. Mais lorsqu'en l'été de 1833 l'épidémie de grippe survint, il en fut faiblement atteint. Un mois après, il fut pris d'une rougeole des plus intenses, suivie de catarrhe pulmonaire au moment où l'éruption disparut, catarrhe qui bientôt fut compliqué de croûtes scrofuleuses dans le nez, et d'une ophthalmie scrofuleuse des plus intenses. De nouveau, l'enfant maigrit d'une manière sensible ; un cautère lui fut appliqué ; on le soumit aux antiscorbutiques, et on le tint à la campagne. La maladie faisait des progrès toujours croissans, et plusieurs pensèrent qu'une phthisie nettement dessinée couronnerait ce triste cortége de souffrances.

Ce fut dans cet état de choses que, concurremment avec mon ami le docteur Curie, nous soumîmes ce pauvre enfant au traitement homœopathique; l'auscultation nous rassura sur la supposition de l'existence d'une phthisie. Partout la respiration se faisait entendre, il n'y avait ni pectoriloquie, ni résonnance de la voix, ni matité réelle de la poitrine ; mais seulement du râle muqueux assez abondant, et l'ophthalmie et les croûtes scrofuleuses dans le nez dont il a été parlé plus haut. A ces symptômes il faut joindre la toux dont il a été également parlé et l'amaigrissement.

Ce fut dans cet état qu'une dose de *soufre*, répétée huit jours plus tard, fut administrée. Sous son influence, aidée d'un régime homœopathique approprié, la toux cessa pour ne plus reparaître. Les autres symptômes s'amendèrent assez faiblement. Deux doses de *calcarea* suffirent pour

triompher de l'ophthalmie scrofuleuse et amoindrir singulièrement l'état du nez. Il y a ceci de remarquable qu'a-
près la première dose de calcarea survint une telle aggravation, que pendant 12 jours le malade fut obligé de garder
le lit et de se tenir enfermé dans l'obscurité la plus complète. Au bout de ce temps, l'amélioration commença et
suivit sans se démentir d'un instant jusqu'à l'entier effacement de ce symptôme.

Le traitement homœopathique fut commencé dans les
premiers jours d'octobre, et nous nous trouvâmes conduits
jusqu'à la moitié de décembre, époque où il restait encore
deux petites taches sur la cornée, et les croûtes du nez
citées plus haut. L'emploi du graphite et de la belladonne
suffirent à faire disparaître ces symptômes. Au mois d'avril
l'enfant était entièrement guéri, et aujourd'hui il peut
suivre son éducation, étant soumis au régime fort peu
homœopathique du collége où il se trouve.

Messieurs, j'ai rapporté ce fait, si riche en conséquences,
à plus d'une intention. Il y a ici une action si décisive et
si nettement tranchée des médicamens homœopathiques,
qu'il est impossible de rapporter la guérison à la *médecine
expectante*. La maladie était d'une telle gravité qu'il serait
difficile d'attribuer sa disparition aux seuls efforts de la
nature, surtout dans un aussi court espace de temps. Si
à ces considérations j'ajoute que l'enfant dont il s'agit est
mon fils, qu'autour de lui viennent se grouper toutes mes
espérances, et qu'après bien des pertes et des désillusions,
il est la seule affection réelle que j'aie conservé en ce
monde, peut-être jugerez-vous que j'ai dû bien réfléchir

avant de confier sa santé et même sa vie au traitement
homœopathique. Dans la position où nous sommes les uns
vis à vis des autres, cette dernière considération a sa valeur et son importance : car, messieurs, la critique nous a
mis dans cette position où vous ayez encore à vous méfier
de ma parole, et où j'aie à vous donner des gages de ma
sincérité. Sur ce dernier point, je vous laisse à décider.

N. B. Aucune objection s'adressant directement à cette leçon
n'ayant été produite, je m'abstiens de résumer la discussion, afin
d'éviter les redites.

LEÇONS

DE MÉDECINE

HOMŒOPATHIQUE.

<hr>

5ᵉ LEÇON. — 23 février 1835.

<hr>

SOMMAIRE.

SUJET DE CETTE LEÇON. Dynamisme vital. — Manière dont il faut l'entendre. — Examen critique des hypothèses spiritualistes adoptées par les physiologistes. — Leurs conséquences pathologiques et thérapeutiques. — Conciliation de ces deux points de vue. — 1° L'homœopathie laisse en dehors de ses spéculations, l'essentialité de la vie. — 2° Elle conçoit la vie humaine à la fois comme une et multiple, d'où, comme conséquence, la maladie est à la fois générale et locale. — 3° Toute thérapeutique doit satisfaire à cette double indication. — Comment l'homœopathie conçoit la thérapeutique des différentes classes de maladies. —*A.* Maladies aiguës *B.*—Maladies épidémiques. — *C.* Maladies chroniques.—*D.* Maladies médicinales.—Justification de ces différens principes. — Preuves de l'*unité vitale.* — Preuves de l'état diathésique dans les maladies. — Preuves de la nécessité d'une thérapeutique qui soit à la fois diathé-

sique et locale, ou en d'autres termes, spécifique. — CONCLU-
SION.

MESSIEURS,

Si la doctrine homœopathique repousse absolument toute
spéculation sur l'essence de la vie et de la maladie, ce n'est
pas à dire qu'elle renonce à expliquer les faits qu'elle observe ou qu'elle produit. Egalement ennemie de l'empirisme qui renie toute loi, et du dogmatisme qui veut pénétrer tout mystère, elle condamne l'un et l'autre. L'empirisme, je vous l'ai déjà dit, n'a de valeur qu'autant qu'il
met sur la voie d'une vérité nouvelle, ou qu'il vient donner à une loi déjà connue l'autorité du fait. Le diagnostic,
à son tour, cesse d'être vrai du moment où ses spéculation l'emportent au-delà du cercle de l'observation.

Que ce principe nous serve de guide dans cette leçon.

J'ai posé dans la dernière séance la loi de spécificité;
j'en ai précisé les termes en les expliquant; et la jugeant
par ses résultats, je vous ai raconté ce que l'expérience
nous avait appris de sa puissance et de ses limites. Il me
fallait un terme de comparaison; car il ne nous est pas
donné de juger des choses d'une manière absolue, mais
seulement par rapport à d'autres choses déjà connues. Ce
terme de comparaison, je l'ai trouvé dans les doctrines
généralement professées, doctrines qui servent de guide à
chacun de vous dans la pratique de la médecine; et j'ai
constaté deux faits importans contre lesquels personne ne
s'est inscrit en faux dans la discussion.

J'ai dit, qu'à moins d'admettre franchement et sans restriction la *loi des contraires*, vous n'auriez aucune loi précise et fixe qui servît de mesure à vos spéculations théoriques, aucune règle qui dirigeât vos actes. Au cas où cette loi et cette règle existeraient à mon insu, j'ai demandé qu'elles me fussent indiquées, et votre silence a corroboré ma conviction.

Puis, jetant un coup d'œil rapide sur l'ensemble du cadre nosologique, je suis arrivé à ce résultat vraiment remarquable : 1° dans le traitement des maladies spécifiques, vous guérissez, pourvu que vous soyez sobres dans l'emploi du spécifique; mais alors vous agissez, sciemment ou non, en vertu de la loi homœopathique ; 2° dans le traitement des maladies aiguës, vous guérissez aussi quelquefois; mais les moyens que vous employez étant indirects, répondent à une seule indication, le *tolle causam*, l'énergie vitale du malade se chargeant de faire le reste ; 3° dans les maladies chroniques, toute votre puissance se borne à enrayer la marche de la désorganisation; et s'il vous arrive quelquefois d'obtenir une cure radicale, vous la devez toujours à l'emploi de moyens empiriques, moyens que nous croyons agir ici en vertu de la loi de spécificité.

Comme cette dernière nous est connue, et qu'au lieu d'en faire une exception, nous la croyons la loi la plus générale de la thérapeutique, il m'a été facile de vous expliquer la supériorité de l'homœopathie sur les autres doctrines, et d'arriver à cette conclusion : *Dans tous les cas où pour vous la guérison est possible, nous guérissons ; lorsque vous vous déclarez impuissans à guérir, nous guérissons encore.* Ici, je vous prie de bien remarquer les expressions dont je me sers. Je parle de *guérison*, et non de palliations plus ou moins heureuses, plus ou moins prolongées, et j'insiste sur ce mot avec une intention marquée, parce qu'il répond à beaucoup d'objections qui pourraient m'être faites.

Celui qui, à force d'art et de science, fait, comme on le dit, vivre le malade avec son ennemi, ne guérit pas le malade. Cette gloire n'appartient qu'à celui dont le traitement rétablit l'harmonie de toutes les fonctions, sans assujettir le patient à la présence continue de ces maladies artificielles auxquelles la méthode dérivative fait un si fréquent appel.

Oui, le médecin qui guérit est celui qui rétablit l'harmonie physiologique précédemment désaccordée ; et qui, la guérison une fois obtenue, ne brise aucun des rapports du malade avec le milieu qui l'entoure. Voilà la guérison véritable, et l'homœopathie l'obtient dans les limites que je vous ai indiquées.

Il s'agit maintenant de nous rendre raison de ce que nous avons constaté, c'est-à-dire d'éclairer le fait des lumières de la théorie, et d'expliquer chacun des termes du principe général en produisant de nouveaux faits.

Nous disons, messieurs, que toute maladie résulte d'une désharmonie de fonctions ; que cette dernière se manifeste par trois ordres de lésions que j'ai appelés lésions de sensation, de texture et d'action. Nous ajoutons que l'organisme humain est doué d'une énergie qui, pour être indéfinissable, n'en existe pas moins, et qu'à son aide il tend à l'harmonie, c'est-à-dire à la guérison. Nous disons, en outre, que tout médicament est doué d'une action qui lui est propre, qu'il faut avoir constatée préalablement à tout usage dans la cure des maladies, et qu'une fois les propriétés médicatrices reconnues, il n'y a plus qu'à savoir si le médecin doit corriger l'organisme en le contrariant ou en l'imitant.

Voilà toute la question entre vous et nous ; elle en soulève beaucoup d'autres que j'indiquerai avant de les examiner. Et d'abord, que faut-il entendre par l'*énergie vitale* dont j'ai parlé ? Est-elle *cause*, est-elle *effet*? Pour laquelle de ces deux hypothèses l'observation physiologique et l'observation pathologique se prononcent-elles? Quelle est la tendance de l'énergie vitale, et quels efforts l'art doit-il déployer pour la favoriser ou la ramener à son type naturel lorsqu'elle en dévie ?

Si les médicamens jouissent de cette dernière propriété, comment la manifestent-ils? Quelles raisons physiologiques doivent nous conduire à préférer la méthode qui, dans le cas de maladie, invite à imiter la nature, à la méthode qui s'efforce de la contrarier ?

Ce sont là, messieurs, les différens points de vue sous lesquels peut être envisagée la belle et large conception du *dynamisme vital* professée par Hahnemann, conception qui n'est pas absolument nouvelle dans la science ; car toutes les écoles vitalistes et spiritualistes du passé l'adoptèrent, jusqu'à Haller, qui le premier sut rester vitaliste sans tomber dans les égaremens des médecins spiritualistes. Cependant Hahnemann a le mérite incontestable de lui avoir imprimé une forme nouvelle, essentiellement pratique ; et si , dans l'énoncé , il semble incliner encore vers le dualisme des écoles théologiques et métaphysiques qui adoptèrent le dogme chrétien, ce n'est chez lui qu'une réaction bien légitime et bien excusable contre les prétentions vaniteuses et exagérées des écoles purement matérialistes.

Nous ne sommes plus au temps où on voulait ramener la vie humaine aux conditions générales de la matière inorganique , faisant à celle-ci les honneurs des facultés dont nous sommes doués. En physiologie, et depuis Haller, les hypothèses des écoles physico-chimiques et mathématiques sont ruinées sans retour, et celles des écoles spiritualistes le sont également.

C'est ici le cas de vous rappeler ce que je vous disais dans l'une de mes précédentes leçons sur la tendance philosophique de notre époque , tendance à laquelle les sciences obéissent quelquefois à leur insu (1). Aujourd'hui, en effet, personne ne conteste que la science doive abandonner à jamais la question très-profonde mais absolument inabordable de l'*essentialité* des choses, pour concentrer ses recherches dans l'étude des moyens de manifestation et des lois qui les régissent. Affirmer avec les matérialistes que la vie humaine puisse être ramenée aux conditions générales de la matière, et que ses phénomènes puissent être expliqués par les lois de cette dernière , c'est porter une conclusion que ne justifient ni une logique rigoureuse ni l'observation consciencieuse des faits. C'est

(1) Deuxième leçon sur l'histoire de la médecine.

au surplus faire un simple jeu de mots, s'arrêter à une
équivoque.

Aux yeux du savant, que peuvent signifier les mots matière et esprit? Absolument rien autre chose que l'inconnu
dans un être, dans un corps ou dans un phénomène.
Qui donc a jamais pu observer un corps dépourvu de
propriétés ou un esprit qui n'a pas de corps? Personne
assurément. Or, les propriétés ou les forces des corps ma-
tériels constituent la vie du corps; elles en sont la partie
spirituelle, celle que les sens peuvent saisir, au même
titre que ces derniers perçoivent une manifestation intellectuelle, sans qu'on puisse cependant expliquer les uns
et les autres par les lois de la gravitation et de l'impéné-
trabilité ou par les affinités chimiques.

Ne nous abusons point, messieurs. S'il est sage de nous
affranchir des hypothèses aventureuses de la métaphysique
spiritualiste, il ne l'est pas moins de briser les fers des
doctrines matérialistes; car celles-ci nous éloignent autant
que les autres de la seule et unique voie scientifique. Ceux
qui affirment la matière, substituent une entité à une
autre entité, une hypothèse à une autre hypothèse, ou
ils n'expriment qu'un mot sans valeur réelle, et alors il
est inutile de vanter la profondeur de leur savoir, la rigueur de leur méthode.

Or, lorsqu'on essaie de ramener la vie humaine aux lois
physiques et chimiques connues, on tente l'impossible;
car depuis le simple phénomène de l'absorption cutanée
jusqu'aux actions cérébrales les plus compliquées, il
n'est pas un seul de nos actes que ces lois expliquent d'une

manière satisfaisante , pas plus qu'il n'est une seule maladie , depuis la plus légère indisposition jusqu'à l'épidémie la plus meurtrière, qui emprunte des lumières aux
sciences que j'ai citées , de même que la thérapeutique ne
leur est redevable d'aucun secours.

Ce ne serait donc pas sans raison que Hahnemann aurait fait une réaction contre la tendance matérialiste des
écoles médicales modernes, si cette réaction se fût bornée
à la négation de leurs prétentions exagérées ; mais il a été
plus loin. A en croire plusieurs passages de ses écrits, publiés aux différentes époques de sa carrière, il aurait affirmé que l'organisme humain est doué d'une force auto-
cratique spirituelle de sa nature. C'est ainsi qu'il a dit :
« L'organisme matériel, supposé sans force vitale, ne
» peut ni sentir, ni agir, ni rien faire pour sa propre con-
» servation. C'est à l'être immatériel seul qui l'anime dans
» l'état de santé et de maladie qu'il doit le sentiment et
» l'accomplissement de ses fonctions vitales,

» Quand l'homme tombe malade, continue Hahnemann,
» cette force spirituelle, active par elle-même et partout
» présente dans le corps, est au premier abord la seule qui
» ressente l'influence dynamique de l'agent hostile à la
» vie, etc. » Et plus loin : «Il n'y a que la force vitale dés-
» accordée qui produise les maladies (1). »

Il semblerait donc, d'après ces passages, que Hahnemann devrait être rattaché aux vitalistes spiritualistes qui,

______

(1) *Organon de l'art de guérir*, trad. de M. Jourdan, 2ᵉ édition, p. 116 et 117, § 10 et 11.

à l'exemple de Barthez , ont constamment admis dans l'homme un dualisme essentiel et radical. Cependant il est permis de croire que le fondateur de la doctrine homœopathique , plus occupé de la partie pratique de son système que de la partie spéculative , ne s'est abandonné à une affirmation aussi positive que par réaction , comme je le disais , contre les doctrines purement matérialistes de ses adversaires.

En effet, dans un de ses écrits publiés en 1808 , venant à examiner la *valeur des systèmes en médecine* , l'occasion se représenta d'exprimer son opinion sur la question du *dynamisme vital.* Ce fut alors que Hahnemann dit : « Ce » qui unit les parties vivantes du corps humain de manière » à en faire un si admirable organisme , ce qui les déter- » mine à se comporter d'une manière si directement con-- » traire à leur primitive nature physique ou chimique, ce » qui les anime et les pousse à de si surprenantes actions » automatiques , *cette force fondamentale enfin ne peut* » *point n'être représentée comme un être à part.* On ne fait » que l'entrevoir de loin ; mais elle échappe à toutes nos » investigations , à toutes nos perceptions. Nul mortel ne » connaît le *substratum* de la vitalité ou la disposition *à* » *priori* de l'organisme vivant. Nul mortel ne peut approfon- » dir un pareil sujet, ni seulement en décrire l'ombre. » Qu'elles parlent en prose ou en vers , les langues hu- » maines n'expriment à cet égard que des chimères ou » des galimatias. . . . .

» Par conséquent , tout ce que le médecin peut savoir

» de son objet, l'organisme vivant, tout ce qu'il a besoin
» d'en savoir, se borne à ce que les sages d'entre nous, un
» Haller, un Blumenbach, un Wrisberg, ont entendu sous
» le nom de physiologie, et ce qu'on pourrait appeler bio-
» logie expérimentale, c'est-à-dire aux phénomènes appré-
» ciables, pour nos sens, du corps humain en santé, consi-
» dérés isolément et dans leurs connexions. L'impossible,
» c'est-à-dire le comment ces phénomènes ont lieu, est
» totalement exclu du cercle de nos connaissances néces-
» saires en physiologie (1). »

Je conclus, d'après ces citations, que l'opinion de
Hahnemann n'est pas aussi explicite qu'on pourrait le
croire en se bornant à la lecture des passages de l'*Organon* que j'ai rappelés ; et pour ceux qui seraient tentés d'y voir une contradiction du moins apparente, je les
inviterais à se rappeler combien il est difficile, lorsqu'on s'élève à des considérations de cette nature, de s'affranchir complétement des habitudes d'éducation qu'on a
reçues, et de mettre un parfait accord entre ses convictions
scientifiques et ses croyances morales. Il n'est pas un
homme de génie qui n'ait ainsi payé tribut à la faiblesse
humaine. C'est Bacon, l'ennemi juré des hypothèses, qui
cependant croit encore à l'alchimie et à l'astrologie judiciaire ; et dans un ordre inférieur et dans un temps bien
autrement rapproché du nôtre, c'est Bichat qui se jette
dans le tourbillon des propriétés vitales, et M. Broussais

______

(1) *Organon*, pag. 461, opuscule intitulé : *Valeur des systèmes en médecine.*

lui-même qui tombe dans des contradictions bien moins excusables à propos de l'*irritation*.

Comment, d'ailleurs, une âme aussi profondément religieuse que celle de Hahnemann n'aurait-elle pas laissé transpirer dans ses doctrines quelques unes des espérances qu'elle nourrit, espérances qui l'ont soutenu au milieu des agitations de sa carrière, espérances qui l'ont consolé des mauvais jours qu'il a traversé, et qui ennoblissent ses vieux jours?

Mais je m'empresse de le reconnaître : si nul au monde n'a droit de demander compte à un homme de sa foi tant qu'il l'exprime sous cette forme, du moment où il essaie de la faire descendre dans la science, la liberté d'examen commence ; et elle commence alors, parce que personne ne peut introduire dans le monde une opinion, une croyance ou une espérance, sans que celle-ci n'entraîne à des conséquences heureuses ou funestes.

Or, la question du spiritualisme et du matérialisme doit à jamais être écartée de la science, par cela seul qu'elle échappe à l'observation. Jamais on n'a vu une force qui n'ait pas de forme, et la forme d'une force c'est son corps. Jamais non plus on n'a vu de corps qui ne soit animé d'une force et obéisse à d'autres forces qui lui sont extérieures. Il y a donc entre l'esprit et le corps, et la force et le corps, une union tellement indissoluble, qu'il n'est permis de séparer l'un de l'autre que par voie d'abstraction et pour la facilité du raisonnement.

Identifier l'une à l'autre la force et le corps, la partie spirituelle et la partie matérielle de notre être, ce n'est

point, messieurs, consentir à dépoétiser la vie humaine,
ni tomber dans la désespérante sécheresse du matérialisme,
non plus qu'autoriser les conclusions extravagantes de
ceux qui ont chanté la matière au siècle dernier. C'est
tout simplement se tenir dans les limites de la vérité, de
l'observation et de l'application. Que la vie humaine, considérée en elle-même, soit ou ne soit pas spirituelle, cela
ne prouve rien ni pour ni contre sa perpétuité. L'homme
se sait et se sent doué de personnalité. Au milieu des variations qu'il subit dans le cours de son existence, il se
sent toujours identique à lui-même, et cette identité est
le symbole irrécusable de sa perpétuité. Si donc la
science ne peut qu'être entravée dans ses progrès par la
double hypothèse du spiritualisme et du matérialisme, la
morale et la religion se trouvent également désintéressées
dans cette question.

J'ai voulu, messieurs, dire quelques mots de la question
métaphysique que soulève la théorie du *dynamisme vital*, afin de ne pas sembler reculer devant une difficulté
qui a fait biaiser l'intelligence de bien des savans, et afin
que nous pussions mieux poursuivre les conséquences
de cette opinion métaphysique à travers les doctrines médicales.

A notre époque, comme en tous les temps, les écoles
physiologiques se trouvent partagées entre deux hypothèses que j'ai rappelées. L'une, actuellement représentée
par la *doctrine physiologique*, suppose que la vie humaine est le produit ou la résultante de la vie spéciale de
chaque organe, et que surtout elle est entretenue par l'ac-

tion constamment stimulante des modificateurs externes.
L'autre, représentée par l'*école italienne*, suppose que la
vie de chaque organe est l'expression diversifiée de l'*unité
vitale*. Dans la première de ces hypothèses, l'unité vitale
n'est qu'un *effet* ou un produit, la somme des vitalités
partielles départies à chaque organe ou à chaque appareil.
Dans la seconde, la vie se présente à titre de *cause* ; mais,
je le répète, d'une cause qui s'exprime diversement selon
les lieux, c'est-à-dire selon les organes par lesquels elle se
traduit.

Si nous poursuivons chacune de ces hypothèses jusqu'en ses dernières conséquences, voici ce que nous voyons.
Pour la *doctrine physiologique*, toute maladie sera locale
à son origine (1), et toute thérapeutique devra s'attaquer
à l'organe supposé primitivement lésé. C'est, en effet, le but
avoué de l'école française, quel que soit son plus ou moins
de rapport avec les doctrines de M. Broussais ; et les
moyens qu'elle emploie sont en rapport direct avec la fin
qu'elle se propose. Les saignées, les sangsues, les ven-
touses, les exutoires appliqués à la peau, les applications
topiques de tout genre constituent les armes principales
de sa thérapeutique, c'est-à-dire qu'elle agit surtout du

(1) Broussais, *Comment. des propositions de pathologie*, t. I,
p. 6 à 21. — « Il n'y a ni exaltation, ni diminution générales et
» uniformes de la vitalité des organes. » Prop. LXXII. — « L'exal-
» tation commence toujours par un système organique, et se
» communique à d'autres, soit dans le même appareil, soit ail-
» leurs. » Prop. LXXIII.

dehors au dedans, tandis que l'école opposée agit du dedans au dehors. C'est que pour Rasori et ses sectateurs,
l'unité vitale faisant fonction de cause, toute maladie est
supposée générale dans son origine, et ne se localise que
subséquemment. De là vient que la modification pathologique qui la constitue est appelée *diathèse*, que c'est à
cette dernière que l'école italienne s'adresse, que c'est elle
qu'elle se propose de modifier, abandonnant à la puissance
de l'organisme le soin de réfléchir la modification obtenue
sur les organes qui étaient l'expression locale de la maladie. Aussi, l'école italienne diffère-t-elle de l'école française autant dans les moyens qu'elle emploie que dans le
but qu'elle se propose. Les applications topiques, les évacuations sanguines, les exutoires, et en général les moyens
appliqués à la peau, jouissent de peu de faveur à ses yeux.
Elle cherche surtout ses moyens de guérison dans la *matière médicale*, et toujours elle agit par voie d'intus-susception, c'est-à-dire de dedans en dehors.

Faisant donc abstraction de la question toute métaphysique de la spiritualité ou de la matérialité, voici,
cependant, à quelles conséquences opposées conduit la
manière différente de concevoir la vie, soit qu'on l'envisage comme *cause*, soit qu'on la considère comme *effet*.

Le matérialisme physiologique conduit nécessairement
à attribuer toute l'activité vitale à l'action des modificateurs externes, à croire que l'homme puise surtout au
dehors de lui-même l'énergie qui est en lui et à méconnaître
cette énergie elle-même. Il confond la vie avec ses moyens;
comme si la digestion et l'aliment, je suppose, étaient

une seule et même chose. *L'idéalisme physiologique* (1) méconnaît à son tour l'action des modificateurs externes, et ne comprend pas toute la puissance de ces derniers dans la production et l'entretien des maladies.

En serions-nous réduits, messieurs, à la triste alternative de faire un choix entre deux directions contraires, et par cela même erronées? ou mieux, n'est-il pas plus scientifique de chercher à concilier deux hypothèses qui ne sont fausses que par leur exagération?

Il est de fait que l'homme est une activité, en contact permanent et constamment réactionnée par une autre activité, le monde extérieur; que tout le secret de la physiologie consiste à comprendre le rapport de ces deux termes, et que par conséquent attribuer ou dénier aux modificateurs externes toute activité, c'est tomber dans une erreur également dangereuse.

Mais là n'est pas encore le point pratique de la difficulté. Ce qui sépare à jamais les *dynamistes* des *organiciens*, c'est la manière dont chacun d'eux conçoit la production et l'entretien de la vie à l'état physiologique, la production de la maladie et le mode d'action des modificateurs

(1) Je préfère l'expression *idéalisme physiologique* à celles de *dynamisme*, de *vitalisme* et de *spiritualisme*, qui expriment des écoles diverses, qui ne sont que des nuances affaiblies d'une même conception, les différentes transformations d'une même hypothèse; nuances et transformations qui se trouvent toutes comprises dans cette expression plus générale : *Idéalisme physiologique.*

thérapeutiques. Chacun de ces termes se lie aux autres, à ce point que l'un d'eux étant résolu, les autres le sont implicitement.

Mettons donc hors de cause tout ce qui se rapporte à l'essentialité de la vie humaine, étudions-la dans ses conditions d'existence.

Sans doute, un mystère profond enveloppe encore et enveloppera toujours le fait de génération des êtres ; mais les conditions sous lesquelles il se produit nous sont connues, et c'est là tout ce qui nous importe. S'il est possible de ramener la génération à cette formule, l'imprégnation d'un germe par une liqueur fécondante, encore faut-il reconnaître qu'en s'exprimant ainsi, on constate l'activité du germe et l'activité du modificateur externe qui le porte à se développer. Une fois le mouvement vital imprimé à un germe, que se passe-t-il ? Il se développe par un double mouvement alternatif et opposé, l'un d'assimilation ou d'appropriation de substances qui lui étaient étrangères, et l'autre d'irradiation, d'expansion, en d'autres termes, de développement. Dans ces deux cas, c'est l'organisme tout entier qui entre en activité, et comme résultat il se trouve modifié, non dans l'une ou l'autre de ses parties, mais dans sa totalité.

C'est cette action unitaire de l'organisme physiologique qui est le caractère essentiel de la théorie du dynamisme vital ; c'est elle, qu'avant tout, il faut comprendre.

Sous quelque point de vue que vous envisagiez la vie physiologique, dites si le moindre changement dans ses conditions d'existence ne la modifie pas aussi bien dans sen ensemble que dans ses parties? Vous occuperez-vous des variations atmosphériques et tellurgiques? Vous savez très-bien qu'elles ne se bornent point à réchauffer ou refroidir la peau, mais que sous l'influence d'un simple changement de température, nous sommes modifiés dans toutes nos fonctions, voire même dans l'énergie relative de nos aptitudes intellectuelles et morales. Oui, messieurs, notre état intellectuel et affectif n'échappe point à ces influences, qui sont plus ou moins prononcées en raison du plus ou moins de susceptibilité des sujets. Etudierez-vous, au contraire, l'action des passions sur l'homme? Le résultat sera le même. Vous ne direz point avec le fondateur de la doctrine physiologique que toute passion vient se réfléchir sur le centre épigastrique; mais que si elle est durable, elle modifie et altère l'organisme dans sa totalité; et que si elle est vive, son action se trahit par les agitations dont elle le tourmente, ou par le bienêtre qu'elle répand sur lui. De même, quant aux alimens. N'allez pas croire, en effet, que l'estomac soit seul modifié primitivement, dans le travail de la digestion, parce que c'est sur lui que les substances alimentaires sont avant tout déposées. Il vous suffirait d'observer ce qui se passe en vous, dans l'acte de l'alimentation, pour apercevoir qu'un moment presque indivisible sépare l'ingestion des alimens du sentiment de bien-être général qui en est la suite. De même encore dans l'acte génital. Les sensations qui l'accompagnent, le ravissement qu'il procure, se bornent-ils au système organique plus spécialement affecté à l'accomplissement de cet acte? Vraiment non.

Eh bien ! messieurs, ce qui est vrai de l'état physiologique, l'est aussi de l'état pathologique. Les influences morbifiques qui agissent sur nous, ne bornent point leur action à l'organe ou à l'appareil organique plus particulièrement affecté. Sans doute, chacune des influences qui deviennent autant de causes de maladies, agissent par une sorte *d'affinité élective*, ou si mieux aimez, de spécificité en vertu de laquelle elles portent leur action sur un organe, de préférence à tout autre. C'est le cas des *maladies miasmatiques*, comme la *gale*, la *syphilis* et la *sycose*, c'est également le cas pour les *maladies médicinales et les maladies épidémiques;* les *maladies aiguës* elles-mêmes n'échappent point à cette loi.

Vous savez qu'une passion profonde engendrera des maladies aiguës ou chroniques du cerveau, de l'estomac, et du foie, selon qu'elle sera triste et long-temps prolongée, ardente et instantanée, ou qu'elle portera à l'accablement. Vous savez aussi qu'un accès de peur modifiera plus spécialement le système nerveux, et fera naître des épilepsies; qu'un amour contrarié produira l'hypochondrie, et plus souvent l'aliénation mentale, etc. Voilà pour la spécificité des causes morales.

Vous savez aussi que les écarts de régime donnent spécialement naissance aux maladies du tube digestif, que des variations atmosphériques portent leur action sur l'appareil pulmonaire, etc., etc. Ainsi des autres influences morbifiques pour les appareils organiques avec lesquels elles sont en rapport de fonctions.

Mais quelles que soient la vérité et l'étendue de cette affinité élective, la maladie n'épuise point son action sur le lieu où elle semble avoir choisi son siége. Loin de là. Avant qu'elle se localise d'une manière appréciable, il s'écoule un temps variable, quant à sa durée, pendant lequel le malade éprouve un malaise général et indéfinissable, et pendant lequel toutes les fonctions sont altérées du plus au moins, bien que leur trouble ne soit pas toujours assez nettement tranché pour qu'on puisse le définir. C'est le moment de l'invasion, comme disent les anciens pathologistes ; c'est, dirons-nous, l'époque d'*incubation*.

A quelque classe de maladie que vous vous adressiez, toujours vous le rencontrerez. Prenez les maladies aiguës, celles qui sont les plus fréquentes, les mieux connues et les plus facilement curables, à votre point de vue ; le coryza, la bronchite, l'ophthalmie, la gastrite, vous verrez alors qu'avant l'écoulement purulent du mucus nasal et même le simple enchifrenement, vous aurez de la céphalalgie, de la courbature dans tous les membres, qu'il y aura de l'inappétence, que les sécrétions seront modifiées ; que la respiration sera plus courte, que vous aurez moins d'aptitude intellectuelle, que la peau sera plus froide et plus sèche ; et ce ne sera qu'au bout de quelques heures que des symptômes de coryza le plus souvent accompagnés de pharyngite et d'amygdalite plus ou moins légère se présenteront. La maladie parcourt-elle ses périodes ? Tous les symptômes appelés généraux s'effacent graduellement en même temps que les symptômes locaux acquièrent plus d'intensité, jusqu'à ce que la décroissance de ces derniers annonce le retour à la santé. De même, dans

la bronchite, des symptômes généraux, inutiles à relater,
sont observés par le malade, avant que la toux, signe pa-
thognomonique de la bronchite, apparaisse.

Ce qui est vrai des maladies aiguës, l'est aussi des maladies *miasmatiques* ou *chroniques*. S'agit-il de la syphilis? Vous savez qu'il s'écoule toujours un intervalle de plusieurs jours entre l'infection du malade et l'apparition
d'un écoulement blennorrhagique ou d'un ou plusieurs ulcères. Pendant ce temps, vous observez une excitation
plus grande des organes génitaux, une sécrétion urinaire
plus abondante, un trouble plus ou moins marqué des
fonctions digestives, etc., etc., etc., en un mot, tous les
symptômes dès long-temps reconnus des pathologistes. Et
cependant il n'y a encore ni écoulement ni ulcération.
Comment donc se ferait-il qu'une maladie qui n'existe pas
encore pût être le point de départ de troubles fonctionnels si variés, tandis que ces troubles se dissipent au contraire à mesure que la maladie se localise ?

La loi devient plus obscure pour les maladies auxquelles vous avez réservé l'épithète de *chroniques*. Car vous
n'admettez point que la *gale* étudiée dans son état primitif soit une affection de cet ordre, et la sycose vous est
imparfaitement connue. Mais les maladies chroniques, à
la manière dont vous les comprenez, ne sont jamais *primitives*, toujours elles se présentent à nous comme la
transformation d'un état antérieur. Ne vous étonnez donc
point alors de ne pas rencontrer les phénomènes de l'incubation. Puis, observez avec soin les maladies chroniques,
et dites si les symptômes locaux qu'elles présentent con-

stituent autre chose qu'un trait saillant d'un tableau général !

Dans les maladies épidémiques, le caractère dynamique est encore plus prononcé. Vous avez vu dans le choléra asiatique les phénomènes précurseurs par lesquels il s'annonçait. Les prodromes de la variole, de la rougeole et de la scarlatine sont également incontestables pour vous. Comment donc, en présence d'une masse de faits aussi imposante, pourriez-vous encore soutenir, avec l'école physiologique, que toute maladie est locale à son origine ?

Si la vie humaine est une, et indécomposable, si les modificateurs hygiéniques agissent aussi bien sur l'ensemble de l'organisation que sur un ou plusieurs de ses points pris en particulier, si les influences morbifiques la modifient également dans sa totalité, la thérapeutique devra-t-elle s'adresser au point plus particulièrement affecté ou à l'ensemble de l'organisme ?

La réponse se déduit facilement de ce qui précède. Ceux qui croient toute maladie locale à son origine l'ont attaquée localement. Les partisans de la diathèse se sont adressés à la diathèse elle-même, et ont négligé l'état local. Comme je l'ai dit, les uns et les autres se sont trompés. Ils se sont trompés, en ce que toute maladie est à la fois générale et locale, et que par conséquent tout traitement doit répondre à ces deux indications.

Comment Hahnemann satisfait-il à cette double exigence ? Il y satisfait de deux manières : 1° par le mode d'administration des médicamens ; 2° en ce qu'il veut que chaque médicament soit en rapport direct, d'une part, avec l'état diathésique de la maladie, d'autre part, avec son état local.

Chaque médicament homœopathique est administré intérieurement, c'est-à-dire qu'il est mis dans les conditions les plus favorables pour agir dynamiquement, et par là nous entendons pour modifier l'ensemble de l'organisation. Ce n'est jamais à l'organe plus spécialement affecté que nous nous adressons, mais à l'homme tout entier, et nos médicamens lui sont administrés de telle façon, qu'ils agissent à la manière dont la vie humaine se produit, c'est-à-dire de dedans en deors ou par voie d'intus-susception.

Mais l'action que nous déterminons est à la fois générale et locale, et ceci est une conséquence de la loi du *dynamisme*, qui, elle-même, exprime la manière dont l'homœopathiste conçoit la vie. De plus, cette double modification générale et locale que nous essayons de déterminer, n'est homœopathique qu'autant qu'elle est en rapport harmonique avec 1° le caractère général ou diathésique de la maladie; 2° l'universalité des symptômes locaux par lesquels la maladie se manifeste; 3° la cause occasionelle qui l'a produite. Ce sont là, messieurs, les caractères essentiels de la spécificité.

Le caractère général ou diathésique d'une maladie ne peut se confondre ni avec les symptômes ni avec la cause de la maladie elle-même. Les influences morbifiques extérieures et l'action soit des miasmes aigus dans les maladies aiguës, soit des miasmes chroniques dans les maladies de ce nom, voilà les trois causes générales de toute maladie. Le tableau général des symptômes locaux et généraux, variable selon les individus dans une maladie de même ordre, répond au second point ; et enfin, il est dans toute maladie une physionomie particulière reconnue déjà des anciens pathologistes, qui fait que des maladies très-différentes offrent cependant un air de famille. C'est là le caractère diathésique dont je parle. C'est la diathèse morbide qui fait qu'à certaines époques toutes les maladies offrent une sorte de caractère commun. Qu'elles sont, comme le disaient les anciens, *sthéniques*, ou *asthéniques*. On lui doit aussi d'imprimer aux affections très-diverses qui se développent sous l'empire d'une constitution épidémique, un cachet particulier. Car, messieurs, la grande question des constitutions médicales, si négligée de nos jours, a cependant un fondement de vérité dont nous aurons souvent à faire usage.

Mais, messieurs, si la vie est une, quoique multiple dans ses moyens de manifestation, son développement ne s'opère qu'autant qu'elle est placée dans un milieu convenable qui la réactionne, et contre lequel elle réagit. On a déjà dit, que donner et recevoir était le secret de toute existence morale. On peut dire aussi que l'action et la réaction sont les deux expressions les plus élevées de toute vie physiologique.

Est-on fondé, je vous le demande, à considérer l'action primitive des modificateurs externes comme étant de toute nécessité une action de stimulation, ainsi que l'ont

voulu l'école italienne et l'école française? A moins d'abuser des mots, il est impossible.de soutenir cette thèse.
Tant que l'action des modificateurs externes est en rapport harmonique avec les besoins de notre économie, il
n'y a là ni stimulation, ni affaiblissement, c'est tout simplement l'action vitale que tout le monde sent et que nul
ne peut définir. Du moment où la désharmonie se pro-
nonce, si vous observez des phénomènes d'irritation dans
certains organes et dans quelques fonctions, d'autres organes et d'autres fonctions vous offrent des phénomènes opposés; et pour nous, qui n'isolons rien dans le tableau
d'une maladie, mais qui tenons compte de tout, les uns
et les autres nous sont également précieux. Or, dénommer une maladie par les phénomènes d'irritation qu'elle
présente, c'est en donner une idée abstraite, autrement
dit incomplète.

L'idée la plus générale qu'on puisse se faire d'un état
morbide, c'est évidemment de le considérer comme le résultat d'une action extérieure exercée sur l'organisme vivant, et les troubles que l'organisme manifeste sont l'expression des efforts qu'il fait pour réagir contre l'impres-
sion des influences morbifiques.

Car tout, dans le monde, tend à la conservation et
au développement, et, sous ce rapport, le corps humain ne fait point exception à la loi générale. C'est la
conviction de Hahnemann, et si cette idée n'est pas absolument neuve dans la science, elle tire son caractère
d'originalité des conséquences pratiques que l'auteur a su
en déduire.

En effet, le secret de toute guérison consiste, dans cette supposition, à favoriser la réaction de l'organisme contre la maladie qui l'opprime. Parviendrez-vous à ce résultat, en détruisant l'irritation dans les organes que vous supposez irrités, ou en relevant le ton des organes que vous supposez affaiblis?

Si, comme on le pense généralement, l'action des modificateurs externes était purement locale, ce résultat serait concevable; mais, comme nous savons que tout modificateur externe agit sur l'organisme entier, qu'il n'est point d'excitant ni de débilitant jouissant du privilége de localisation qu'on lui attribue, force nous est d'en conclure que nous devons chercher les moyens qui peuvent à la fois, et en même temps, modérer l'excitation des organes qui vivent en plus, et relever le ton de ceux qui vivent en moins.

Arrivera-t-on au but, en se proposant de contrarier ou d'imiter la nature? Là, messieurs, est toute la question médicale; là aussi se trouve toute l'homœopathie.

La vie humaine, ai-je dit, se compose de deux phénomènes très-généraux, alternatifs et opposés, l'un primitif ou d'action, l'autre secondaire ou de réaction. Lors donc qu'une influence morbifique vient à frapper dynamiquement l'organisme, son action primitive déprime ce dernier, qui bientôt réagit contre elle. Et la lutte qui s'établit entre l'influence morbifique, d'une part, et l'activité vitale de l'autre, les désordres par lesquels cette lutte se manifeste, voilà la maladie.

Dans l'hypothèse où il faudrait admettre que toute ma-

ladie doit être combattue par voie de contrariété ou d'opposition, vous choisirez des moyens thérapeutiques dont
l'action primitive sera en raison inverse de la maladie, et
dont l'action secondaire (la seule qui soit curative, ainsi
que Hahnemann nous l'enseigne) sera en raison directe de
la maladie elle-même. D'où résulte que, dans cette hypothèse, qui, malheureusement, a été une réalité, vous fi-
niriez par ajouter à la maladie au lieu de la guérir. C'est
ce qui arrive le plus souvent dans le traitement des maladies chroniques, lorsque, rebutés par l'insuccès des
moyens que vous appelez rationnels, vous faites usage des
moyens empiriques, qui tous jouissent d'une action palliative, c'est-à-dire d'un effet qui soulage dans le premier
moment, et finit toujours par ajouter à la maladie et
précipiter son issue fatale.

Comme vous pouvez l'entrevoir, messieurs, la loi de
spécificité ou d'*appropriation*, base fondamentale de la médecine homœopathique, si largement justifiée par l'expérience, lorsque cette dernière est faite avec conscience et
bonne foi, jouit encore du privilége d'être plus rationnelle
que la loi qu'on lui oppose. Qui voudrait la nier devrait,
avant tout, révoquer en doute le double phénomène
d'action et de réaction qui nous paraît le caractère
indestructible et fondamental de la vie, celui sans lequel
la santé et la maladie, la conservation de la santé et la
guérison des maladies ne peuvent être comprises. Nous
attendrons qu'une semblable négation soit essayée, et, je
vous l'avoue, je serais curieux que quelqu'un osât l'entreprendre. Mais, à vous parler franchement, j'éprouve peu

de crainte à cet égard. C'est pourquoi je me demande comment il se pourrait qu'en admettant les prémisses, quelqu'un fût assez irréfléchi pour nier les conséquences ; c'est pourquoi, encore, je prie nos adversaires de s'élever jusqu'à la théorie du dynamisme vital avant de nier la loi de spécificité.

———

NOTE.

La leçon terminée, la conférence a été ouverte, et un auditeur, qui, depuis, s'est nommé dans les journaux, a proposé la question qui suit :

Selon lui, la doctrine homœopathique serait entièrement justifiée, si les médecins qui la défendent et l'exercent consentaient à l'expérience suivante :

Un ou plusieurs médicamens choisis parmi ceux dont la symptomatologie a été donnée dans la *Matière médicale pure* de Hahnemann, préparés par M. Guibourt ou par tout autre pharmacien, au choix des homœopathistes, serait administré à un sujet reconnu propre à l'expérimentation pure. Le nombre de globules serait déterminé par les homœopathistes eux-mêmes aux jours qu'ils indiqueraient, et, dans le cas où il n'y aurait point d'effet produit, l'expérience serait répétée aussi long-temps que les homœopathistes le jugeraient nécessaire. Les médicamens administrés ne seraient connus que du pharmacien qui les aurait préparés, et ils seraient remis dans mes

11

mains soigneusement cachetés. Si, en s'entourant de toutes ces précautions, j'arrivais à reconnaître le médicament
administré et à le dénommer, l'auteur de la proposition
s'avouait convaincu.

Une longue discussion s'engagea sur ce point, j'en re-
tracerai les traits principaux :

1° Je fis d'abord remarquer qu'il n'appartenait point à
nos adversaires de nous tracer les conditions de l'expérience ; qu'ils devaient au contraire accepter sans discussion celles que nous indiquions, sauf à en discuter ultérieurement la valeur ;

2° Que la *Matière médicale* offrant plusieurs centaines
de symptômes pour chaque médicament, et que la symptomatologie d'un agent thérapeutique étant la moyenne
d'une foule d'expériences faites sur des individus d'âge
et de sexe différens, placés dans des conditions hygiéniques et physiologiques également différentes, il y
avait impossibilité de reconnaître un médicament à quelques symptômes isolés ;

3° Que, parmi les symptômes dont il s'agit, il en est
de communs à plusieurs médicamens à la fois, et d'autres
qui sont caractéristiques d'un médicament pris en particulier ; qu'ainsi, la difficulté s'accroît encore, puisqu'il serait possible qu'agissant sur un petit nombre d'individus
et pendant un espace de temps relativement court, j'eusse
surtout affaire à des symptômes communs.

4° J'ajoutai qu'une semblable proposition ne pouvait
être inspirée que par le défaut de connaissance de l'homœopathie, et que je croyais nécessaire, avant d'aller

plus loin, de consacrer une leçon à l'expérimentation pure.

Mon interlocuteur insista, et me répondit qu'il ne s'agissait pour lui que d'avoir un ou deux symptômes qui permissent de reconnaître le médicament employé.

Je lui répondis qu'il me faisait beau jeu ; mais, sous la réserve que le nom du médicament nous serait connu à l'avance, et que nous pourrions confronter les résultats obtenus avec ceux qui sont consignés dans la *Matière médicale*. Mais, puisqu'on me demandait des expérimentations pures, j'annonçai que je ne voulais point m'y livrer sans avoir préalablement *institué l'expérience*, c'est-à-dire tracé les conditions que, sur les traces de Hahnemann, j'imposais à l'expérience elle-même. On verra dans la prochaine leçon les suites de cet incident.

LEÇONS

DE MÉDECINE

HOMŒOPATHIQUE.

6e LEÇON. — 2 mars 1835.

SOMMAIRE.

SUJET DE LA LEÇON. — Institution de l'expérimentation pure. — Tout médicament jouit d'une action absolue sur l'organisme. — Cette action peut être favorisée ou contrariée par les circonstances physiologiques et hygiéniques où se trouve le sujet soumis à l'expérience. — Instituer l'expérience, c'est indiquer ces circonstances. — Rapport qui unit l'expérimentation pure à l'observation clinique. — Indication des circonstances favorables au développement de l'action d'un médicament. — Indication des circonstances défavorables au développement de cette action. — Mode d'administration des médicamens dans l'expérimentation pure. — Devais-je accepter la proposition qui m'a été faite? — Note.

Messieurs,

J'ai peu de mots à vous adresser aujourd'hui pour vous

introduire au sujet de cette leçon. Vous avez désiré instituer une série d'expérimentations pures dans le but de
vous convaincre de l'efficacité ou de la non-efficacité des
médicamens homœopathiques, et surtout dans l'intention
de constater par le fait l'action des petites doses. La discussion qui s'est élevée m'a confirmé dans l'opinion que
déjà je vous ai exprimée, à savoir, que les doses infinitésimales vous préoccupaient, avant tout, et qu'elles vous
apparaissaient comme le fait dominant de la doctrine homœopathique.

Il n'en va point ainsi.

S'il est vrai, qu'à certains égards, l'action d'un corps en
général, et en particulier l'action d'un médicament soit
en raison directe de sa masse, ce n'est là qu'un des points
de vue, et peut-être le moins important, sous lequel les
corps en général et les médicamens en particulier puissent
être envisagés.

Dans leur action réciproque, les corps se comportent
à l'égard les uns des autres, en raison directe de leur volume, mais aussi en raison directe de la quantité de mouvement qui est en eux. Ce nouvel élément, ajouté à leur
masse, fait varier les résultats au point que le corps le
plus léger, une plume, par exemple, pourvu qu'il soit
animé d'une quantité de mouvement suffisante, ébranlera
une masse des plus compactes, et pourra aller jusqu'à la
renverser. C'est le fait du boulet de canon qui ébranle et
renverse des corps avec lesquels il ne se trouve en rapport
de masse que dans la proportion d'un infiniment petit à
un infiniment grand.

C'est qu'en effet, dans l'ordre physique et dans l'ordre des faits physiologiques, la condition de la masse ou du volume, toute réelle qu'elle soit, loin d'être absolue, est essentiellement relative à une foule d'autres conditions auxquelles elle est subordonnée, bien loin de les dominer.

Ceci est vrai surtout des médicamens.

L'expérience de tous les temps et de toutes les écoles démontre que non seulement leur action dynamique et curative varie en quantité et en qualité, en raison directe du volume (et ici, par volume, il faut entendre la dose), mais aussi en raison du plus ou moins d'énergie ou de vitalité dont le médicament est doué, en raison du mode de préparation qu'on lui a fait subir, et enfin, en raison de l'état de santé ou de maladie où se trouve le sujet auquel on l'administre, en raison aussi de la susceptibilité dont il était doué, et de l'état intellectuel et moral où il se trouve.

Je vous le demande maintenant, comment pourrait-on présenter la condition de masse ou de volume, condition que tant d'autres contingences font varier, comme le pivot de la thérapeutique? Qui pourrait essayer d'asseoir un système médical sur une base aussi fragile? Et comment pourriez-vous être arrêtés d'une manière un peu sérieuse par la considération des petites doses, lorsqu'il vous est impossible de soutenir que l'action d'un médicament soit proportionnelle à sa masse, sans ajouter aussitôt, toutes choses égales d'ailleurs.

Cependant, je l'avoue, il y a là un mystère, et, avant

de le pénétrer, vous voulez être sûrs qu'il y ait utilité à le faire. C'est pourquoi vous demandez que nous instituions devant vous l'expérimentation pure, et, qu'à l'avance, nous en tracions les conditions.

Je m'empresse de le reconnaître : la question que vous m'avez adressée a tout le mérite de l'à-propos. J'en suis arrivé, dans mon enseignement, au point d'aborder la question pathologique et thérapeutique, et, si vous m'obligez, jusqu'à un certain point, d'intervertir l'ordre que je m'étais tracé, vous m'offrez au moins l'occasion d'abréger une foule de détails dans lesquels j'aurais dû entrer plus tard.

Je me proposais de dire aujourd'hui à quelles conditions le médecin homœopathiste arrive à une connaissance pleine et entière d'une maladie, et j'aurais successivement parcouru les différens termes du problème pathologique. C'était isoler de l'ensemble un des points du problème, et cela devenait nécessaire ; tandis que toute notre attention va se concentrer sur une question plus générale, ainsi que vous l'allez voir.

La doctrine homœopathique offre une double voie d'expérience et d'observation. Elle étudie tous les modificateurs externes, et plus particulièrement les médicamens, à la fois sur l'homme sain et sur l'homme malade ; et la force qui est en elle se tire de la correspondance parfaite qui existe entre l'action conservatrice, la puissance pathogénétique et la puissance curative de ces mêmes modificateurs.

A ne juger des choses que par leurs résultats, elle pose

en principe que tout agent thérapeutique est doué d'une action absolue. Et ceci s'entend du médicament, abstraction faite du sujet auquel on l'administre. Nous pensons, en effet, que tout médicament jouit d'une vertu *dynamique et curative*, qu'il possède à l'exclusion de tout autre médicament, vertu qu'il déploiera nécessairement, pourvu qu'un autre agent thérapeutique doué d'une vertu différente ne vienne ni contrarier, ni, à plus forte raison, annuler son action. Et nous disons, qu'en raison des conditions hygiéniques et physiologiques dans lesquelles le sujet se trouve placé, cette action pourra être plus ou moins longue et plus ou moins sensible, selon que les conditions seront ou ne seront pas favorables à l'action médicatrice. Nous ajoutons enfin que, sous la réserve des exceptions indiquées plus haut, il n'est aucune puissance au monde capable d'empêcher un agent thérapeutique de manifester sa vertu pathogénétique et curative. Mais, je le répète, cette action est absolue en ce sens, qu'aucune autre substance ne peut la manifester pour lui, en ce sens aussi, que cette action se manifestera sur tous les sujets qui en feront usage, et que les différences d'âge, de sexe, de tempérament, etc., et les variations de milieu, ne feront varier les résultats que du plus au moins.

Instituer devant vous l'expérience consiste donc, messieurs, à résoudre les questions suivantes :

1° Déterminer quelles conditions hygiéniques et physiologiques favorisent l'action d'un médicament homœopathique sur l'organisme à l'état sain et à l'état malade ;

2° Quelles conditions physiologiques et hygiéniques sont capables de contrarier cette action ou même de l'annuler.

Ces deux questions une fois résolues, nous ne nous serons encore occupés que de l'un des termes du problème, je veux dire du sujet de l'expérience, autrement dit de l'homme qui s'y soumet. Mais il faut aussi prendre en considération l'autre terme, c'est-à-dire le médicament, objet de l'expérience elle-même.

Or, vous savez que les agens thérapeutiques ne sont jamais employés dans l'état où la nature nous les offre. De même que les alimens doivent subir certaines préparations qui les rendent plus facilement assimilables, et veulent être ingérés dans une certaine mesure pour qu'ils s'approprient à l'organisme et le réparent; de même, les médicamens doivent être soumis à certaines préparations et être employés à doses convenables pour que leur effet se produise. Nous aurons donc à indiquer les unes et les autres, et à dire quelles modifications elles doivent subir, soit qu'on veuille se livrer à l'expérimentation pure, soit qu'on s'occupe d'observation clinique.

Enfin, l'expérience et ses résultats n'expriment quelque chose qu'à la condition d'être convenablement appréciés, d'où résulte que l'expérience n'est véritablement instituée qu'autant qu'il nous est possible de déterminer *à priori* les conditions à remplir, pour que ses résultats soient concluans, c'est-à-dire au dessus de toute équivoque.

Vous remarquerez sans doute que dans chacune des formules que j'ai présentées, j'ai parlé à la fois de l'expérimentation pure et de l'observation clinique. Je l'ai fait à dessein. Les circonstances qui confirment ou infirment l'une et l'autre, offrent trop d'analogie, au milieu de quelques différences, pour que j'essaie de les isoler.

Mais, pour que l'institution de l'expérience soit acceptée de ceux qui s'y livrent, il faut un critérium qui soit comme la mesure et la justification des différentes conditions imposées à l'expérience. Déjà, vous êtes en possession de ce critérium, car tout ce que je vais dire découle nécessairement de la loi du dynamisme vital, dont je vous ai précédemment entretenus.

Ainsi, messieurs, je vous ai enseigné que l'énergie vitale dont nous sommes doués résulte de la force de réaction que chacun de nous possède, force de réaction qui s'exerce sur tous les modificateurs externes qui nous entourent ; qu'à peine notre organisme a-t-il été impressionné par un agent, quel qu'il soit, il tend à réagir contre lui, afin de se mettre en harmonie avec son milieu ; car l'harmonie est sa loi, sa tendance et sa fin dernière.

Lors donc qu'une influence morbifique vient à agir sur nous, son action sera d'autant plus meurtrière que la réaction vitale sera moins forte ; et, lorsqu'un agent thérapeutique sera mis en contact avec l'organisme, son action sera également d'autant plus certaine et d'autant plus appréciable, que le sujet sera plus affaibli par la maladie, lorsqu'il s'agit d'observation clinique, ou qu'il sera doué d'une sensibilité plus exquise, lorsqu'on expérimente à l'état physiologique.

Les principes que je pose sont d'une telle évidence, que vous pourrez les considérer comme autant de trivialités.

Remarquez, cependant, que j'aurai plus d'une occasion de les rappeler, lorsque, dans un instant, j'entrerai dans le détail des conditions de l'expérience. Chacune des précautions dont je réclamerai la stricte observation ne sera justifiée, à vos yeux, qu'autant que vous conviendrez avec moi qu'elles tendent à augmenter ou à diminuer la réaction vitale du sujet.

C'est ainsi que dans l'ensemble d'une doctrine, tout se lie et s'enchaîne, et que chacune des vérités d'application se rattache sans effort aux principes généraux. Pour bien comprendre la nécessité des différentes conditions qu'il convient d'observer dans l'expérimentation pure, il faut, messieurs, voir jusqu'à quel point chacune des précautions indiquées se rattache au principe général, en d'autres termes, comment elles trouvent leur justification dans la théorie du dynamisme vital précédemment exposée. Aussi, convient-il d'en remettre les termes sous vos yeux.

Tout médicament, vous disais-je, a sur l'organisme une action absolue. J'entends par là que chaque agent thérapeutique modifiera l'organisme d'une manière qui lui est propre, et que, du moment où nulle autre puissance jouissant aussi d'une vertu médicatrice ne viendra contrarier son action, cette dernière se déploiera nécessairement, pourvu encore qu'il y ait une relation exacte entre l'énergie vitale du sujet soumis à l'expérience et la dose du médicament mis en expérimentation. C'est dire que la dose à employer dans les essais relatifs à l'expérimentation pure ne peut être la même dans tous les cas ; qu'elle est essentiellement relative à la force du sujet. Sans sortir des limites de l'état physiologique, il est des sujets doués d'une grande *impressionnabilité* médicatrice, chez lesquels les médicamens produisent leurs effets pathogénétiques, bien qu'administrés à des doses relativement très-faibles, tandis qu'il en est d'autres doués d'une sensibilité plus obtuse qui réagissent contre le médicament, si sa dose n'a pas été proportionnée à la force de réaction qui est en eux. Entre ces deux extrèmes, se trouvent des intermédiaires excessivement variables et nuancés qui exigent qu'on n'établisse, soit pour l'expérimentation pure, soit pour l'observation clinique, aucune loi générale. Et c'est pour avoir méconnu ce point de la théorie du dynamisme vital, que tant de discussions sans résultat se sont élevées entre les homoeopathistes d'Allemagne. Ils ont oublié la théorie du dynamisme, que, dans la pratique, aucun de nous ne doit perdre de vue un seul instant; théorie qui établit de la manière la plus positive les points suivans :

1º Tout agent thérapeutique tend à modifier l'organisme humain, qu'il soit à l'état physiologique, ou à l'état pathologique, d'une manière qui n'appartient qu'à lui, et qui diffère selon l'agent employé ; et, par contre, l'organisme tend à réagir contre cette modification et à l'épuiser.

2º L'énergie vitale du sujet est une force, et l'agent thérapeutique une autre force, qui luttent l'une contre l'autre, et tendent réciproquement à s'annuler.

3° Tout le secret de l'application de l'une de ces forces à l'autre consiste à faire que la force appelée *médicament* soit assez puissante pour imprimer à la force appelée *organisme* une modification assez énergique pour qu'à l'état sain le double phénomène d'action et de réaction se manifeste ; et pour qu'à l'état pathologique, il y ait une aggravation telle qu'au moyen de la réaction vitale, il y ait un effet curatif consécutif.

Ces principes une fois établis, il n'est plus possible de s'égarer, et les effets précédemment indiqués seront né-cessairement obtenus, pourvu que d'un autre côté on remplisse fidèlement les conditions dont nous allons par-ler, conditions qui reviennent à ceci : qu'il convient de mettre l'organisme sain ou malade du sujet soumis à l'ex-périence pure ou clinique, dans l'état le plus favorable au développement des vertus du médicament employé. Reste donc à tracer ces conditions. Mais comme dans tous les travaux d'expérimentation, il convient de poser *à priori* le but qu'on se propose, et que les moyens sont en rap-port direct avec la fin désirée, nous déterminerons *à priori* la condition essentielle et fondamentale à laquelle toute expérience doit répondre pour qu'elle soit concluante, c'est-à-dire au dessus de toute équivoque.

En effet, messieurs, de ce que consécutivement à l'ad-ministration d'un médicament donné à un sujet sain, cer-tains effets auront été produits, il ne suit pas d'une ma-nière rigoureuse que ces effets soient dus au médicament; de même, il y aurait plus que de la témérité à conclure qu'un médicament a guéri une maladie parce que cette dernière s'est effacée consécutivement à son administration. Nous n'imiterons pas en cela les médecins de l'ancienne école, qui, malgré leurs justes récriminations contre l'argument si banal, *post hoc, ergò propter hoc*, ne font cependant autre chose que lui obéir. C'est en vertu de ce principe, si jamais on peut donner ce nom à la plus grossière des fautes de logique, qu'ils justifient la méthode empirique dont ils font un si fréquent usage; et quant à ce qu'ils nomment leurs méthodes rationnelles, creusez un peu les raisons qui leur servent de point d'appui, et vous verrez qu'elles reviennent encore à la même loi. S'agit-il de la méthode dite révulsive? Son action prétendue curative, et purement palliative selon nous, ils l'expliquent par l'hypothèse d'une sorte de diversion que leur irritation artificielle ferait à l'irritation pathologique précédemment existante. Qui prouve cette diversion? Le raisonnement? Hélas! non : car il n'est aucune raison physiologique qui prouve qu'une irritation ait puissance d'en détruire une autre *d'une manière durable;* tandis que la physiologie la plus rigoureuse prouve, au contraire, que cette irritation ne s'adressant qu'à l'état local ou à l'effet, sera nul, si à l'aide d'autres moyens, on ne s'attaque à la cause qui, reproduira nécessairement l'effet tant qu'elle subsistera. S'agit-il des méthodes thérapeutiques qu'ils appellent directes? Je vous demande quel lien rationnel existe entre une inflammation et une saignée? Ce lien logique existe certainement entre la congestion locale que l'inflammation ou l'irritation ont déterminée et l'évacuation sanguine. Mais de l'aveu des partisans de la médecine rationnelle

eux-mêmes, la congestion locale n'est-là qu'un effet, et la
cause est ailleurs. Il ne leur reste donc pour justifier leur
système que les guérisons obtenues, c'est-à-dire le fait. Or,
argumenter du fait, c'est, qu'on le sache ou qu'on l'ignore,
tomber dans ce cercle vicieux , *post hoc*, *ergò propter
hoc.*

Cependant, si les effets obtenus dans l'expérimentation
pure sont conformes à ceux qui sont consignés dans la
Matière médicale pure, il y a, sinon certitude, au moins
très-grande probabilité que l'expérience a été bien faite :
car la constance dans la reproduction d'un phénomène
est un puissant moyen de conviction, et plaide beaucoup
en faveur de l'effet produit.

Toutefois, ne nous faisons pas illusion. Il est souvent
arrivé dans les sciences d'observation qu'un phénomène
qui s'était produit une fois, dix fois, vingt fois, avait cessé
de se produire la vingt-unième. De là vient, qu'une extrême
défiance s'est introduite, surtout en médecine, par rapport aux expériences faites. Faut-il en accuser l'expérience
elle-même, ou plutôt jeter le blâme sur l'expérimentateur? Sur ce dernier très-certainement : car, si l'expérience est difficile et trompeuse, la faute en est à celui qui
l'interroge. Pour ne parler en ce moment que de l'observation clinique, la seule que dans l'ancienne médecine
vous ayez cultivée avec soin, vous savez à quels résultats
contradictoires vous êtes arrivés par rapport à l'usage des
médicamens. Il n'en est pas un dont l'action médicatrice
n'ait été tour à tour vantée et niée ; et ces résultats contradictoires sont la cause du scepticisme qui s'est intro-

duit parmi les médecins. Ils n'ont pas vu que si l'expérience ne répond pas toujours à l'attente de l'expérimentateur, cela ne peut dépendre ni de l'agent thérapeutique employé, puisqu'il est le même dans toutes les occasions, ni de la nature des choses, puisque la constante reproduction d'un phénomène, les conditions de l'expérience étant les mêmes, est une loi absolue de la nature; mais du sujet de l'observation ou de l'expérience. Les systèmes nosologiques ayant rangé sous une seule et même dénomination plusieurs états morbides très-distincts dont la guérison exige des moyens différens, il n'est point étonnant que l'on réussise dans le cas où ce moyen est vraiment spécifique et qu'on échoue dans les autres cas. Ici, comme toujours, c'est l'expérimentateur ou le praticien qui sont en défaut.

La constante répétition d'un phénomène serait donc jusqu'à un certain point la preuve irrécusable de la validité de l'expérience, s'il était toujours possible de l'obtenir. Cependant l'esprit ne serait point encore satisfait. De ce qu'un phénomène se présente toujours le même dans les mêmes conditions, on peut conclure à sa perpétuité, lorsqu'il est possible d'établir qu'il s'est produit ainsi une première fois d'une manière nécessaire et voulue. Cette nécessité est établie du moment où il est possible de saisir le rapport entre la cause et l'effet, en d'autres termes, de déterminer que les effets obtenus sur le sujet sont dus à l'agent employé, à lui et non pas à d'autres. Ainsi, un malade est atteint d'une des mille formes de la pneumonie, je suppose, et il guérit après avoir fait usage d'aconit suivi de bryone, je suppose encore. Si, d'après la violence des symptômes, la constitution du sujet, la période de la maladie, et les conditions hygiéniques dans lesquelles le malade se trouve placé, il vous est possible d'établir que la maladie, abandonnée à elle-même, aurait eu une issue funeste; si, d'un autre côté (chose infiniment plus facile), vous pouvez établir que la guérison n'est due ni à d'autres substances médicamenteuses que celles qui ont été employées, ni au milieu qui a entouré le malade, comme il n'est point d'effet sans cause, vous serez obligé de rapporter la guérison aux deux substances, l'aconit et la bryone.

Ainsi s'établit, mais d'une manière purement négative, la relation de cause à effet entre l'observation d'un phénomène et l'agent qui l'a produit. Je dis d'une manière purement négative ou indirecte : car, en bonne logique, il ne ressort plus rien de ce qui précède, si ce n'est qu'aucune autre cause n'a pu, dans le cas que j'ai supposé, amener la guérison. Mais il faut aller plus loin, et déterminer d'une manière positive que la guérison est réellement due à l'agent employé. Comment cette détermination s'obtient-elle ?

Par la manière dont le phénomène s'accomplit. Je le répète encore, tant que vous n'avez que ces deux termes de toute expérience, le point de départ et le point d'arrivée, une cause et un résultat, scientifiquement parlant, rien n'est résolu. Le comment un phénomène se produit, voilà ce qui lui donne une valeur scientifique, et ce qui, en médecine lui donne une valeur pratique incontestable. Or, il nous est possible, à l'aide de la théorie du *dynamisme vital* d'arriver à dire *à priori*, comment un phénomène doit s'accomplir pour qu'il soit incontestable que c'est à l'agent employé, à lui seul, que le phénomène doit être attribué. Je dirai même, en passant, que faute de tenir un compte suffisant de ce troisième terme, les médecins homœopathistes ont, en général, accumulé une foule d'observations et de cas de guérison qui trop souvent n'ont pas porté la conviction dans les esprits. Dire que tel ou tel médicament a réussi dans un cas donné, suivre la décroissance des symptômes de la maladie jusqu'à leur complète disparition, prouve le fait, mais non la cause à laquelle le fait doit être rattaché. Cette direction est mauvaise en ce qu'elle conduit tout simplement à accumuler des faits qui ne prouvent rien et échappent à toute critique.

C'est donc la manière dont le phénomène s'accomplit, qui, seule, témoigne de sa valeur. Or, nous savons que tout agent thérapeutique a sur l'organisme une action absolue; que soumis à cette action, l'organisme se trouve saisi, et, pour ainsi parler, déprimé par cette puissance nouvelle qui agit sur lui; mais, qu'en vertu de l'énergie dont il est doué, il tend à réagir, et réagit, en effet, contre l'agent thérapeutique; que les phénomènes primitifs ou d'action appartiennent en propre au médicament, tandis que les phénomènes secondaires ou de réaction ne doivent être attribués qu'à l'énergie vitale. Par conséquent, toutes les fois que dans une expérience pure nous pourrons saisir les phénomènes d'action et de réaction, toutes les fois qu'ils se succéderont l'un l'autre, soit qu'il s'agisse d'expérience pure, soit qu'on ait eu à faire à l'observation clinique, la relation de cause à effet sera évidente, l'expérience décisive et concluante.

Cette opération est délicate, plus délicate qu'on ne le pense au premier abord. Mais ses difficultés ne permettent pas de conclure à son impossibilité. Au surplus, il faut ici tenir un compte rigoureux de tous les élémens du problème ; joindre les preuves négatives aux preuves positives ; appuyer les uns par les autres, et faire qu'elles se complètent réciproquement.

Le but ainsi posé, occupons-nous des moyens.

J'ai dit qu'il était des circonstances hygiéniques et physiologiques qui favorisaient l'action d'un médicament homœopathique sur l'homme sain, aussi bien que sur l'homme malade ; qu'il en était d'autres qui pouvaient la contrarier, voire même l'annuler.

Ces circonstances proviennent de deux sources distinctes : les unes sont relatives au *moi*, ou *physiologiques*, les autres appartiennent au *non-moi*, et sont hygiéniques. Hahnemann a tenu de toutes deux un compte rigoureux. Il dit que « celui qui tente l'expérience doit éviter, pen-
» dant tout le temps qu'elle dure, de se livrer à des tra-
» vaux fatigans de corps et d'esprit, à des débauches, à
» des passions désordonnées ; il faut que nulle affaire
» pressante ne l'empêche de s'observer avec soin, que
» de lui-même il porte une attention scrupuleuse à tout
» ce qui survient dans son intérieur, sans que rien l'en
» détourne, enfin, qu'il unisse à la santé du corps le de-
» gré d'intelligence nécessaire pour pouvoir désigner et

» décrire clairement les sensations qu'il éprouve (1). »
Telles sont, selon Hahnemann, les conditions physiologiques auxquelles doit se trouver soumis le sujet sur lequel on expérimente. Quant aux conditions hygiéniques,
voici quelles elles sont, selon lui : « Il faut que le régime
» soit très-modéré pendant toute la durée de l'expérience.
» On s'abstient, autant que possible, des épices, et l'on
» se contente d'alimens simples qui ne soient que nourris-
» sans, en évitant avec soin les légumes verts (2), les ra-
» cines, les salades, les soupes aux herbages, nourritures
» qui, malgré les préparations culinaires qu'elles ont su-
» bies, retiennent toujours quelque peu d'énergie médici-
» nale, qui troublerait l'effet du médicament. La boisson
» restera la même que celle dont on fait journellement
» usage ; elle sera seulement aussi peu stimulante que pos-
» sible (3). »

Toutes les conditions exigées par Hahnemann, en ce qui
touche l'expérimentation pure, sont évidemment nécessaires à son succès. Mais, il faut en convenir, ce ne sont
pas les seules. Il ne suffit pas, en effet, de tenir compte du
régime physique ou moral, il fallait encore régler tout
ce qui touche au milieu ambiant. L'homme qui habite les

(1) Organon, § 126, pag. 205 de la deuxième édition française.

(2) Hahnemann fait exception ici pour les petits pois, les ha-
ricots verts et même les carottes, comme étant, dit-il, les légumes verts qui ont le moins de vertus médicinales.

(3) Organon, § 125, pag. 205.

grandes villes, qui est adonné à ses plaisirs ou à des affaires multipliées l'obligeant à des fatigues de corps et d'esprit, celui qui s'expose à l'humidité, et, en général, aux
variations de température, n'est pas dans une situation
propre à l'expérimentation pure. Je dirai même que,
quels que soient les effets obtenus sur un pareil sujet,
ils ne peuvent conduire à aucune conclusion, et qu'il serait absurde de s'en autoriser dans la pratique.

Aussi, au lieu de vous faire une énumération de chacune des influences physiologiques ou hygiéniques que
doit éviter celui qui se livre à l'expérimentation pure,
énumération qui serait toujours incomplète, quelque
soin qu'on y apporte, je préfère indiquer la loi.

Tout sujet qui consent à éprouver sur lui-même l'action d'un médicament, doit se séparer, pendant le temps
de l'expérience, de toutes les conditions atmosphériques
susceptibles de devenir cause directe ou indirecte de maladie. Il doit réduire sa vie affective ou passionnelle à son
minimum de développement. Son régime alimentaire doit
être exclusivement nourrissant, et nullement médicamenteux, ni excitant. Cela revient à dire que le sujet qui,
par dévouement à la science, consent à des travaux de recherche de cet ordre, doit, pour un temps, se mettre en
charte privée et faire un sacrifice réel à ses habitudes.

Dire les conditions hygiéniques et physiologiques dont
l'observation favorise le développement d'action des substances médicamenteuses, c'est indiquer implicitement
que les conditions opposées tendent toutes à contrarier ou
même à annuler le développement de cette action. A

peine est-il utile d'ajouter que des recherches de cet ordre ne devront jamais être entreprises ou poursuivies dans les lieux et dans les temps où régnera une constitution épidémique, non plus qu'au milieu des agitations qu'entraînent après elles les guerres et les révolutions des états.

Plusieurs d'entre vous ont demandé, messieurs, à essayer sur eux-mêmes des expériences pures. D'après ce qui précède, je crois que bien peu seront tentés de commencer ou de poursuivre une semblable entreprise. Cela exigerait tant de sacrifices faits à vos habitudes ou à vos occupations, que vous n'en auriez pas le loisir, quand bien même une volonté ferme et arrêtée vous animerait. Si cependant quelques uns d'entre vous persistaient, voici les précautions qui nous resteraient à prendre quant au mode de préparation et d'administration des médicamens.

Ici, la préparation des médicamens est la même que pour l'emploi thérapeutique. La seule différence consiste non dans le mode d'administration, mais dans la dose employée. Cependant, comme il n'existe aucun moyen positif de reconnaître, par l'analyse chimique, la nature des substances administrées au degré de division où nous les employons, et, comme vous voulez, par ces sortes d'essais, vous convaincre d'un fait qui vous paraît en dehors de toute vérité, le mieux serait que les médicamens fussent préparés devant vous et conformément aux préceptes indiqués dans l'*Organon* (1).

(1) Du § 109 au § 114.

Sans doute, il ne vous étonnerait pas que des substances prises, en général, parmi celles qui sont considérées
comme vénéneuses, fussent capables de développer une
maladie artificielle chez un sujet bien portant, si ces substances étaient employées aux doses relativement élevées
où vous les administrez. Mais vous avez demandé que
nous vous missions à même d'éprouver par vous-mêmes
l'action des doses infinitésimales. A cet égard, je vous dirai que Hahnemann affirme qu'il suffit de prendre tous les
matins, jusqu'à ce qu'un effet se produise, six globules
du médicament mis en expérimentation. Il se peut que
dans beaucoup de cas cette dose soit suffisante. Je le
crois, mais cependant je ne voudrais pas l'établir comme
une loi.

Je suis d'opinion que la question des doses médicatrices
est essentiellement relative, et je vous l'ai déjà dit, à une
multitude presque infinie de conditions individuelles, depuis l'idiosyncrasie la plus légère jusqu'au tempérament
le mieux dessiné, depuis la sensibilité la plus exquise jusqu'à la plus obtuse. Dès lors, malheur à qui voudrait établir un principe général sur un fait qui n'en comporte
pas !

Mais, messieurs, partout où nous portons nos regards,
nous trouvons l'infini devant nous. Vous croyez, en général, que chaque médicament possède une vertu qu'il
partage avec tous les médicamens de sa classe, et cette
vertu, vous la croyez une comme le nom qui la désigne. Il
n'en va pas ainsi. Lorsqu'on étudie les vertus des médicamens du point de vue où nous les étudions en homœopa-

thiè, un nouvel horizon se présente. Chacun d'eux a puissance d'engendrer des symptômes si nombreux et si variés, qu'il n'est point de mot dans les langues humaines capable d'exprimer leur action. On les compte par centaines. Et si, parmi eux, tous n'ont pas une égale valeur thérapeutique, encore doit-on convenir que tous sont importans à connaître, et que tous ne se rencontrent pas sur le même sujet. Sans parler, en ce moment, de la différence de symptômes produits par un médicament, selon qu'il est employé sur un homme ou sur une femme, on comprendra facilement, d'après ce qui a été dit plus haut des conditions physiologiques et hygiéniques qui favorisent ou contrarient l'action d'un médicament, qu'il est une foule de circonstances qui permettent à des symptômes plus ou moins nombreux de se produire. Ainsi, il en est qui résultent du tempérament du sujet et de ses idiosyncrasies ; de même que l'âge, les hatitudes, les saisons de l'année et la latitude sous laquelle l'expérience est faite, doivent nécessairement permettre à certains symptômes de se produire ou de ne pas apparaître. Mais dans l'histoire des médicamens retracée dans la *Matière médicale*, il a fallu arriver à tracer des tableaux symptomatologiques aussi complets que possible ; et ces tableaux ne sont que des moyennes prises d'une foule d'expériences faites sur des individus différens placés dans des conditions également différentes.

Lors donc que vous vous livrerez à des travaux d'expérimentation pure, ne vous attendez pas, messieurs, à reproduire des tableaux de symptômes identiques à ceux qui sont consignés dans la *Matière médicale*. Hahnemann lui-même dit qu'il n'est point d'individu qui suffise à épuiser l'action d'un médicament (1).

Toutefois, je le répète, dans un tableau de symptômes, tous n'ont pas une égale importance. Parmi ces derniers, il en est de communs à plusieurs substances médicamenteuses, il en est de *caractéristiques*, c'est-à-dire appartenant en propre au médicament employé, sans cependant lui appartenir exclusivement. Car, de même que nous n'avons point de spécifiques pour les maladies, à la manière dont vous les comprenez, mais seulement des spécifiques de groupes de symptômes; de même, je ne sache pas qu'il y ait un seul symptôme qui, pris isolément, suffise à faire reconnaître un médicament.

Puisqu'il en est ainsi, comment pourrais-je accepter la proposition qui m'a été faite dans la dernière séance? Outre que je n'ai point à me laisser imposer les conditions de l'expérience, mais bien plutôt à les dicter, je dois me maintenir dans les termes de la vérité, c'est-à-dire me conformer aux principes de la doctrine que je défends.

Je ne dois point accepter la condition de reconnaître seulement par ses symptômes la substance qui aura été mise en expérimentation : 1° parce qu'il se peut que l'individu soumis à l'expérience me présente des symptômes qui, bien que caractéristiques du médicament, soient communs à celui-ci et à d'autres substances thérapeuti-

____

(1) **Organon**, déjà cité.

ques; 2° parce que cette précaution est inutile et sans valeur.

Elle est inutile, parce que je prends la *Matière médicale* de Hahnemann pour point de comparaison, et qu'il suffit à la démonstration demandée que les symptômes obtenus soient consignés dans la *Matière médicale* et fassent partie de ceux qui sont considérés comme étant caractéristiques du médicament lui-même. La supposition la plus malveillante ne persuadera jamais qu'un livre écrit il y a quelque vingt ans vienne confirmer seulement par hasard des effets obtenus aujourd'hui même, et comme la coïncidence de ces deux données est à mes yeux un argument irrésistible, je m'y arrête sans vouloir aller plus loin.

Je pourrais cependant être généreux au point d'accepter la proposition qui m'a été faite ; car, dans bien des cas, il me serait facile d'arriver à la détermination qui m'est demandée. Mais je ne dois pas hésiter entre un sacrifice d'amour-propre, purement personnel, et l'intérêt de la cause que je défends. Comme la proposition qui m'a été faite n'est qu'un jeu d'esprit pur et simple, je dois la repousser comme étant indigne de la position que j'occupe. Je dois à mon auditoire de détruire toutes les difficultés qui se présentent à lui, mais je ne lui dois pas de me laisser entraîner sur les pas de chacun, au gré de son caprice.

Dans la question qui nous occupe, je vous dois à tous, messieurs, de vous donner la preuve de l'action des doses, relativement très-faibles, des médicamens sur l'homme sain ; mais il m'appartient de choisir les moyens d'entraîner votre conviction. Or, le moyen proposé ne vous convaincrait pas. Vous attribueriez à un hasard heureux la détermination qui m'a été demandée, et vous devriez lui en faire les honneurs. La preuve logique, la preuve irrécusable que l'action pathologique déterminée sur l'organisme sain est due à l'agent employé, se tire de la relation de cause à effet, entre l'agent et les souffrances du patient; c'est là sa source unique, il n'y en a pas d'autres. Lorsque l'objection vient rapetisser un problème aussi vaste, mon devoir est de l'élever malgré elle, et de lui montrer la petitesse de ses moyens. C'est ce que j'ai fait dans cette leçon, qui vous a donné le secret du refus très-formel que j'ai fait, dans la dernière séance, d'accepter le joug qu'on voulait m'imposer.

Messieurs, j'ai rempli ma tâche; je vous avais annoncé que dans cette séance j'instituerais l'expérience. Si quelqu'un se sent le courage de se soumettre aux conditions que j'ai tracées, je suis prêt à entreprendre avec lui tous les travaux d'expérimentation pure qu'il désirera. Rien maintenant ne peut nous arrêter. J'ai indiqué les conditions de l'expérience, donné les moyens rationnels d'en apprécier la valeur; j'ai fait connaître ces moyens, je réaliserai toutes ces promesses quand il vous plaira.

Dans la prochaine séance, je commencerai l'examen de la partie diagnostique de la doctrine homœopathique.

—————

N. B. La personne qui avait sollicité la leçon qui précède se trouvant absente, la discussion se borna à des développemens sur quelques unes des parties de cette leçon. La séance se termina par la demande que firent six élèves de faire sur eux-mêmes des expériences pures, déclarant vouloir se conformer en tout aux conditions que j'avais imposées.

LEÇONS

DE MÉDECINE

HOMŒOPATHIQUE.

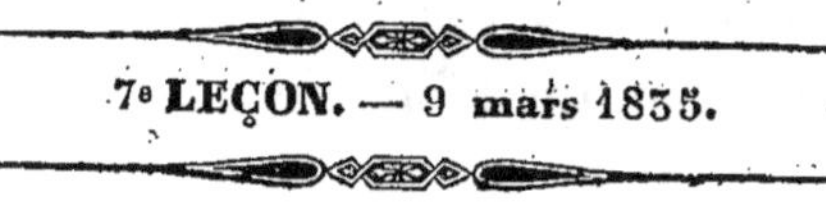

7ᵉ LEÇON. — 9 mars 1835.

SOMMAIRE.

SUJET DE CETTE LEÇON. — Étude de la connaissance des maladies, en d'autres termes, de la *pathologie homœopathique*. — Elle consiste dans l'appréciation de tous les élémens constitutifs d'une maladie quelconque. — Ces élémens sont de trois ordres : 1° ANALYTIQUES. *A. Causes. B. Symptômes. C. Siége.* 2° SYNTHÉTIQUES. Le *diagnostic*, qui a pour objet de combiner entre elles les indications fournies par chacun des élémens précédens. 3° PRONOSTIQUES. — Comment l'homœopathie entend chacun de ces trois termes de la pathologie. — Lumières qu'elle emprunte à l'étude des causes, des symptômes et du siége. — Le diagnostic et le pronostic feront le sujet de la séance suivante.

MESSIEURS,

Dans l'exposition d'une doctrine, la marche à suivre

diffère essentiellement de celle qui convient aux travaux de recherches ou d'application. La recherche et la pratique exigent que le médecin fixe, avant tout, son attention sur le fait, qu'il le compare à d'autres faits de même ordre, et ces deux conditions une fois remplies, il lui est permis de s'élever jusqu'aux lois qui les régissent. Mais, lorsqu'il s'agit d'exposer un ensemble de faits ou de lois plus ou moins logiquement enchaînés, au lieu de remonter du particulier au général, du fait à la loi, c'est au contraire de la loi qu'il faut s'occuper d'abord pour redescendre au fait.

C'est pourquoi j'ai consacré un certain nombre de séances à examiner, sous toutes les faces, la doctrine homœopathique, envisagée dans son principe général ; et, saisissant le problème nouveau posé par Hahnemann dans son *unité* et dans toute sa complexité, j'ai essayé de le rattacher au passé de la science, de pénétrer le mécanisme de sa méthode, et de justifier le principe lui-même, en vous racontant les témoignages qu'il a reçus de l'expérience. J'ai enfin essayé d'en donner l'explication physiologique.

Maintenant, il faut descendre de ces hauteurs aux moyens d'application. Lorsque, posant devant vous le problème médical, je me suis demandé à quels termes il se réduisait, je vous ai annoncé que Hahnemann en admettait trois. Selon lui, le médecin, considéré comme thérapeutiste, a rempli sa mission : 1° lorsque ayant aperçu nettement ce qui est à guérir dans chaque cas morbide individuel, il a su en tirer une indication précise ;

2° lorsque ayant pris une connaissance positive des vertus curatives des médicamens, il sait choisir parmi eux celui que son action rend le mieux approprié à chaque cas; 3° lorsque enfin il connaît la manière de faire une heureuse application des vertus curatives des médicamens une fois connues, à la maladie qu'il est appelé à traiter. Tout ce qui se rapporte à chacun de ces trois termes veut être examiné par nous avec détail, et constitue, à proprement dire, l'exposition de la doctrine de Hahnemann. De même que j'ai pu rattacher aux généralités dont je vous ai présenté l'esquisse, les deux points cardinaux de la nouvelle réforme (la loi de spécificité et la théorie du dynamisme vital), de même la théorie de la *psore* trouvera naturellement sa place dans l'exposition de la partie diagnostique de la doctrine, celle qui consiste à rechercher l'indication précise de chaque cas morbide individuel. La valeur de *l'expérimentation pure*, déjà indiquée dans une leçon précédente, sera encore mieux approfondie lorsque nous aurons à traiter des moyens propres à nous assurer des vertus curatives des médicamens, et la théorie des doses *infinitésimales* sera exposée en son lieu, si nous différons de nous en occuper jusqu'à ce que nous soyons arrivés à *l'art de guérir* proprement dit, c'est-à-dire aux préceptes relatifs à la *thérapeutique*.

Ainsi, messieurs, vous pouvez, dès ce moment, vous faire une idée bien nette de la marche de mon enseignement. Vous savez, d'après les questions que j'ai déjà traitées, en quoi consiste la partie physiologique et philosophique de l'homœopathie, et vous entrevoyez quel rang occupe, dans l'ensemble, chacune des autres innovations présentées par Hahnemann.

Nous avons donc à diviser ce qui, dans la réalité, ne saurait l'être, et à étudier, l'un après l'autre, chacun des élémens constitutifs d'une maladie quelconque, en négligeant tout ce qui a trait à la matière médicale et à la thérapeutique. Ici, messieurs, il nous sera plus facile de nous comprendre ; car entre vous et nous, il existera plus d'un point de contact. En effet, nous disons avec vous que toute maladie est connue, et par conséquent tout problème pathologique épuisé, 1° du moment où il a été possible de déterminer les *causes* et les *symptômes* de la maladie qu'on observe, et c'est ce que je nomme la *partie analytique* de la pathologie. Je dis les causes et les symptômes, et je m'abstiens de nommer le *siége*, non que je nie et que Hahnemann ait jamais nié qu'il fût important de le connaître, et que cette connaissance dût réfléchir de vives et éclatantes lumières sur la thérapeutique. Mais, considérant que cette expression, le *siége des maladies*, a toujours désigné ou les symptômes locaux et prédominans d'une maladie quelle qu'elle soit, ou les altérations anatomiques qui l'accompagnent, considérant aussi que ces altérations n'ont qu'une valeur symptomatologique, sous l'expression générale et très-significative de *symptômes*, je comprends à la fois et ce qu'ordinairement vous appelez de ce nom et tout ce qui se rapporte à la connaissance du siége.

2° Pour que la connaissance d'une maladie soit complète, il ne suffit point d'étudier analytiquement, et

par voie d'abstraction, chacun de ses caractères généraux ; il faut, en outre, que, par une opération de
l'esprit plus facile à indiquer qu'à décrire, vous réunis-
siez ce que vous aviez séparé, afin de saisir le lien de la
cause ou des causes avec les symptômes, et que de cette
comparaison vous induisiez une indication précise, ce
qui est l'œuvre du *diagnostic*. Cela fait, la connaissance
de la maladie n'est pas encore complète.

3° Vous avez, en outre, à prévoir l'issue de cette maladie ; car de son issue plus ou moins probable dépendent
une foule d'indications qui autrement vous échapperaient.
Si, par exemple, le sujet qui se présente à vous est atteint
d'une affection nécessairement incurable, il y aurait témérité à vous d'en essayer la cure radicale. Si, d'un autre
côté, la maladie est soumise à une marche nécessaire et
fatale qui l'oblige à décrire certaines périodes indispensables, ainsi que cela a lieu pour les maladies dues à la
présence de *miasmes aigus*, il serait fâcheux que vous
essayassiez de précipiter la guérison, ou que, vous achar-
nant à combattre des symptômes qui doivent s'effacer
d'eux-mêmes, vous administrassiez des médicamens qui ne
peuvent qu'entraver la guérison. C'est là l'œuvre et la valeur du *pronostic*.

Ainsi, la pathologie homœopathique a cela de commun
avec la pathologie allopathique, qu'elle se compose de
deux opérations distinctes : l'une, que je dirai toute *matérielle*, qui consiste dans la constatation de ce qui est
directement observable par les sens, comme les causes,
les symptômes, et j'ajouterai le siége, afin de me rendre

plus intelligible et de me conformer autant que le permettent les idées que je défends, au langage généralement
reçu; l'autre, essentiellement *intellectuelle*, qui, tout en
prenant l'observation pour point de départ, sort de ses
limites et juge les données de l'expérience. Dans le premier cas, le médecin n'a d'autre mérite que celui de tout
historien fidèle; dans le second, il est appréciateur de ce
qu'il a vu.

Ceci bien convenu, voyons quelles lumières l'homœopathie emprunte à l'histoire des causes et des symptômes;
essayons de déterminer le degré d'importance réelle qu'il
faut attacher à la notion du siége; ce sera dire jusqu'à
quel point l'homœopathiste s'éclaire de l'anatomie pathologique.

Messieurs, les médecins de tous les temps et de toutes
les écoles ont reconnu que la santé de l'homme ne pouvait être troublée sans que le milieu dans lequel il est appelé à vivre ait modifié son organisation. La recherche
des conditions extérieures au sujet, capables de troubler
ainsi l'harmonie de ses fonctions et de ses sensations, c'est
ce qu'on a nommé les causes des maladies. Les écoles du
passé, placées sous l'influence des idées métaphysiques,
ont cru pouvoir admettre que la cause d'une maladie était
essentiellement distincte des influences hygiéniques et atmosphériques sous lesquelles la maladie se développe.
Elles ont supposé que ces influences, si différentes dans
leur action, avaient cependant puissance de modifier l'organisme d'une manière toujours identique, et cette identité de modification les conduisait à des règles générales d

traitement dont elles ne se départaient plus. C'est ce qu'on a nommé la *prima causa morbi*, être insaisissable qui a été trop généralement et trop victorieusement attaqué pour que j'en essaie une critique en forme. Cependant, comme ceux qui nous ont jugé sans nous connaître se sont défendus du reproche que Hahnemann leur a adressé de sacrifier encore à cette idole mensongère, et que, d'un autre côté, ils nous ont accusé de faire revivre cette métaphysique hypothétique et absolue qui essaie de pénétrer la nature des choses, vous trouverez bon que je justifie l'école homœopathique, et dans les principes qu'elle soutient et dans les reproches dont elle accable ses adversaires.

J'avoue que les reproches adressés par Hahnemann à l'allopathie ne s'appliquent pas exactement à l'école française. Depuis que la philosophie de Bacon a pénétré dans la science, la recherche de l'*essentialité des choses* a été abandonnée; mais cet abandon n'a été qu'incomplet. Le mérite et la gloire de Hahnemann, par rapport à l'école française, a été de consommer sans retour un sacrifice qui était dans les tendances avouées de la médecine de notre pays.

Remarquez, en effet, que ceux qui ont essayé de ramener toutes les maladies à une ou deux modifications pathologiques très-générales, comme l'*irritation* et l'*ab-irritation*, ont voulu, en dépit de leurs prétentions contraires, déterminer la nature de la modification subie par les organes. C'était encore s'élever jusqu'à la cause organique première de la maladie et retomber dans l'écueil qu'on voulait éviter. On n'est pas plus autorisé à rapporter les infirmités humaines à une loi *d'irritation* ou de *stimulus*, que les anciens ne l'étaient à les ramener à une dépravation des humeurs, à une aberration de la tonicité des tissus, ou à des acidités et à des alcalescences, comme le voulurent les écoles physiques, mathématiques et chimiques.

Si la prétention de l'école française ne blessait en définitive que les lois d'une logique un peu rigoureuse, on pourrait sans grand inconvénient négliger ces hypothèses; mais les applications qu'elles ont entraînées ne permettent pas de les passer sous silence; car elles déterminent à la fois et le but que le médecin se propose dans le traitement des maladies et le choix des moyens qu'il emploie. Toute maladie que l'on suppose due à une irritation est combattue par des moyens reconnus pour *anti-irritans* ou *anti-phlogistiques*, et cette conduite étant après tout fort logique, enchaîne la puissance du médecin et n'a eu d'autre résultat que d'appauvrir la thérapeutique.

Ainsi, messieurs, Hahnemann a eu raison de blâmer avec énergie la prétention des médecins de s'élever jusqu'à la cause première des maladies, et si sa critique ne s'applique pas exactement aux doctrines de notre pays, au moins quant à la forme dont il l'a revêtue, elle s'applique directement au fond des choses.

Les médecins allopathistes qui nous ont accusé de produire et de défendre un système n'ayant d'autre base que quelques idées spéculatives plus ou moins exagérées, se sont donc singulièrement abusés, puisque nous allons encore plus loin qu'eux dans notre réserve, puisque nous

laissons dans l'indéterminé le plus absolu la nature ou ,
si vous aimez mieux, le caractère de la modification subie
par les organes malades.

Ceci demande explication.

Dans l'état actuel de la science , le médecin croit qu'il
lui est possible de saisir trois indications dans toute maladie : 1° son siége , 2° les transformations opérées dans
les tissus de l'organe ou des organes malades , 3° la cause
de ces transformations.

Évidemment le siége d'une maladie est saisissable pour
le médecin , sous condition qu'il ne croira pas que le siége
traduit toute la maladie ; que dans un cancer utérin , par
exemple, toute la maladie se trouve exprimée par les
symptômes anatomiques et physiologiques de l'utérus. Il
devra encore admettre que les symptômes présentés par
tous les autres systèmes et tous les autres organes , sont
autant de traits du tableau général de la maladie , et que
chacun d'eux fournit ou doit fournir des indications thérapeutiques.

Les transformations subies par les organes considérés
dans leur totalité et dans les tissus qui les composent, sont
également saisissables pour le médecin. Elles sont , règle
générale , indicatrices de la période à laquelle est arrivée
une affection pathologique , et si c'est là le sens attaché au
mot *nature* d'une maladie, ainsi que Morgagni et plusieurs
anatomo-pathologistes semblèrent le croire, nous confes-
sons qu'il nous est donné à tous de connaître la nature intime des maladies , leur véritable caractère.

Mais si, non contens de cette prétention que nous avons

comme vous, vous prétendiez aller plus loin, comme vous
y êtes allés en effet, et que vous cherchiez à déterminer,
non plus l'état anatomique qu'une maladie entraîne après
elle, mais la modification physiologique dont tout état
anatomique est le résultat ou le produit, c'est alors que
vous dépassez le but.

Je ne dis point cela en particulier pour les hypothèses
de MM. Broussais et Rasori, que plusieurs d'entre vous
jugent à bon droit ruinées sans retour ; mais je le dis pour
toutes les autres hypothèses de même genre qui dans l'a-
venir pourraient être présentées. En effet, je dis et je
maintiens avec Hahnemann, que vous ne savez rien de la
manière dont se comportent sur notre organisation les modificateurs externes appelés influences morbifiques. Vous
savez, et nous savons tout comme vous et même mieux
que vous, j'espère le prouver, dans quelles conditions,
sous quelles influences se produisent les maladies ou au
moins la plupart d'entre elles ; mais vous ignorez de
quelle manière ces influences agissent.

Alors que signifie, je vous le demande, le dogme fondamental de vos doctrines dogmatiques ? « Le mot irrita-
» tion, vous dit-on, représente aux médecins l'action des
» irritans, ou l'état des parties vivantes irritées. On ap-
» pelle irritans tous les modificateurs de notre économie
» qui exaltent l'irritabilité ou la sensibilité des tissus vi-
» vans, et qui élèvent ces phénomènes au dessus du degré
» normal. » (1)

Que toute maladie se manifeste par la douleur, nous

(1) *De l'irritation et de la folie*, par M. Broussais, p. e. 1.

vous l'accordons ; et si c'est là ce que vous entendez par l'exaltation de la sensibilité des tissus vivans, toute contestation cesse ; mais si vous faites équation entre la douleur et l'exagération des phénomènes propres aux organes affectés, vous vous abusez étrangement. Il n'est pas vrai qu'un poumon enflammé respire plus et mieux qu'un poumon sain ; qu'un estomac également enflammé digère mieux qu'un estomac normal, et qu'un utérus cancéreux soit mieux approprié aux fonctions de la gestation qu'un utérus à l'état physiologique. Or, si dans l'état que vous nommez irritation, les phénomènes propres aux organes malades étaient au dessus de l'état normal, évidemment il y aurait un plus haut développement de la fonction elle-même ; ce qui n'est pas. Voilà où conduit la proposition avancée, mais ce n'est pas ce que l'auteur a voulu lui faire dire. Dans sa pensée, exagération d'une fonction et exaltation de la sensibilité, sont une seule et même chose. Autre erreur, qui revient à confondre des choses très-distinctes, la douleur et le plus ou moins d'activité d'une fonction physiologique. Aussi, le dogme une fois posé, il a été impossible d'échapper aux inconséquences qu'il entraîne. On a été obligé d'admettre, ce qui implique au moins contradiction dans les termes, qu'il est des maladies irritatives produites par défaut d'excitation, et par là on a entendu des maladies occasionées par la privation de l'un ou de plusieurs des alimens de la vie, comme il en est d'autres que l'excès d'excitation entretient et produit. Je demande maintenant ce qui a pu entraîner de pareilles inconséquences.

Messieurs, le voici :

Lorsqu'il y a privation ou exagération des modificateurs externes sur l'économie humaine, les désordres qui en résultent s'expriment souvent par des symptômes anatomiques et physiologiques semblables. Dès-lors, on a conclu de cette similitude d'apparences à une similitude de réalité. Et cette fausse conclusion, l'expérience l'a prouvé, a entraîné de nouvelles inconséquences, à savoir, l'abus et la mauvaise application du traitement anti-phlogistique ou négatif, quand il fallait recourir à des moyens positivement restaurans pour le cas où le *défaut d'excitation* était manifeste, ou à l'emploi des moyens appelés excitans, ce qui fournissait une pratique plus heureuse, mais aussi ce qui établissait un désaccord évident entre la théorie et la pratique, entre la logique et le fait.

Vous comprenez, messieurs, que la critique ne doit s'attaquer qu'aux hommes qui ont affirmé quelque chose sur les questions que la critique examine, et qu'il est juste à elle de négliger les travaux des hommes qui, sans nier la possibilité d'arriver à une solution sur le point qui nous occupe, en ont laissé entrevoir une sans jamais la donner, et ont concentré les forces de leur intelligence sur des travaux de détail que nous examinerons en leur lieu. C'est pourquoi je n'ai point à m'arrêter à l'école éclectique. Son *hypérémie* et son *anémie*, ses *hypertrophies* et ses *atrophies*, portent le même cachet et sont entachées des mêmes vices que la doctrine de l'irritation. Tout le mérite de cette conception consiste à transporter sur des tissus ce que M. Broussais appliquait à des organes et à des appareils. Ce peut être de l'anatomie pathologique, ce ne sera jamais la base d'un système de médecine. Il est tout aussi inconséquent de créer des hypérémies sthénique, asthénique et cadavérique, qu'il a pu l'être d'admettre des *maladies irritatives produites par défaut d'excitation.*

Puis dans la critique faite par l'éclectisme du principe de l'irritation, celui-ci a trop nié et trop accordé. Il a trop accordé, en admettant que les modificateurs externes, comme l'air, l'aliment, etc., avaient propriété d'exciter tout d'abord les membranes de rapport avec lesquelles ils sont en contact. Cette excitation première ne saurait être prouvée; car il n'y a point d'excitation partout où les choses se passent à l'état normal ; il y a tout simplement la vie qui se déploie, qui n'est ni en plus ni en moins, qui se produit, et voilà tout. L'éclectisme a trop refusé à la doctrine de l'irritation, lorsqu'il a avancé que *l'irritation ne peut être considérée que comme préparant la formation des diverses lésions organiques, dont elle ne détermine ni la nature ni même l'existence* (1); car le fait prouve que ce qu'on nomme l'irritation, non seulement prépare, mais accompagne ces lésions organiques, et les suit, pour ainsi parler, dans toutes leurs phases de décroissance vitale. Enfin, lorsque l'éclectisme a dit « qu'il n'importait pas de déterminer si tel ou tel groupe » de lésions doit être ou non rapporté à ce qu'on appelle » une inflammation ; et que ce qu'il importe, c'est de » bien étudier chacune de ces lésions, c'est d'essayer de » remonter à leur cause et de pénétrer leur nature » (2),

(1) Andral, *Précis d'anat. pathol.*, tom. I, pag. 6 et 7.
(2) *Ibid.*, p. 10.

il a exprimé un désir ou une espérance qu'il n'a jamais réalisé et qu'il ne réalisera jamais. Mais il a encore commis cette faute de croire qu'il était scientifique de formuler un semblable désir.

Tant d'insuccès démontrent jusqu'à l'évidence le vice d'une pareille direction. Il nous faut donc l'abandonner franchement et sans réserve. Que mettrons-nous à la place?

Messieurs, nous dirons avec Hahnemann, que toute notre attention devra se fixer dans l'étude des causes, sur la recherche des *conditions*, soit *externes*, soit *internes*, sous lesquelles une maladie se développe. Et par là nous entendons ce que vous nommez la recherche de la *cause occasionelle*, ou, pour me conformer au langage de M. Andral, ce qu'il appelle tout simplement la *cause* par opposition à ce qu'il nomme la *nature* d'une lésion organique ou d'une maladie, expression qui revient à ce que M. Broussais entend par *cause première*, *prima causa morbi*, comme disaient les anciens.

Mais quel sens l'homœopathiste attache-t-il à ce mot, la cause occasionelle? Toutes les influences atmosphériques que vous-mêmes considérez comme pouvant engendrer des maladies, tous les agens de nutrition et les influences intellectuelles ou passionnelles auxquelles vous attribuez la même puissance, les miasmes aigus ou chroniques et les virus, voilà, à nos yeux, les véritables et uniques causes de toutes nos infirmités.

Dans ces termes, aucune contestation sérieuse ne peut s'élever entre nous; mais l'accord cessera bientôt si j'essaie de préciser les termes généraux dans lesquels je me suis maintenu.

Je n'ai rien à dire de bien spécial sur l'importance des influences atmosphériques, des agens de nutrition, non plus que des influences intellectuelles et passionnelles. Les miasmes aigus, en tant que nous les considérons comme causes de maladies, ne nous offrent non plus rien de spécial. Il n'en est pas de même des *virus* ou *miasmes chroniques*. Ainsi que vous devez l'entrevoir, je touche ici à l'un des points capitaux de la doctrine homœopathique, à la théorie de la psore. A cet égard, nous sommes d'opinion que Hahnemann a fait faire un pas immense à *l'étiologie*, en sachant ramener toutes les maladies chroniques à une cause occasionelle générale, saisissable par tous les moyens propres à établir une conviction et à fournir une démonstration.

Le moment n'est pas venu d'approfondir ce sujet. Je ne puis taire cependant les traits de la doctrine homœopathique qui se rapportent à l'étiologie des maladies chroniques.

On vous a habitués à considérer les maladies chroniques comme étant de même ordre et de même nature que les maladies aiguës : on professe que reconnaissant une même origine, elles doivent être combattues par les mêmes moyens.

Cependant, messieurs, bien des difficultés s'opposent à ce qu'une pareille hypothèse soit admise ; et la plus importante de toutes est sans contredit l'insuccès du traitement employé. Aucune guérison véritable ne peut être revendiquée par l'école allopathique dans le traitement de ces maladies. Je dis aucune guérison, et, en effet, ce

n'est pas guérir une maladie que d'enrayer sa marche et
de faire taire plusieurs de ses symptômes les plus saillans
à l'aide d'un régime qui consiste dans la privation de presque tous les soutiens de la vie. Dans ce cas, la guérison
annoncée est tellement fallacieuse qu'il suffit au malade
d'abandonner le régime prescrit pour qu'aussitôt tous les
accidens reviennent et plus terribles que jamais.

Je n'insiste pas sur cette observation, qui sera justifiée
dans les leçons que je consacrerai à la théorie de la psore,
parce qu'alors il me sera possible de la rattacher à toute
la critique que je me propose de faire des doctrines régnantes sur les maladies chroniques.

Mais s'il était vrai que toutes les maladies que vous considérez comme chroniques pussent être rattachées dans
leur origine à un ou à plusieurs *miasmes*, assez fixes pour
être reconnus et distingués, assez positifs pour qu'il fût
possible de les suivre, non par voie de spéculation, mais
expérimentalement, à dater du moment où ils font invasion dans l'organisme jusqu'à celui où ils s'éteignent, et
d'en noter toutes les transformations successives ; si même
il nous avait été donné de les voir se perpétuer à travers
les générations, n'est-il pas vrai qu'alors le diagnostic
et la thérapeutique des maladies chroniques auraient fait
un pas immense ?

Eh bien, messieurs, tout ce que je vous annonce est
réel : interrogez l'observation contemporaine ; puis remontez les siècles, et interrogez l'observation du passé,
voici l'enseignement que vous en retirerez.

1° Toutes les maladies que vous reconnaissez pour

chroniques ont été observées dans le passé comme étant dues soit à la rétrocession de la gale, soit à une syphilis imparfaitement guérie et dégénérée, soit à une affection sycosique.

2° L'observation directe prouve aussi, et sur ce point j'en appelle au témoignage de tous ceux qui ont observé de ce point de vue, que dans le plus grand nombre des cas les malades par lesquels on est consulté, ont été antérieurement atteints de gale, de syphilis ou de sycose. Un examen attentif démontre aussi la possibilité de saisir le lien pathologique entre l'invasion de l'un des trois miasmes précités et la maladie dont il s'agit ; c'est-à-dire que toujours il est possible de dire quelle incommodité ou quelle maladie a immédiatement remplacé l'éruption psorique, symptôme extérieur de la gale, et de poursuivre les transformations de cette incommodité jusqu'au moment où le malade réclame nos soins.

3° Dans les cas où le malade vient à vous sans avoir été atteint de la gale proprement dite, toujours vous le rencontrez en ayant reçu le germe par voie d'hérédité, et son enfance a été marquée par des affections ou scrofuleuses ou dartreuses qui ont cédé, en totalité ou en partie, à l'époque de la puberté, à cet âge où la réaction vitale jouit de la plus grande énergie, mais pour reparaître vers l'âge mûr sous une autre forme, c'est-à-dire, au moment où l'énergie vitale commence à baisser.

En résumé, les deux faits capitaux proclamés par Hahnemann en ce qui touche l'étude des causes, sont les suivans : 1° l'abandon de toute vue spéculative sur la nature de la modification organique, supposée par l'école moderne être la cause essentielle de nos différentes maladies; 2° d'avoir découvert dans les trois miasmes chroniques que j'ai cités, la cause occasionelle de toutes les maladies chroniques, de toutes sans exception.

Que nous apprend-il de neuf relativement aux symptômes ?

Une foule de choses qui, dans leur énoncé, paraissent autant de trivialités depuis si long-temps connues dans la science, qu'il vous semblera puéril d'y insister. Ainsi, n'est-il pas au moins inutile pour vous de savoir que nous recherchons l'universalité des symptômes par lesquels une maladie se traduit ? Qui donc a jamais conseillé d'en négliger aucun ? A quoi bon vous enseigner que tous les désordres pathologiqus peuvent être ramenés à ces trois catégories, lésions de sensation, de texture et d'action ? Oserai-je soutenir devant vous que l'ancienne médecine ne tient aucun compte de la douleur ou des aberrations de sensation, que les désordres fonctionnels ne sont pas appréciés des allopathistes, lorsque l'école de l'irritation s'est qualifiée de *doctrine physiologique*, précisément en raison de sa prétention de ramener toute maladie à une altération organique et à un désordre fonctionnel ? Enfin, ne faites-vous pas argument contre nous de notre prétendu dédain pour l'*anatomie pathologique* ? Je ne serais pas plus heureux très-probablement si j'avançais que la doctrine homœopathique a innové en séméiotique, parce qu'elle conseille de grouper les symptômes d'après leur valeur relative. Vous me répondriez que c'est l'œuvre du diagnostic, et que vous croyez l'avoir porté fort loin.

Vous auriez raison de me tenir ce langage, et je serais également dans mon droit de soutenir que Hahnemann a innové en fait de symptomatologie; car, il en est des sciences comme de la morale et de la politique : on s'entend toujours lorsqu'on se tient dans les termes généraux ; la division ne vient qu'au moment où on cherche à préciser les formules employées, à leur donner chair et os, afin d'arriver à l'application.

Sans doute, messieurs, l'allopathie observe avec l'intention de tenir compte de tous les symptômes ; mais en fait, elle en néglige beaucoup et des plus importans. Oui, elle met en ligne de compte la douleur, mais les modes qu'elle peut revêtir, les nuances si variées et quelquefois si fugitives que la douleur présente, lui sont ignorés.

Voilà cependant les deux points essentiels sur lesquels Hahnemann est en opposition avec vous; et quant à la manière d'établir le diagnostic, vous allez voir qu'elle diffère également de la marche que vous suivez.

Messieurs, lorsque vous tracez l'histoire d'une maladie, vous retracez tous les symptômes que vous observez, et vous les divisez en deux classes : les symptômes locaux ou directs, et les symptômes secondaires ou sympathiques. Règle générale, il n'y a que les premiers qui servent à fixer votre thérapeutique ; et même dans le cas où vous tenez compte des seconds, ils n'entraînent que des modifications très-secondaires dans le traitement employé. Pour nous, les choses se passent autrement : ces symptômes que vous nommez sympathiques, ont une telle influence

que leur considération fait varier la thérapeutique du tout
au tout, et que si notre examen se bornait aux symptômes directs ou locaux, nous serions le plus souvent fort
embarrassés d'arrêter notre choix sur un agent thérapeutique plutôt que sur un autre : un exemple fera comprendre ma pensée.

Lorsque vous êtes aux prises avec ce que vous nommez
une inflammation gastro-intestinale, supposez que des
symptômes cérébraux se déclarent, certes, vous les mettez
en ligne de compte. Mais la considération qu'ils entraînent ne changera rien au traitement, qui reste toujours
antiphlogistique. Il s'agit seulement de savoir si aux
sangsues vous préférerez les saignées générales, de quelle
partie du corps vous ferez élection pour pratiquer les
saignées locales ; il s'agit aussi de savoir si vous ferez ou
non usage de quelques moyens que vous nommez dérivatifs.

Pour nous, au contraire, non seulement le spécifique
employé sera différent en raison de la complication de
l'affection cérébrale ; mais encore il variera en raison de
symptômes tellement accessoires dans votre pensée que
vous les négligez absolument, et ces symptômes sont les
suivans : 1° la nature de la douleur ou des douleurs res-
senties, 2° l'état du sommeil, 3° l'état du moral ; 4° dans
le cas où il existe de la douleur au cerveau, son siége,
son type, sa durée et sa nature font encore varier le médicament employé. Après ces indications, mettrai-je des
noms de médicamens à côté de ces différences dans la
symptomatologie ? Hélas ! non ; ce serait sans fruit pour

vous, vu que toutes mes citations ne pourraient être qu'incomplètes.

D'ailleurs, ce serait sans importance pour l'objet qui nous occupe. Je veux établir que Hahnemann a innové en *symptomatologie*, et dire en quoi consistent ses innovations! Eh bien, le voici.

1° Hahnemann a enseigné qu'une maladie n'était connue qu'autant qu'on prenait en considération l'*universalité des symptômes*, des symptômes considérés en eux-mêmes, c'est-à-dire dans leur nature, puis dan sleur type, leur siége, et dans leurs rapports réciproques.

2° Il a enseigné que la valeur relative des symptômes se tirait, avant tout, de leurs rapports avec les symptômes que présentent les médicamens; et ici se trouve entre lui et l'allopathie une différence essentielle.

Dans la symptomatologie allopathique, les symptômes sont d'autant plus caractéristiques et plus importans, qu'ils traduisent la souffrance d'un organe plus important à la vie; qu'en un mot, ils sont plus physiologiques. Toute réelle que soit cette considération, elle se trouve dominée par une autre en homœopathie; c'est, je le répète, le symptôme constant d'un médicament qui ne correspond pas toujours au symptôme physiologique.

Cependant, messieurs, on nous a fait le reproche de négliger les données de l'anatomie pathologique. Jusqu'à quel point ce reproche est-il fondé?

Il repose, selon moi, sur une équivoque de langage. Hahnemann a souvent critiqué l'anatomie pathologique lorsqu'elle prétend donner des lois à la thérapeutique;

mais il n'en a pas conclu à son inutilité. L'anatomie pathologique donne l'indication du siége, ou, pour parler
plus exactement, de la nature des altérations organiques
que la maladie entraîne. Ces altérations organiques ne
traduisent pas la maladie tout entière d'une part, et de
l'autre, elles n'apprennent rien sur les causes ; d'où résulte que l'anatomie pathologique, dont on a voulu faire
la base de toute médecine, n'est qu'un des élémens et un
des élémens secondaires de l'art de guérir.

L'anatomie pathologique ne traduit point la maladie
tout entière : et, en effet, elle ne peut rendre raison que des
symptômes propres aux organes ou aux appareils altérés,
et sans rien dire des symptômes propres aux autres organes et aux autres appareils. Elle ne nous apprend rien tou-
chant les causes : car, c'est le plus souvent hors de l'homme
que celles-ci se trouvent. Entre une phthisie et un cancer,
et la cause qui les ont amenés, il y a une distance incommensurable, chacun le sait. La valeur de l'anatomie pathologique consiste donc simplement en une valeur de
symptômes, c'est-à-dire que, pour s'éclairer sur une maladie, il faut tenir compte à la fois des lésions de sensation, de texture et d'action. C'est ce qu'a fait Hahnemann
toutes les fois que la chose a été poss ble. Dire qu'il en
ait tiré tout le parti imaginable ; que, sous ce rapport, sa
doctrine n'attende pas de nombreux développemens ;
qu'il ne soit pas désirable de rattacher les lésions de sensation à des altérations de texture ; que ses moyens diagnostiques aient la précision de ceux employés en France,
serait aller au-delà de ma pensée. C'est une imperfec-

tion qu'il nous appartient de faire cesser, et à laquelle nous travaillons assidument. Mais elle ne saurait altérer en rien la vérité de la doctrine qui repose sur d'autres bases que l'anatomie pathologique.

Vous savez très-bien, messieurs, que la connaissance des altérations morbides n'apprend que fort peu de chose sur le traitement à employer, et si j'en voulais un exemple frappant, je citerais la phthisie. Je ne connais pas, pour mon compte, d'état pathologique dont les altérations aient été étudiées avec plus de soin et de fruit depuis Bayle et Laënnec, et je ne connais pas de maladie dont le traitement soit plus borné et plus infructueux. Ceci est également vrai des affections scrofuleuses dont la thérapeutique ∗est essentiellement empirique, des maladies dartreuses et cancéreuses, enfin de toutes les maladies chroniques.

Or, je vous le demande actuellement, que penser d'un moyen de connaître si borné dans ses applications, et cependant, nous aimons à en convenir, si riche dans les connaissances qu'il fournit, connaissances spéculatives comme le sont toutes celles que fournit l'histoire naturelle? Mais les véritables connaissances médicales sont celles qui conduisent à des applications pratiques. L'anatomie pathologique a bien peu fait à cet égard.

Messieurs, j'ai dit en quoi la doctrine homœopathique a innové dans l'étude des causes et des symptômes. J'aurais maintenant à vous dire quelles innovations elle introduit dans l'étude du diagnostic et du pronostic, comme elle s'y prend pour tracer un tableau de symptômes. Mais ce sujet est trop vaste, il embrasse trop de choses pour que j'essaie de l'aborder à la fin de cette leçon. J'aime mieux en faire le sujet de la prochaine séance.

NOTE.

La séance terminée, un de mes auditeurs, qui depuis s'est nommé dans les journaux, M. le docteur Marmorat, dont les observations avaient provoqué la sixième leçon, et qui, malgré sa promesse, n'avait point assisté à cette même leçon, m'a reproduit la proposition relatée pag. 161 et suivantes.

J'ai dû le renvoyer à la leçon relative à *l'institution de l'expérience.* Cette réponse ne l'a point satisfait, et il a argué contre moi d'une prétendue acceptation que je n'ai jamais donnée, que je n'ai jamais conçue, ainsi qu'on en jugera par la lecture de la leçon elle-même.

Il me pria de reproduire les argumens que j'avais donnés dans la séance à laquelle il n'avait point assisté. Je m'y refusai par respect pour l'auditoire, que d'inutiles redites fatiguent toujours, par respect pour moi-même qui, dans ma position de professeur, ne devais pas consentir à laisser errer la discussion au gré des affaires ou du caprice de ceux qui m'entendent.

M. Marmorat prit ce refus pour un détour, et m'accusa publiquement de manquer à une parole donnée. De M. Marmorat, j'en appelai à l'auditoire, dont les mur-

mures et l'improbation la plus manifeste auraient dû l'éclairer.

Dans l'exaspération momentanée qu'entraîne toute discussion, M. Marmorat me menaça des journaux. Je lui répondis que j'acceptais son défi, mais que je l'engageais à surseoir jusqu'à la publication de la sixième leçon ; que je lui donnais ce conseil dans son intérêt et pour lui éviter toute déconvenue.

Il n'a tenu compte de mes avis : on lit, en effet, dans le numéro d'avril 1835 du *Journal des connaissances médico-chirurgicales*, une lettre dont j'extrairai les passages principaux. « M. Simon , dit M. Marmorat, choi-
» sira dans la Matière médicale les dix substances médica-
» menteuses susceptibles de donner lieu aux phénomènes
» les plus tranchés, les plus caractéristiques, les plus spé-
» cifiques. Leur préparation sera faite sous la surveillance
» de M. Simon ou par M. Simon lui-même, afin qu'on
» ne puisse expliquer l'absence de résultats par la négli-
» gence apportée dans les manipulations pharmaceuti-
» ques.

» 2° Les dix médicamens étant enfermés chacun dans
» son paquet, avec *l'étiquette cachée sous un pli*, M. Si-
» mon prendra au hasard le premier qui se présentera,
» et l'expérimentera sur lui-même ou sur l'un des plus
» éclairés et des plus dévoués partisans de l'homœopa-
» thie, afin que l'on ne puisse, comme cela a déjà eu
» lieu, donner pour cause de la nullité des effets, l'in-
» observance de la diète homœopathique.

» Le paquet étiqueté qui contenait le médicament em-

» ployé et les neuf autres paquets seront mis sous bande
» cachetée, et le tout restera clos jusqu'à la fin de l'ex-
» périence.

» 3° Lorsque M. Simon jugera l'expérience terminée, il
» devra, d'après le compte rendu des symptômes éprou-
» vés par lui ou par la personne qui aura été le sujet de
» l'expérience, désigner le nom de la substance employée;
» en un mot, il fera une analyse médicamenteuse au
» moyen des réactions homœopathiques.

» 4° Si l'expérience a été faite sur un individu rebelle
» aux influences homœopathiques, il sera permis à M. Si-
» mon de recommencer un certain nombre de fois.

» Ces conditions, d'abord acceptées avec empresse-
» ment, furent refusées dans la séance suivante : la nuit
» avait porté conseil. M. Simon ne voulut plus consentir à
» l'expérimentation, qu'autant qu'il connaîtrait d'avance
» le nom du médicament. Cette précaution détruisait,
» comme on voit, toute la valeur de l'expériment. »

A cette note de M. Marmorat, mes amis me sollicitè-
rent de répondre. Je m'y refusai, ne voulant point ainsi
éparpiller mes forces dans une polémique de chaque instant, persuadé que ceux qui prennent intérêt à la cause
de l'homœopathie sauraient bien trouver ma réponse
partout où elle serait, et qu'ils la chercheraient surtout
où elle doit être.

Voici cette réponse.

1° Je n'ai jamais accepté la proposition de M. Marmorat, et c'est même parce que je ne l'acceptais pas que j'ai
cru convenable de professer ma sixième leçon, unique-

ment destinée à donner les motifs scientifiques de mon refus.

En fait, je ne l'ai point acceptée sur le moment même ; j'ai invoqué le témoignage unanime de plus de cinq cents personnes. Or, à l'affirmation de M. Marmorat, j'oppose la dénégation la plus explicite et la plus formelle.

La nuit n'a donc point porté conseil. Mais quand cela serait, je ne vois pas qu'on en pût rien induire contre ma bonne foi. Serait-il sans exemple que dans la chaleur d'une discussion publique, un homme d'ailleurs très-consciencieux ait été au-delà du but, et y aurait-il une grande dignité à faire argument contre lui d'un moment d'exaspération ?

Je le répète, ce moment d'exaspération n'a point eu lieu. J'ai assez l'habitude d'être maître de ma pensée et de ma parole pour ne pas m'égarer. Mais il serait mal à M. Marmorat de venir attacher un homme au pilori d'un journal pour un moment d'oubli.

Que M. Marmorat ne voie pas dans ces paroles la moindre concession ni la plus légère demande en grâce. Je lui nie formellement les paroles qu'il me prête, et j'ai pour moi cinq cents auditeurs munis chacun de deux oreilles. Puis, qu'il lise la leçon à laquelle il n'a point assisté, leçon qui a soulevé cette polémique ; que le public la lise, et il jugera entre nous.

Le public remarquera surtout avec quelle autorité les conditions de l'expérience me sont dictées, et j'espère qu'il s'étonnera de tant de prétentions. Ceux qui sont familiers avec l'homœopathie remarqueront combien il

m'aurait été facile de satisfaire M. Marmorat, en choisis-
sant ceux de nos médicamens les plus actifs et des sujets
très-impressionnables. Mais les homœopathistes me sau-
ront gré de n'avoir pas voulu me laisser traîner dans le
chemin où les magnétiseurs étaient conduits lorsqu'on
leur demandait des faits qui satisfissent la curiosité publique et qui n'ont jamais convaincu personne.

Ma réponse sur le fond de la discussion entre M. Marmorat et moi, se trouve dans ma sixième leçon. Je n'y reviendrai pas, n'aimant pas à me répéter.

LEÇONS

DE MÉDECINE

HOMŒOPATHIQUE.

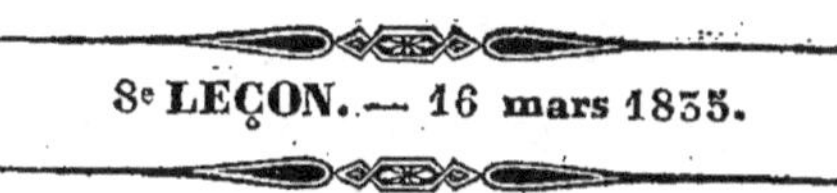

8e LEÇON. — 16 mars 1835.

SOMMAIRE.

Sujet de cette leçon. — Examen des élémens *synthétiques* et *pronostiques* de toute maladie. — En homœopathie comme en allopathie, le *diagnostic* consiste à tirer de l'étude des causes et des sympômes des indications précises. — La différence consiste en ce qu'au lieu de rechercher ces indications exclusivement dans les symptômes morbides, elles résultent de la comparaison de ceux-ci avec les symptômes fournis par les médicamens. — Justification de ce point de vue. — Le pronostic se tire ici de quatre élémens : 1° la force de réaction vitale ; 2° la cause occasionelle ; 3° la possibilité de trouver un agent spécifique ; 4° le plus ou moins de violence des symptômes a aussi une grande importance, mais seulement relative aux trois conditions précédentes. — Conclusion. De quelle manière le médecin homœopathiste doit s'y prendre pour tracer le tableau d'une maladie. — Distinction entre les symptômes *caractéris-tiques* et les symptômes *secondaires*. — Différences des deux écoles dans la manière de déterminer les symptômes pathogno-moniques d'une maladie et les propriétés essentielles d'un médicament. — CONCLUSION. Résumé de ce qui a été dit des moyens de connaître dans une maladie tont ce qu'il nous est donné d'en savoir.

MESSIEURS,

L'Académie royale de médecine a prononcé son arrêt. De par son autorité, il est défendu à l'homœopathie de rien contenir de nouveau pour la science ; il lui est dé-fendu d'être fondée en théorie, d'être heureuse en prati-que. Si nous n'avons pu ni dû nous occuper de redresser les allégations erronées de ceux qui ont essayé de nous combattre au sein de l'Académie, et cela par respect pour la cause que nous défendons, par respect aussi de nous-même, de la conclusion vraiment étrange à laquelle est arrivée l'Académie, nous n'avons rien à dire et nous ne dirons rien. Il est de ces choses qui se réfutent d'elles-mêmes, et la décision de l'Académie est du nombre. Lors-que, dans sa bonne foi, le rapporteur d'une commission avance que cette commission n'a eu le temps ni d'étudier, ni d'expérimenter, elle dont la mission était de faire l'un et l'autre, il faut laisser au corps dont il s'agit le scandale de ses actes.

Lorsque, d'un autre côté, on est assez heureux pour vivre dans un pays qui jouit d'assez de liberté pour que toute question scientifique s'y élabore et s'y développe à l'aise, dans un pays où il est loisible d'enseigner, de discuter et d'appliquer les principes scientifiques qu'on s'est créé ou qu'on a reçu, à quoi bon se livrer à des discussions qui ne peuvent être qu'irritantes? Ne vaut-il pas mieux, à l'exemple de cet ancien qui, fatigué de s'entendre nier le mouvement, se mit à marcher, continuer paisiblement notre œuvre, sans attacher d'importance à ce qui, en réalité, n'en a aucune?

La terre a tourné autour du soleil, malgré un sacré collége; les parlemens n'ont point empêché le sang de circuler, ni l'émétique de faire vomir; l'ancienne académie des sciences n'a pu faire que le mesmérisme ne fût quelque chose, et l'Académie royale de médecine n'est ni assez sage, ni assez puissante pour empêcher l'homœopathie de guérir dans les limites du possible.

Assez donc de l'Académie!

Vous vous souvenez, messieurs, que nous en étions arrivés à déterminer avec précision et rigueur les différentes conditions à remplir pour être sûr d'avoir pu lire dans un fait tout ce que la nature ou la Providence y ont écrit. Bornés, comme je le disais, par la nature même de notre intelligence, nous sommes constamment placés en face de l'infini. Dans la molécule la plus infinie, dans la monade primitive, comme aurait dit Leibnitz, se trouve l'infini au même titre que sa grandeur et sa majesté éclatent dans le mouvement des sociétés et dans l'harmonie des mondes.

Qui donc pourrait se vanter de posséder sur un fait quelconque toutes les connaissances que celui-ci peut fournir ? Personne, messieurs, si on envisage les choses d'une manière absolue; mais en consentant à les considérer du seul point de vue qui ait une valeur scientifique, c'est-à-dire relativement au but qu'on se propose, il est possible, je dirai même assez facile, d'arriver au résultat désiré.

Nous avons vu, dans les séances précédentes, qu'il fallait abandonner à jamais toute spéculation sur la nature intime des maladies, et que la connaissance de ces dernières nous était acquise du moment où nous possédions le tableau général de leurs symptômes et la connaissance des causes, du moment aussi où nous pouvions rattacher les uns aux autres et déterminer leur dépendance réciproque. Maintenant il faut aller plus loin, et rechercher les indications que présentent les causes et les symptômes pour la thérapeutique. Ceci est l'office du diagnostic, opération tout intellectuelle, qui part de l'observation et s'appuie sur elle sans être l'observation elle-même. Lorsque le médecin remonte aux causes d'une maladie quelconque, qu'il en constate les symptômes et qu'il en détermine le siége, il est, pour ainsi parler, passif devant la maladie, et son rôle se borne à recueillir les matériaux que ses sens lui apportent. Mais lorsqu'il recherche les indications qui découlent de l'observation, lorsque pour se diriger dans la pratique il tente de prévoir l'issue de la maladie qu'il observe, alors il devient actif, et sa puissance est d'autant plus grande que son diagnostic et son pronostic ont une portée plus étendue. Au moment où il observait, le médecin procédait par voie de division ou d'analyse, c'est-à-dire qu'il prenait une à une chacune des manifestations de l'état morbide pour les considérer en elles-mêmes ; mais lorsqu'il essaie de porter son diagnostic et de dicter son pronostic, au lieu de diviser, il réunit ; au lieu d'analyser, il synthétise. Ainsi, dans l'étude des maladies, le diagnostic et le pronostic sont à l'observation proprement dite, dans le même rapport que les prémisses et la conséquence dans tout raisonnement un peu exact.

Essayons maintenant de déterminer quelles innovations Hahnemann a introduites dans l'étude du diagnostic et du pronostic, quelle marche il conseille de suivre pour obtenir le tableau d'une maladie aussi complet et aussi exact que possible, ce qu'on nomme en homœopathie le *relevé des symptômes*.

Messieurs, on ne juge bien de la valeur d'une chose qu'en la comparant à une autre. Or, pour apprécier la plus grande rigueur du diagnostic homœopathique, il faut un terme de comparaison ; je le trouve tout naturellement dans les doctrines au milieu desquelles on se plaît à bercer votre jeunesse scientifique.

A quoi se réduit tout ce qu'on vous enseigne sur le diagnostic ?

On vous dit qu'une fois en possession de la connaissance des causes, du siége et des symptômes, vous n'avez rien de mieux à faire pour fixer vos indications, qu'à déterminer 1° l'ordre de la maladie dont il s'agit ; 2e sa période plus ou moins avancée ; 3° le rapport des causes externes ou internes qui l'ont amenée avec les deux élémens précédens. L'ordre auquel appartient une maladie vous conduit à lui imposer un nom générique : sa période vous éclaire sur les chances de succès qu'il vous est permis de concevoir, chances de succès d'autant plus grandes qu'il vous est plus facile de soustraire le malade à l'influence des causes.

Il nous semble, messieurs, que vos moyens diagnostiques pèchent en trois points : le premier, qui sert de mesure à tous les autres, consiste dans l'absence d'une loi générale. Vous n'en avez pas, je vous l'ai montré dans une quatrième leçon, et votre silence a ajouté à ma conviction. Le principe de l'*irritation* n'est pas, en effet, une loi générale en médecine ; il serait tout au plus l'expression la plus élevée de la pathologie, s'il était possible de lui accorder le caractère de généralité que l'auteur lui a attribué, mais il n'a aucun rapport direct avec la thérapeutique. Or, toute loi générale en médecine doit être l'expression du rapport invariable et constant de la pathologie et de la thérapeutique. Ce rapport ne peut être conçu que sous trois formes : la *similitude*, la *contrariété*, la *spécificité* ou *l'appropriation*. Sans repousser explicitement l'axiome de Galien, il n'a plus votre foi. La similitude, en prenant ce mot dans le sens d'identité, vous paraît un contre-sens, et vous niez que la spécificité soit applicable à toutes les maladies et dans toutes leurs périodes. Quel principe vous sert donc de guide ? Evidemment aucun. Interrogez plutôt les hommes qui, en dehors de l'école physiologique, semblent aujourd'hui donner vie et mouvement à la science. Souvent déjà, l'école éclectique s'est trouvée entre nous , et je vous l'ai montrée oscillante entre tous les principes , indécise dans le choix de ses moyens, flottante entre la négation et l'affirmation. Ce n'est donc pas chez elle que vous emprunterez ce critérium que j'appelle un principe général. Vous adresserez-vous à d'autres qui, confondant une méthode avec un principe, les moyens et le but, se croient en possession d'une *doctrine générale*, voici ce qu'ils vous diront :

« Pour imprimer à la philosophie de la médecine son der-
» nier perfectionnement, il ne restait plus qu'une chose
» à faire, c'était d'appliquer rigoureusement à l'étude de
» cette science la méthode expérimentale généralement
» suivie dans les sciences physiques proprement dites. Or,
» cette application est elle-même aujourd'hui un fait ac-
» compli, et, en fraternisant ainsi avec les sciences phy-
» siques, la médecine, répudiant désormais le titre d'*art*
» *conjectural* dont on l'a si long-temps flétrie, s'est enfin
» élevée au rang des sciences positives et exactes : la mé-
» decine, en un mot, est la *mécanique*, la *physique* et la
» *chimie* de l'économie vivante. » (1)

Demandez maintenant aux partisans de cette *doctrine générale* qui a sur l'école éclectique le mérite d'affirmer quelque chose, demandez-leur de donner la formule qui indique à la fois le lien de la pathologie et de la thérapeutique , et vous verrez qu'ils s'abusent lorsqu'ils se prétendent en possession d'une doctrine générale. Posez-leur

____

(1) J. Bouillaud, *Traité clinique des maladies du cœur*. Préface. Paris, 1835. 2 vol. in-8.

nettement cette question : le médecin placé au lit du malade doit-il agir par voie de contrariété, de similitude ou
de spécificité? vous verrez qu'ils n'ont pas de réponse.
Peut-être vous diront-ils que ces trois directions peuvent
être suivies alternativement avec avantage ; mais alors
vous aurez à leur demander dans quels cas il convient de
suivre l'un de ces principes, dans quel cas il est bon de
s'abandonner sur les traces des autres ; et leur embarras à
faire une semblable détermination, trahira leur impuissance. Allez plus loin encore avec eux, et demandez-leur
la raison de leur préférence, ici pour la loi de contrariété, ailleurs pour la loi de spécificité, ailleurs encore
pour toute loi connue ou à imaginer, et ils seront muets
devant vous, messieurs, et vous verrez que leur doctrine
générale manque de base, puisqu'ils n'ont point de mesure commune pour leur diagnostic et leur thérapeutique.

C'est qu'en effet ils s'abusent étrangement lorsqu'ils
vont emprunter aux sciences physiques les principes de
la médecine. La science de l'homme et la science de l'univers, quelque nombreux que soient leurs points de contact, ne sauraient se confondre. La médecine est plus
que la mécanique, la physique et la chimie de l'économie
vivante. Elle est elle-même ; on n'en saurait donner une
autre idée. Ses principes doivent être empruntés à l'homme, qui est le sujet de la médecine ; ses méthodes, c'est
encore l'étude de l'homme qui doit les fournir, et rien
qu'elle. Mais en supposant qu'on puisse ramener la médecine à une formule d'une sécheresse aussi désespérante,

serait-on autorisé à conclure que pour être en possession
d'une doctrine générale il suffise d'aller faire emprunt
d'une méthode aux sciences physiques? Hélas ! non. Rappelez-vous la distinction que j'ai établie entre la méthode
et ses moyens, et vous déciderez la question. La méthode,
ai-je dit, consiste dans la position du problème à examiner, dans la fixation de ses limites, dans la détermination
des élémens qui le composent (1). Or, qu'empruntez-
vous et que pouvez-vous emprunter aux sciences physiques? leurs moyens d'analyse, et voilà tout. C'est exclusivement aux sciences physiologiques que vous irez demander tout ce qui intéresse le problème fondamental de
toute médecine. Sous ce rapport, vous ne les avez point
interrogés. J'avais donc raison de dire que vous manquez
d'une loi générale, tandis que nous, qui proclamons la
loi de spécificité, en avons une, une que personne encore
n'a attaquée autrement que par la voie peu courtoise des
bruyantes déclamations.

Le second vice du diagnostic dans l'école allopathique
consiste à tenter l'impossible, c'est-à-dire à vouloir imposer un nom à une maladie, nom qui fixe l'ordre auquel
elle appartient. Vous vous rappelez tout ce que nous avons
déjà dit de la prétention des anatomo-pathologistes à vouloir localiser une maladie en un point ou en un tissu
quelconque de l'économie. C'est que leur manière de procéder consiste à prendre la partie pour le tout, à faire de
l'altération organique le résumé de la maladie entière. En

(1) *Troisième leçon*, pag. 82.

vain, des hommes de la force de Corvisart, Laënnec et
M. Broussais, ont-ils hautement proclamé l'insuffisance
de l'anatomie pathologique; c'est elle et elle seule qui
fournit en allopathie les indications thérapeutiques, elle
seule qui dicte le traitement. Prenons un exemple bien
saillant et qu'il vous sera facile de vérifier. Vous savez
combien dans l'école de Paris il s'est créé de spécialités:
tel a presque exclusivement consacré sa vie scientifique à
l'étude de la phthisie pulmonaire, tel autre aux maladies
du cœur, tel autre aux affections de l'utérus. Eh bien,
pour ne m'occuper que de ces dernières, vous savez à quoi
se réduit aujourd'hui leur thérapeutique médicale. Depuis l'inflammation chronique pure et simple jusqu'au
cancer ulcéré, que de variétés anatomiques ne rencontre-
t-on pas? En quoi font-elles varier le traitement? Toujours des saignées petites et réitérées, des bains, des in-
jections, des cataplasmes vaginaux, et la ciguë, qui n'arrive dans ce système qu'à titre de moyen empirique. Viennent ensuite, il est vrai, la cautérisation et l'opération
chirurgicale; mais ce ne sont point là, vous le savez, des
moyens curatifs. Celui qui détruit ne guérit pas. L'anatomie pathologique ne suffit donc ni au diagnostic, ni au
traitement des maladies, puisque des états aussi divers que
l'inflammation, l'induration, le squirrhe, l'érosion du
col, et même l'ulcération superficielle, voire même les
végétations, sont considérés comme n'offrant entre eux
d'autre différence qu'une différence de *quantité*. Or, lorsque vous avez imposé un nom à une maladie, et qu'en agissant ainsi vous croyez avoir fixé son rang, déterminé l'or-

dre auquel elle appartient, rien n'est fait encore ; car, de
cette détermination aux moyens à employer, il y a un
abîme.

Pensez-y : quelle que soit la portée de l'anatomie pathologique, elle ne peut révéler qu'une chose: les altérations
organiques que la maladie entraîne (1). Ces altérations
ne sont, en définitive, qu'un des élémens du diagnostic.
Les caractères physiologiques de la maladie ne sont à leur
tour qu'un autre de ces élémens, et tous deux concou-
rent à indiquer ce qui est à guérir dans une maladie quelconque, sans rien apprendre des moyens à employer pour
que la guérison soit obtenue. Or, tous les signes anatomiques et physiologiques tirent précisément leur valeur de
leur rapport avec les agens thérapeutiques dont l'action
est connue. Ce sont eux qui doivent servir de mesure au
diagnostic. A quoi servirait, je vous le demande, de connaître les indications à remplir si les moyens manquaient ?
à rien assurément. De tout ceci il faut conclure que le
diagnostic d'une maladie n'est pas obtenu parce qu'on a
imposé un nom à une collection de symptômes, et parce
que, se fondant sur une loi d'analogie plus ou moins bien

(1) Je distingue à dessein la maladie de ses altérations organiques, parce que ces dernières ne sont à mes yenx qu'un des traits
d'un tableau plus général qu'elles-mêmes. La maladie résulte des
modifications survenues dans l'état anatomique et physiologique
de l'organisme, comme le dit très-bien M. Bouillaud, qui aurait
été plus complet et plus vrai s'il eût ajouté à ces deux termes un
troisième, les conditions étiologiques.

aperçue, on a dit à quel ordre, à quelle classe, à quelle famille elle appartient. Il y a plus : cette manière de procéder a l'inconvénient d'entraîner aux erreurs les plus funestes, en ce qu'elle conduit à penser que des états morbides supposés d'une nature identique, quoique variables dans leur forme, doivent être traités par les mêmes agens; ce qui est également faux en regard de la loi de spécificité qui n'admet qu'un seul agent curatif pour un état donné.

Le troisième vice du diagnostic allopathique se rapporte aux causes. L'allopathie a commis l'erreur de croire que les seules et uniques causes des maladies, qu'elles soient aiguës ou chroniques, dépendaient d'influences générales, comme les influences atmosphériques ou diététiques, et que chacune d'elles exerçait son action primitive sur un point déterminé de l'organisme. Nous lui reprochons surtout d'avoir méconnu le caractère spécifique de plusieurs de ces causes, et comme conséquence, de n'avoir pas su en tirer les indications qu'elles présentent. Ce qui précède se rapporte surtout aux maladies chroniques.

En effet, il n'y a que dans le traitement des maladies spécifiques que les causes jouent un rôle positif dans l'établissement du diagnostic. Partout ailleurs elles sont de nulle valeur à vos yeux. Je ne parle point en ce moment de l'étude des causes en tant qu'elles fournissent des indications hygiéniques directes et des indications thérapeutiques indirectes, mais bien de l'étude des causes en tant qu'on en tire des indications thérapeutiques directes. Je m'explique.

Dans le traitement de la syphilis, l'infection du sujet présente non-seulement l'indication *tolle causam*, mais la connaissance de cette cause occasionelle indique l'agent ou les agens thérapeutiques auxquels il convient d'avoir recours. Si cet exemple est presque unique dans la médecine allopathique, il est saillant, et c'est pourquoi je le signale. Dans tous les autres cas, la connaissance de la cause occasionelle vous conduit à écarter cette cause elle-même. En ce sens, elle ne joue qu'un rôle secondaire dans le traitement d'une maladie, tout important que soit ce rôle. Eh bien! l'étude de l'étiologie peut et doit être envisagée sous deux points de vue : d'abord, en ce que les causes peuvent, dans la persistance de leur action sur un sujet malade, entretenir et aggraver la maladie qu'elles ont produite; et en ce qu'elles fournissent l'indication première, sinon du médicament qui en triomphera, au moins de l'ordre de médicamens entre lesquels votre choix devra se balancer.

A tout prendre et malgré l'exception que j'indiquais à propos de la syphilis, vous ne connaissez pas la valeur thérapeutique de l'étiologie, vous n'en savez véritablement que la puissance pathologique.

Ainsi, messieurs, malgré toutes les richesses dont les travaux modernes ont enrichi le diagnostic, celui-ci est loin encore de la précision que vous lui supposez. Disons maintenant ce que Hahnemann a su y ajouter.

Comme vous, nous allons puiser immédiatement à la fois dans la recherche des causes et des symptômes, que nous considérons moins en eux-mêmes que par rapport

aux agens thérapeutiques dont l'action nous est positivement connue, l'abondance de ces derniers étant la mesure
de notre puissance. Je dis que, comme vous, nous em-
pruntons aux causes et aux symptômes les élémens de
notre diagnostic; et, en vertu même du principe qui nous
dirige, nous ne nous occupons pas de ramener l'individualité morbide que nous observons à une classe, à un
genre ou à un ordre quels qu'ils soient. La période de la
maladie n'a non plus qu'une importance secondaire à nos
yeux, et l'étiologie acquiert dans la doctrine homœopathique une importance thérapeutique extrême.

Est-ce bien ainsi que le diagnostic doit être entendu?

Messieurs, tout ce qui précède dérive évidemment du
principe général qui domine la doctrine homœopathique;
ou la loi de spécificité n'a aucune signification, ou elle
entraîne comme conséquence une individualisation absolue de toutes les maladies. Or, du moment où chaque maladie est inviduelle, il n'y a point à la rapporter à d'autres
affections, quelle que soit la ressemblance de ses symptômes avec les symptômes d'autres individualités morbides.
Sans doute, et nous nous garderons de le nier, à ne considérer les maladies que du point de vue des causes et des
altérations qu'elles entraînent, il est possible d'établir entre elles de fortes analogies et une sorte d'affinité qui per-
mette de les ranger par ordres et même par familles.
Mais, dans l'état actuel de la science, ces classifications
n'ont aucune valeur pratique. Elles n'en ont aucune,
parce que jusqu'à présent il n'existe aucun lien logique
ni pratique entre ce que vous nommez la nature d'une

maladie et les moyens propres à la combattre. Lorsque vous cherchez à déterminer l'ordre et la classe d'une maladie, vous ne prenez en considération qu'une seule chose, les altérations anatomiques qui en sont les conséquences, et, ce qui est pis, de l'action des médicamens vous ne savez que ce que la pratique vous en a appris.

Mais lors même qu'à notre exemple vous en appelleriez à l'expérimentation pure du soin de vous éclairer sur les vertus positives des médicamens, quand bien même vous établiriez une correspondance plus ou moins intime entre ces dernières et l'état anatomique des organes, toutes vos classifications n'auraient encore qu'une utilité théorique qui disparaîtrait dans la pratique. Au lit du malade, toute maladie est une individualité à part, qui ne peut être guérie que par une individualité médicament qui lui soit parfaitement appropriée ; c'est-à-dire que pour tout état pathologique il n'existe qu'un seul agent thérapeutique qu'aucun autre ne peut suppléer avec fruit. Ainsi le veut la loi de spécificité.

Or, les indications que nous présente une maladie ne peuvent se tirer que des causes et des symptômes qui seuls expriment la maladie tout entière. En effet, l'œuvre du diagnostic est une opération de comparaison ou de pur raisonnement. Toute comparaison suppose nécessairement deux termes ; et ici, les deux termes à comparer sont, d'une part, le tableau de la maladie, et de l'autre, les moyens thérapeutiques.

Je ne sais vraiment, messieurs, si je m'abuse ; mais il me semble que c'est innover d'une manière heureuse en médecine que de pouvoir tirer ses indications pratiques de la comparaison de la maladie observée dans sa totalité avec les vertus *pathogénétiques* des médicamens. Pour ceux qui, comme nous, admettent un principe régulateur de leur conduite auprès du malade, ils puisent dans cette comparaison un élément de certitude qui échappera toujours aux sectateurs des doctrines rivales.

C'est la première innovation introduite par Hahnemann dans l'établissement du diagnostic ; ce n'est pas la seule.

Il veut, en outre, que, dans cette œuvre de comparaison, chacun des élémens de la maladie soit mis en rapport avec chacune des vertus du médicament, ce qui revient à dire que la maladie soit étudiée bien plus dans son ensemble physiologique ou général que dans son état organique ou local. En effet, la détermination du médicament approprié ne se fait point seulement en raison de la ressemblance des symptômes locaux de la maladie avec certains symptômes caractéristiques du médicament, mais bien de la ressemblance de la totalité des symptômes morbides avec les symptômes caractéristiques du médicament. C'est ce que Jahrr a voulu exprimer lorsqu'il a dit : « … Lorsque, après » de longues recherches, on croit avoir trouvé enfin le mé- » dicament convenable, souvent encore on voit ses espé- » rances déçues ; le remède ne produit aucun résultat fa- » vorable, et il ne le pouvait point, parce que, malgré » l'analogie frappante entre ceux de ses effets auxquels » on a eu égard et les symptômes de la maladie, on s'était » attaché uniquement à des phénomèues accidentels ou » accessoires, au lieu de ne prendre en considération que

» ceux qui le caractérisent et tiennent à son essence
» même. Car ce n'est point une agrégation des symptômes
» minutieusement recueillis, mais l'ensemble en quelque
» sorte organique (organique veut dire ici fondamental),
» inhérent à la nature et à l'individualité même du médi-
» dicament, qui doit correspondre exactement à la nature
» et à l'individualité du trouble de l'organisme dont les
» symptômes morbides sont l'expression, pour que cette
» substance soit le remède qu'on recherche, le véritable
» spécifique similaire, le moyen qui doit guérir avec
» promptitude et célérité. » (1)

Ici se trouve la très-grande difficulté du diagnostic homœopathique. Entre les symptômes caractéristiques du
médicament approprié et les symptômes d'une maladie
jugés importans au point de vue des doctrines anciennes,
il n'y a souvent aucun rapport, comme vous allez voir.

1° Le même médicament est souvent approprié à des
états morbides qui sont très-différens, à en juger d'après
vos systèmes nosographiques. Ainsi de l'aconit, qui,
s'il répond à certaines maladies que vous nommez inflammatoires, ne convient pas à toutes; de la belladonne, que
vous employez avec un égal avantage dans certaines formes
des inflammations de l'utérus, dans certains cas d'amaurose, de congestions cérébrales, et même dans le traitement de l'épilepsie; du soufre, que vous pourrez employer
à titre de médicament curatif dans une foule d'affections

(1) *Manuel des médicamens homœopathiques*, par G. H. G.
Jahrr. *Préface*, p. v et vj.

très-diverses, comme la gale, certaines céphalalgies chroniques, plusieurs espèces de diarrhées dysentériques, et dans les coliques accompagnées d'hémorrhoïdes, etc.

2° Les symptômes qui servent à nous fixer dans le choix du médicament ne sont que très-rarement ceux qui vous servent à caractériser la maladie. Ainsi, quelle que soit la forme des gastrites ou gastro-entérites aiguës (pour prendre ici un exemple bien saillant), ce qui détermine votre traitement, c'est la douleur abdominale, l'état de la langue, de l'appétit, de la soif, la fièvre, le plus ou moins de chaleur et de rénitence de l'abdomen, et l'état des selles. Si nous nous contentions de ces indications, il nous serait à jamais impossible d'arrêter notre choix. Mais nous nous déterminons en raison de la nature de la douleur éprouvée, en raison de certains symptômes généraux, comme le sommeil, l'état général du malade, etc., tous signes que vous considérez comme accessoires, qui font souvent varier votre pronostic sans toucher en rien au traitement.

La différence entre vous et nous, pour ce qui est du diagnostic, consiste donc en ceci, que nous tenons également ment compte des symptômes que vous nommez pathognomoniques et de ceux que vous appelez accessoires ; que vous basez votre traitement sur ce qu'il y a de commun entre les différentes espèces d'une même maladie ; tandis que pour nous le diagnostic est individuel comme les maladies elles-mêmes, et que notre traitement s'appuie sur ces signes individuels que vous négligez.

Tout ce qui précède découle trop directement de la loi

de spécificité, pour que je m'y arrête plus longuement ;
c'est à vous, messieurs, de vous laisser guider par elle
dans la pratique. J'ai cependant encore une considération
à vous présenter.

Si je ne parlais en ce moment devant des praticiens, et
que je vinsse soutenir théoriquement la nécessité d'individualiser dans le diagnostic et le traitement des maladies,
on m'objecterait avec raison que si chaque cas morbide
diffère essentiellement de tous les autres, il est cependant
une foule de points par lesquels ils se ressemblent ;
qu'ainsi il est toujours possible d'arriver à une classification quelconque des individualités morbides et de puiser
des indications thérapeutiques dans les analogies que présentent les maladies.

Il est incontestable que chaque maladie diffère de tous
les autres cas de même espèce, autant que dans l'humanité un individu diffère d'un autre individu ; et par la
même raison il est également incontestable que deux individualités morbides de même espèce se ressemblent autant qu'il est donné à deux individus humains de se ressembler. C'est ainsi qu'en tenant un compte rigoureux des
ressemblances, il a été permis, en morale, d'arriver à une
classification, sinon rigoureuse, au moins approximative,
des caractères ; en politique, à une détermination également approximative des capacités ; et en physiologie, à ca-
tégoriser, pour ainsi dire, les organismes, comme nous le
voyons pour les tempéramens et les races humaines. Par
la même raison, rien ne s'oppose à ce qu'on puisse mettre
un ordre approximatif dans la multitude de nos infirmi-

tés. Mais comme il ne s'agit ici que d'approximation, ces classifications, si bien faites qu'on les suppose, ne pourront donner que des indications analogiques sur le traitement à employer, et en vertu même de la loi de spécificité, il faudra se laisser surtout guider par ce qu'il y a d'individuel dans les maladies, c'est-à-dire par les caractères différentiels, pour tracer le traitement. C'est ainsi qu'il faut entendre l'individualisation des maladies, et non pas autrement.

J'ai dit, messieurs, les différences de notre manière d'envisager le diagnostic; j'ajouterai quelques mots sur le pronostic. Sur ce point je serai court; car tout ce que j'ai à dire se déduit rigoureusement de ce qui précède.

Pronostiquer sur une maladie, c'est prévoir son issue, vous le savez. Ici, le médecin est prophète. Pour vous, messieurs, vous tirez votre pronostic de deux sources distinctes : la force du sujet et l'état plus ou moins avancé de la désorganisation. A ces deux élémens, nous ajoutons la cause occasionelle et la possibilité de trouver un agent thérapeutique qui soit spécifique pour le cas dont il s'agit. Ces deux sources nouvelles sont ici capitales, surtout dans le traitement des maladies chroniques.

Et d'abord, messieurs, la force du sujet ne doit pas s'entendre seulement de son plus ou moins de résistance aux causes de maladies, mais aussi de son plus ou moins de réaction contre les agens thérapeutiques d'une part, et contre la maladie de l'autre. Supposez, en effet, qu'un homme encore dans la vigueur de l'âge et dans toute la plénitude de l'existence soit affecté d'une inflammation très-intense de l'un des organes essentiels à la vie; l'intensité de l'inflammation pourra être telle que l'organe ne puisse réagir contre le médicament. C'est le cas où le cerveau et le poumon sont frappés d'une sorte de congestion apoplectique, cas où les moyens allopathiques peuvent être nécessaires, ainsi que je l'ai dit dans ma quatrième leçon. Dans ce cas, le pronostic peut être des plus fâcheux, bien que le sujet soit jeune et vigoureux.

Puis, il est des sujets d'une sensibilité obtuse et qui ont peu de force de réaction. Chez ceux-là encore, le pronostic est plus fâcheux, toutes choses égales d'ailleurs, que chez les sujets doués d'une grande sensibilité thérapeutique. Mais l'inverse se présente aussi. Il est des sujets chez lesquels le système nerveux a été fort excité et qui ressentent l'action la plus légère des médicamens avec une intensité extrême. Chez ceux là, les effets obtenus sont, en général, peu ou point curatifs. Aussi, messieurs, méfiez-vous toujours de ces aggravations si nettement dessinées que vous rencontrez chez des malades atteints de maladies chroniques, et surtout chez ceux qui ont fait abus des médications dites héroïques. Jamais l'amélioration n'est en raison directe de l'aggravation. Chez ces malades, le pronostic est des plus fâcheux. Méfiez-vous aussi des aggravations homoeopathiques de longue durée; elles ne sont point curatives. J'insiste sur ce point, afin que les débutans dans la pratique homoeopathique ne s'abusent pas jusqu'à croire que des effets très-prononcés soient désirables, ni qu'il faille les provoquer. Ils pourraient, en agissant ainsi, produire un mal extrême.

Ces paroles sembleront étranges à ceux d'entre vous qui nient l'action des infiniment petits, par ce seul motif qu'ils ne peuvent la concevoir. Mais je parle en ce moment et pour ceux qui déjà ont constaté la réalité de leur action, et pour ceux qui la méconnaissent encore. A ces derniers, je n'ai d'autre indication à donner que de les inviter à voir par eux-mêmes, et j'essaie de les prévenir des difficultés qu'ils trouveront sur leur chemin. Quand il s'agit d'une preuve de fait, il n'y a qu'à nier ou à affirmer ; les déductions logiques sont sans aucune valeur.

La cause occasionelle ajoute aussi au plus ou moins de gravité du pronostic homœopathique. Je ne parle pas de la cause occasionelle des maladies aiguës ; l'opinion que vous vous en faites est la nôtre. Mais dans le traitement des maladies chroniques, il en va tout autrement. Sans doute, ces maladies sont d'autant plus graves que leurs symptômes sont plus prononcés et que la désorganisation est plus avancée ; mais leur gravité réelle se tire de deux élémens qui vous sont inconnus.

Toute maladie chronique qui résulte de la complication de plusieurs miasmes chroniques, comme seraient la gale et la syphilis, est infiniment plus grave, à nos yeux, à moindre intensité de symptômes et à désorganisation moins avancée près, que ne le serait une même maladie qui ne reconnaîtrait pour cause que l'un des deux miasmes pris isolément.

Toute maladie chronique qui a subi de longs traitemens allopathiques, qu'elle soit, du reste, simple ou compliquée, est encore, toutes choses égales d'ailleurs, beaucoup plus funeste qu'une maladie chronique qui nous arrive vierge de tout traitement. Dans ce cas, nous nous trouvons constamment aux prises, ou avec un affaiblissement considérable des forces vitales du sujet, ou avec une maladie médicale dont il ne faut pas se dissimuler l'impossibilité presque absolue de triompher.

Pour résumer l'importance de la cause occasionelle dans le pronostic homœopathique, je dirai que sa considération est d'une telle importance, qu'elle permet de concevoir une espérance de succès dans une foule de cas où vous n'espérez rien, tandis qu'il est des maladies que vous pourriez regarder comme curables, à ne considérer que l'état plus ou moins avancé de la désorganisation, et qui, cependant, seront rebelles à tous les traitemens, au point que Hahnemann vous conseillerait de ne pas entreprendre leur guérison.

Enfin, le pronostic homœopathique est également relatif aux richesses thérapeutiques que nous possédons. Sans aucun doute, lorsque l'agent spécifique qui doit en triompher nous manque absolument, il n'y a nul espoir de guérison possible; et le plus ou moins d'homœopathicité des agens thérapeutiques ne peut conduire qu'à des palliations plus ou moins heureuses et plus ou moins durables, sans amener jamais de cure véritable.

Je ne crois pas qu'il soit nécessaire de développer cette proposition : du moment où on prend pour règle la loi de spécificité, il est clair que le pronostic est d'autant plus favorable que la loi elle-même est mieux observée.

Nous pouvons donc conclure de tout ce qui précède,

quant aux moyens de rechercher dans une maladie tout
ce qu'il est possible d'en connaître, que Hahnemann a fait
faire un pas immense à ce que j'ai nommé la partie diagnostique de la médecine; qu'il a mieux précisé l'étiologie
et agrandi la sphère de la symptomatologie; et qu'en
donnant au diagnostic et au pronostic une base essentiellement pratique, il a fait sortir l'un et l'autre de la direction incomplète où les anatomo-pathologistes les avaient
engagés.

Pour terminer ce qui est relatif à la connaissance des
maladies, il nous reste à examiner deux points capitaux;
la théorie des maladies chroniques, qui à elle seule constitue l'une des plus grandes innovations dont la science
soit redevable au génie de Hahnemann, et les précautions
dont il convient de s'entourer pour arriver à tracer le tableau d'une maladie. Si je voulais me condamner aux rigueurs de l'ordre logique, je devrais traiter avant tout des
maladies chroniques, renvoyant à une autre séance ce qui
a trait au relevé des symptômes; mais vous savez très-bien
que la théorie de la psore forme un tout complet qui peut
être détaché de l'ensemble. Les discussions que soulève ce
point de doctrine ont besoin d'être examinées à part; je
préfère donc intervertir ici l'ordre logique pour lui obéir
en un autre sens, c'est-à-dire pour ne pas scinder un problème qui veut être embrassé d'une seule vue.

En se reportant à tout ce que j'ai dit précédemment de
la manière d'arriver à connaître les maladies, il semble
qu'il soit facile d'en déduire les préceptes à suivre pour
arriver à tracer le tableau de l'une d'elles. Cependant,

cette opération offre encore des difficultés sur lesquelles j'éveillerai votre attention.

Rien de plus simple et de plus facile, sans aucun doute, que de relever l'universalité des symptômes par lesquels une maladie se manifeste. Rien de plus simple encore que de remonter à leur cause occasionelle toutes les fois qu'elle est saisissable. Mais comment démêler dans un tableau de symptômes ceux qui sont caractéristiques d'avec ceux qui sont accessoires? quelle règle doit guider dans cette opération délicate ?

Et d'abord, nous nous trouvons, ainsi que vous, aux prises avec l'ignorance du malade, qui sait bien rarement rendre compte de ses sensations. Vous évitez cette difficulté immense en basant votre diagnostic exclusivement sur l'état anatomique des parties malades, que vous rapprochez des lésions fonctionnelles que vous constatez; Mais, à nos yeux, les lésions de sensation jouent le premier rôle dans l'établissement du diagnostic ; celui-ci nous offre donc des difficultés que vous ignorez.

En second lieu, la cause occasionelle n'a pas, dans votre diagnostic, l'importance que nous lui attribuons en homœopathie. Toutes les fois qu'il s'agit de maladies aiguës, vous constatez, ainsi que nous, la cause immédiate, et alors vous avez satisfait à toutes les exigences imposées au médecin. Mais dans le traitement des maladies chroniques, nous avons à nous enquérir, 1° de toutes les formes que la maladie a revêtues depuis son origine ; 2° des habitudes hygiéniques et professionnelles du malade ; 3° des traitemens antérieurement suivis ; 4° à comparer toutes

ces choses entre elles afin de ramener la maladie à son état
de pureté.

Toute maladie chronique dépendant de l'infection de
l'organisme par l'un des trois miasmes ou virus que Hahnemann nomme la syphilis, la psore et la sycose, la première inconnue à dégager, consiste à déterminer auquel
de ces trois miasmes la maladie peut être rapportée. Or,
dans une maladie de langueur, chez un sujet qui jouit
des habitudes que nos mœurs nous créent, cette détermination est souvent difficile. Indépendamment des symptômes que l'un ou plusieurs des miasmes ci-dessus indiqués
ont puissance d'engendrer, vous rencontrerez le plus souvent
des symptômes résultant de mauvaises habitudes hygiéniques, et des symptômes propres aux médications que tout
malade emploie d'ordinaire depuis un temps plus ou moins
long. La cessation de ces médications, souvent dangereuses,
suffira quelquefois pour effacer entièrement les symptômes
qui leur sont propres, et un changement dans le régime
suffira également pour régulariser les désordres fonctionnels que ses abus avaient enfantés. Mais ces deux conditions ne permettront pas toujours de résoudre le problème.
Il est des maladies chroniques dont la forme extérieure
peut appartenir à des causes essentiellement différentes,
de même qu'il en est qui résultent de la combinaison de
deux des miasmes ci-dessus indiqués. On trouve dans
les maladies scrofuleuses un exemple du premier cas, et
il est beaucoup d'affections dartreuses, de celles surtout
que vous nommez *syphilides*, qui résultent de la combinaison des miasmes syphilitique et psorique. Les maladies

scrofuleuses, toujours transmises par voie d'hérédité, peuvent être dues à la psore ou à la syphilis. Pour se fixer sur l'une ou l'autre de ces deux causes, il faut remonter jusqu'à l'état sanitaire des parens, chose souvent difficile.

Vous voyez donc que les indications thérapeutiques, en ce qui touche les maladies chroniques, sont parfois d'une très-grande obscurité. Et ce que je viens de dire n'épuise pas encore toutes les difficultés du problème. Il est rare qu'à notre époque un sujet, atteint de maladie psorique, n'ait point éprouvé d'affection syphilitique intercurrente. Il est plus rare encore qu'il se présente à nous au début de la maladie, c'est-à-dire lorsque celle-ci en est encore à sa forme primitive. Ainsi, vous rencontrerez une foule de malades qui, dix ou vingt ans auparavant, ont eu la gale sous sa forme éruptive, à laquelle ont succédé des affections très-diverses, soit de la peau, soit des organes intérieurs. C'est au milieu de toutes ces transformations d'un seul et même virus qu'il faut savoir démêler, d'une part, ce qui peut appartenir à la maladie primitive, de l'autre, ce qui est le propre de l'affection intercurrente, et très-souvent ce qui est dû au traitement allopathique.

Je le répète, la difficulté est extrême; et si j'arrête sur elle votre attention, c'est afin que vous ne renvoyiez point à la doctrine homoeopathique des insuccès qui ne seraient dus qu'à l'inhabileté ou à l'inexpérience de l'homoeopathiste.

Une fois prévenus sur ce point, il reste encore à vaincre une difficulté fondamentale. Elle consiste à démêler dans un tableau de symptômes ceux qui sont caractéristiques de la maladie et ceux qui ne sont qu'accessoires, et à faire la même détermination quant au médicament. Ces deux questions se touchent de si près qu'elles se confondent. En effet, les signes d'une maladie ne sont point caractéristiques par eux-mêmes ; ils tirent toute leur valeur de leurs rapports avec les propriétés des médicamens employés. Qu'importe le plus ou moins d'acuité des symptômes, leur plus ou moins de complication, si les moyens thérapeutiques que vous possédez peuvent triompher de ces deux conditions !

Je me suis assez longuement arrêté sur ce point pour n'avoir pas à y insister actuellement. Mais la question difficile est de préciser avec rigueur le moyen de reconnaître ces signes caractéristiques. Je dois l'avouer, les données que possède, à ce sujet, l'homœopathie, sont toutes expérimentales ou empiriques. Je ne sais pour mon compte aucun moyen de donner une loi. Au milieu de la multitude presque infinie de symptômes que présente un médicament, il en est d'essentiels, de fondamentaux et de très-secondaires. Les symptômes fondamentaux de chaque médicament sont très-rarement des symptômes organiques. Le plus souvent, au contraire, ce sont des symptômes généraux, et de simples circonstances de ces symptômes. Parcourez avec quelque attention la *Matière médicale pure*, le *Manuel de Jahrr* ou *le Précis des médicamens antipsoriques de Bœnninghausen*, tous ouvrages actuellement traduits dans notre langue, et vous serez convaincus de ce que j'avance. Vous verrez que les symptômes fondamentaux des médicamens sont toujours ou des circonstances appelées accessoires, ou des symptômes d'une grande généralité. S'agit-il de la noix vomique? on vous indique les circonstances suivantes qui toujours doivent être déterminantes pour le choix du médicament.

« Le matin on se trouve le plus mal. — Le toucher et » le mouvement augmentent le plus les symptômes, et » ceux qui se sont montrés pendant qu'on est assis s'amé- » liorent par le mouvement à l'air libre. — Les symptô- » mes s'aggravent le matin, de suite après le réveil, après » le dîner, après les efforts des travaux intellectuels. » Prendrez-vous la camomille vulgaire, médicament qui jouit encore d'une très-haute puissance thérapeutique; on vous dit, au contraire, « que les douleurs sont plus » fortes la nuit, que souvent elles sont accompagnées de » soif, de chaleur, de rougeur d'une joue, ou de sueur » chaude dans toute la tête; que les douleurs sont intolé- » rables et vont jusqu'à produire le désespoir. » Il en est de même pour la pulsatille, le soufre, la calcarea, et ce qui est vrai des médicamens que j'ai cités, l'est aussi de tous les autres.

Maintenant, messieurs, les symptômes fondamentaux d'une maladie sont évidemment ceux qui correspondent aux symptômes fondamentaux du médicament. Or, comment arriver à poser une loi qui embrasse toutes ces contingences, et exprime sous une même formule toutes ces relativités? Cette loi existe, sans aucun doute; mais pour ce qui me concerne, je ne l'entrevois même pas. La seule chose que je puisse avancer, sans craindre d'être démenti par l'avenir, c'est que les symptômes caractéristiques d'une maladie doivent toujours être recherchés dans ses signes les plus généraux, c'est-à-dire dans ceux qui correspondent le mieux à l'idée que nous nous faisons de la vie, mais de la vie considérée dans son unité. Or, les symptômes locaux ou organiques qui se rattachent exclusivement à un organe, ne nous donnent point ces caractères, et même, dans le plus grand nombre des cas, il nous faut quelque chose de plus général, de plus *dynamique*, permettez-moi l'expression.

C'est là, sans doute, une grande différence entre vous et nous, messieurs. C'est aussi le point difficile de la pratique homœopathique. Je ne sais si cette difficulté ressort du sujet lui-même, ou de nos habitudes d'éducation médicale, à nous enfans bercés dans les langes un peu étroits des systèmes de localisation. J'inclinerais à croire que ces deux élémens se combinent pour entraver notre marche. Il est très-difficile d'avoir toujours présentes à l'esprit les différences qu'offrent les lésions de sensation dans leur nature, leur siége et leur type. Mais il est plus difficile encore de s'habituer à prendre pour caractère dominant ce que nous avons été habitués à considérer comme n'ayant aucune valeur, et d'aller puiser avant tout nos indications, précisément à une source où nous croyions qu'aucune indication ne pouvait être puisée. A quoi vous sert dans la médecine que vous suivez d'apprendre que *le malade se trouve plus mal le matin que le soir; que le toucher et le mouvement augmentent les symptômes, et que le mouvement à l'air libre améliore ceux qui s'étaient montrés pendant qu'on était assis?* etc. Toutes ces indi-

cations, qui appartiennent au tableau symptomatologique de la *noix vomique*, ne vous paraîtraient que simples futilités, tandis qu'elles deviennent pour nous autant de circonstances déterminantes.

Vous voyez maintenant comment nous entendons différemment cette expression : les symptômes dominans. Pour
vous, ce sont les symptômes locaux ou organiques; pour
nous, ce sont les symptômes généraux ou dynamiques.
Cette équivoque, qui a dominé toutes les expériences tentées par M. le professeur Andral, ne vous expliquent-
elles pas surabondamment ses nombreux insuccès, quand
bien même l'ignorance presque entière où il était des conditions de l'expérimentation homœopathique, ne se tra-
hirait de toutes parts? Et cependant, on dit qu'elles ont
entraîné le jugement de l'Académie! Comment la lumière
pourrait-elle frapper des aveugles?

Il résulte de ce qui précède, que, dans la question qui
nous occupe, toutes les données étant exclusivement empiriques, il n'y a point de loi générale à poser; et vous
concevrez ainsi comment le médecin homœopathiste doit
s'imposer le devoir de procéder à un travail de vérification avant de tracer un traitement, quelle que soit la maladie qu'il ait sous ses yeux.

J'ai déjà parlé de la cause occasionelle et de son importance dans le tableau d'une maladie. Je dois ajouter
qu'elle est souvent la raison déterminante du choix auquel
nous nous arrêtons.

Ainsi, l'arnica convient avant tout dans les maladies
qui reconnaissent pour cause une chute ou une violence

extérieure; l'opium, l'aconit et la fève S.-Ignace dans celles que la peur occasione; l'acide phosphorique, le muriate de magnésie, la pulsatille et la camomille dans les maladies qui surviennent à la suite de longs chagrins; la bryone, le platine et l'or dans les affections qui succèdent à un accès de colère.

La considération du siége de la maladie ne peut non plus être perdue de vue. Sur ce point, nous sommes bien près de nous entendre avec vous; car nous n'avons fait que donner un plus haut développement à une loi que vous connaissiez déjà : je veux parler de l'affinité élective de certains agens thérapeutiques pour des organes ou des appareils organiques déterminés. De même que vous reconnaissez l'affinité du nitrate de potasse pour les organes de la dépuration urinaire, de la belladonne pour l'appareil cérébral et les organes de la vision, de la ciguë maculée pour l'utérus, nous pensons que l'aconit est le grand modérateur de la circulation artérielle, que le caustique et les cantharides sont plus particulièrement appropriés aux maladies de la vessie, que la noix vomique et la bryone sont en affinité élective avec les organes digestifs, etc., etc.

La conclusion de tout ceci est évidemment la suivante: Faire que le médicament approprié à une maladie donnée réponde à la fois aux symptômes caractéristiques de la maladie elle-même, aux causes externes ou internes qui l'ont produite, et faire qu'il soit en harmonie avec les organes sur lesquels la maladie s'est localisée.

Une autre conclusion tout aussi légitime peut être déduite des considérations précédentes. Les symptômes qui caractérisent une maladie sont ceux qui ont un caractère de généralité, autrement dit, un caractère dynamique le plus prononcé. C'est donc sur eux qu'il faut, avant tout, que l'attention se porte.

Le médecin sera donc en possession du tableau d'une maladie, toutes les fois qu'après avoir constaté la cause occasionelle de cette dernière, il aura relevé, organe par organe, appareil par appareil, toutes les lésions de sensation, de texture et d'action qu'il aura rencontrées, en procédant *à capite ad calcem*, ne se bornant point à relater la nature de la lésion ressentie, mais en prenant aussi en considération son siége, son type et l'influence que toutes les circonstances extérieures peuvent exercer sur elle. Dans cette première opération qui doit servir de base et de point de départ pour toutes les autres, il procédera empiriquement, c'est-à-dire sans aucune autre vue que celle de ne rien négliger.

Ce tableau une fois obtenu, il essaiera de le coordonner, et alors il fera la part des symptômes caractéristiques et des symptômes secondaires.

Puis, selon qu'il aura à traiter une maladie sporadique ou une maladie épidémique, une maladie chronique ou une affection médicinale, il essaiera de satisfaire aux conditions suivantes.

1º Dans le cas de maladie sporadique aiguë, il recherchera si elle est ou non compliquée de maladie chronique. Cette circonstance ajoute beaucoup à la gravité du pronostic, et si elle ne modifie pas immédiatement le traitement, en ce sens qu'il faut avant tout effacer la maladie aiguë intercurrente, au moins ne permet-elle d'espérer de cure radicale qu'à la condition d'entreprendre le traitement de la maladie chronique elle-même.

2° S'il s'agit de maladies épidémiques, on comparera soigneusement le cas morbide qu'on a sous les yeux au tableau précédemment obtenu de l'épidémie dont il s'agit; car les symptômes propres à l'épidémie sont ceux qui doivent surtout mettre sur la voie des traitemens à employer.

3° Lorsqu'on est consulté pour une *affection médicinale*, il faut rechercher ce qui lui appartient en propre, et le séparer des symptômes qui appartiennent à la maladie chronique dont l'affection médicinale n'est jamais qu'une complication. En effet, pour qu'un sujet en soit venu au point de faire abus de substances héroïques jusqu'à se rendre malade, il a fallu qu'un motif l'y ait porté, et ce motif ne peut être qu'une maladie chronique.

4° S'agit-il d'une maladie chronique ? C'est ici surtout que les précautions sont délicates. Il y a à rechercher dans l'universalité des symptômes ceux qui appartiennent à la maladie originelle; à les séparer de tous les symptômes accidentels dus à de mauvaises habitudes hygiéniques ou à des traitemens mal appropriés; puis à effacer, à l'aide d'antidotes appropriés, tous les symptômes qui sont là comme autant d'ombres au tableau, afin de ramener la maladie à sa pureté primitive.

Ici se termine, messieurs, tout ce que j'avais à vous

dire du premier terme de tout problème médical ; je veux
parler de tout ce qui se rapporte à la connaissance des
maladies. Si j'ai laissé la théorie des maladies chroniques
en dehors de cet exposé, c'est, je le répète, qu'elle forme
à elle seule un tout complet. Vous jugerez maintenant les
progrès immenses que Hahnemann a apportés dans la partie diagnostique de la médecine, le soin rigoureux qu'il
met à mieux préciser qu'on ne l'avait fait avant lui la
valeur des causes, des symptômes et du siége. Soit, en
effet, que vous envisagiez sa doctrine dans ce qu'elle a de
négatif par rapport aux anciennes doctrines, soit que
vous preniez en considération ce qu'elle affirme avec elles
ou contre elles, toujours vous la trouverez portant le cachet d'une méthode philosophique à la fois rigoureuse et
élevée. Vous n'y trouverez point ces théories nébuleuses
dont on vous a tant parlé, ni aucun de ces retours vers
des doctrines justement abandonnées. Il y a une empreinte très-prononcée du progrès scientifique qui s'accomplit aujourd'hui sous nos yeux. Cette vérité deviendra plus évidente encore à mesure que nous avan-
cerons.

A la prochaine séance, messieurs, nous commence-
rons l'étude des maladies chroniques, autrement dit l'exposition de la théorie des maladies psoriques.

NOTE.

J'ai supprimé avec intention la critique que j'ai faite à la fin de cette leçon de la discussion qui eut lieu, relativement à l'homœopathie, au sein de l'Académie royale de médecine. Il y a de ces choses qu'on éprouve un dégoût extrême à reproduire. De ce nombre sont les témoignages de profonde ignorance que prodiguèrent au public ceux des académiciens qui parlèrent contre l'homœopathie. Il est trop pénible de convaincre des confrères d'avoir commis un faux scientifique matériel en parlant d'une doctrine qu'ils n'ont aucunement étudiée, et d'arriver à eux, les livres à la main, en leur montrant qu'il n'est aucune de leurs assertions qui ne soit controuvée, et que lorsqu'ils ont cité Hahnemann, ils l'ont fait sans le comprendre. Cette polémique pouvait avoir son utilité au moment où l'attention était fixée sur la décision de l'Académie, et aux lieux où cette décision avait été prononcée ; mais aujourd'hui elle serait sans objet. D'un autre côté, la Société de médecine homœopathique ayant décidé qu'elle publierait un mémoire sur ce sujet, il ne serait pas sans inconvénient de faire un double emploi.

La conférence qui suivit cette leçon roula exclusivement sur la polémique qui l'avait terminée. Chacun des académiciens qui avaient pris part au débat avait, pour ainsi parler, son représentant dans l'auditoire. Alors, chacun essaya d'expliquer la pensée de celui dont il embrassait la défense. Reproduire cette discussion que je devais élever, mais qui, par sa nature même, ne devait pas avoir de lendemain, serait une chose absolument hors de propos, sinon inconvenante. Il est, dans ce monde, des choses qu'il faut dire et qu'on ne saurait écrire. Il en est qui se disent et s'écrivent, il en est aussi qu'on ne saurait ni dire ni écrire, et qu'on a seulement puissance de produire. La polémique du jour est du nombre de ces choses qui ne se reproduisent point. (1)

(1) Ceci semblerait impliquer contradiction avec l'annonce du travail que doit publier la Société de médecine homœopathique; cependant il n'en est point ainsi. La Société dont il s'agit a voulu faire un travail plus élevé qu'un travail de circonstance; elle a nommé une commission qui a rassemblé tous ses matériaux. Un seul lui manque. M. Bally a argué au sein de l'Académie du registre où se trouvent consignés les faits relatifs à la présence de mon ami le Dr Curie et moi à l'Hôtel-Dieu. Nous avons inutilement réclamé ce registre depuis deux mois. Il n'y a pas plus de quinze jours que nous savons d'une manière positive que M. Bally l'a perdu. Jusque-là, la commission avait suspendu son travail, aujourd'hui repris, et qui bientôt sera rendu public.

LEÇONS

DE MÉDECINE

HOMŒOPATHIQUE.

9e **LEÇON**. — 23 mars 1835.

SOMMAIRE.

Sujet de cette leçon. — Théorie des maladies chroniques. — Division des maladies admise par Hahnemann. — Critique des systèmes nosologiques. — Propositions enseignées par l'école sur les maladies chroniques : 1° toutes ces maladies sont locales ; 2° toutes dépendent d'une irritation. — Critique de ces deux principes. — Examen des opinions purement négatives des antagonistes de l'école de l'irritation. — Conclusion. La théorie des maladies chroniques ne repose que sur les altérations qu'elles entraînent ; l'école allopathique en ignore les causes ; elle ne sait rien des moyens propres à les guérir. — Opinion de Hahnemann à ce sujet : 1° toutes les maladies chroniques sont générales de leur nature ; 2° toutes dépendent de la présence dans l'organisme d'un miasme ou virus, et par conséquent résultent d'une infection véritable. Jusqu'ici, les seuls

17

miasmes connus pour avoir puissance de produire les maladies chroniques , sont les virus syphilitique , psorique et sycosique. — Témoignages historiques favorables à cette opinion ; — témoignages rationnels. — Ils se tirent du mode de développement et de propagation des maladies chroniques. — Fait d'incubation. — CONCLUSION.

MESSIEURS ,

Vous savez quel doit être le sujet de cette leçon. Vous savez que je dois exposer aujourd'hui la pensée de Hahnemann sur les *maladies chroniques*, et par là j'entends vous rendre compte de ce qu'ordinairement on nomme la théorie de la *psore*.

Mais avant d'aborder mon sujet, j'arrêterai votre attention sur quelques considérations générales qui vous introduiront à la question elle-même, et vous donneront, pour ainsi parler, la couleur de cette leçon.

Déjà, bien des occasions se sont offertes de repousser d'injustes attaques contre les principes que nous défendons et contre les personnes qui soutiennent ces principes. Sans en laisser échapper aucune, je ne m'y suis arrêté qu'incidemment, et je dois dire que j'ai souvent résisté à de chaleureuses instances pour donner une plus éclatante publicité à mes réponses. Mais j'ai pour opinion qu'aux petitesses de la critique, il faut, en général, opposer une marche calme et patiente, et se fier au temps qui nous permet de dérouler notre pensée et de compléter ce qu'un premier énoncé peut avoir d'incomplet, du soin de mettre chaque chose à sa place. Ce qui n'aurait été que prudence et tactique heureuse dans une autre occasion, devenait ici rigoureusement nécessaire. Rien de plus agaçant, de plus misérable pour un homme que sa conviction domine et entraîne, que d'éparpiller ses forces dans cette lutte de tous les jours, qui est injuste par irréflexion, tracassière par impatience, ignorante pour n'avoir su prendre le temps d'étudier.

Ce fut le premier et le principal motif qui m'a fait donner à ces leçons une attitude dogmatique assez fortement tranchée, attitude dont on m'a fait un reproche; mais ce n'est pas le seul.

Dans la propagation d'une réforme scientifique, il est des points fondamentaux sur lesquels il faut insister; il est des points de second ordre et des détails sur lesquels il convient de glisser légèrement. Quelle que soit la vérité et la profondeur d'une doctrine, quels que soient son avenir, l'importance et l'étendue de ses moyens d'application, c'est avant tout aux principes fondamentaux qu'il faut s'arrêter : ce sont eux qu'il convient d'affermir sur leur base, parce que d'eux seuls dépendent ou le triomphe définitif ou une défaite sans appel.

C'est en vertu de ce principe que je m'arrêterai très-sérieusement à la *théorie des maladies miasmatiques ou chroniques* proposée par Hahnemann (ces deux mots répondent à une seule et même chose dans sa pensée), et que j'essaierai de la justifier de tout point.

Mais avant d'aborder ce sujet délicat, je désire répondre avec détail à une objection qui, bien qu'elle n'avait pas été présentée en public, n'en a pas moins une assez haute importance pour que je lui accorde quelques momens.

On m'a représenté, avec beaucoup de raison, qu'en traitant des questions pathologiques que soulève l'homœopathie, j'aurais dû m'expliquer plus au long sur la question des classifications nosographiques ; que tout en défendant le système de l'individualisation absolue des affections pathologiques, j'avais accordé que toutes les maladies offraient entre elles des points de ressemblance, d'où il fallait conclure qu'il était permis de les grouper entre elles, en raison même des affinités qu'elles présentent.

Je croyais, messieurs, en avoir dit assez sur la question des classifications nosographiques pour qu'on ne se méprît pas sur ma pensée. J'ai dit et je répète que les classifications nosographiques n'ayant jamais eu en vue que la maladie considérée dans sa forme pathologique, abstraction faite des moyens thérapeutiques qui lui sont appropriés, pouvaient avoir de l'importance comme diagnostic, mais qu'elles étaient nulles comme pratique.

En effet, prenez tous les nosographes que je nommerai *idéalistes* et que Sauvages résume si bien, vous les verrez grouper entre elles des individualités morbides qui n'ont aucune analogie thérapeutique. Si vous étudiez une à une les différentes classes établies par Sauvages, vous verrez l'inconséquence la plus révoltante se manifester à chaque pas. Pour ne citer qu'un exemple, rappelez-vous, messieurs, que les maigreurs, les intumescences, les hydropisies, les excroissances, les ictères, etc., sont indifférem-

ment rangés dans la classe qu'il nomme les *cachexies.* Je
vous le demande à vous-mêmes, que pouvaient apprendre
de semblables classifications ? Cependant Sauvages se
confiait à l'analogie des signes et des symptômes, mais des
signes et des symptômes, abstraction faite des altérations
organiques dont ils sont la conséquence, et des modifications dynamiques qui ont amené ces dernières.

Sans aucun doute, des classifications nosologiques plus
heureuses et mieux fondées ont été proposées par l'école
anatomo-pathologique. Mais ici encore bien des défauts se
présentent. En s'appuyant sur l'analogie des altérations
de texture, on groupe sous une même dénomination une
foule de maladies qui exigent des moyens très-divers; et
on s'expose à tenter ce que Hahnemann appelle la *cure
du nom.* Pour nous, qui nous laissons exclusivement
guider par la loi de spécificité, que signifie l'analogie thérapeutique qu'on essaie de tirer d'une même altération
organique lorsqu'elle occupe des organes et des tissus
différens? Rien, absolument rien. Force est donc de
consentir à cette *individualisation absolue* que nous proclamons en toute confiance, qui est la conséquence obligée de l'individualisation également absolue des agens
thérapeutiques, en d'autres termes, du fait de *spécificité.*
Et si je vous accorde qu'il soit utile d'arriver à une classification des maladies, c'est seulement en ce sens qu'elles
peuvent conduire d'une manière indirecte à déterminer
les agens thérapeutiques qui *semblent* être le plus en harmonie avec la maladie qu'on a sous les yeux. Ainsi, une
classification, si parfaite qu'on la suppose, peut mettre

sur la voie du traitement sans jamais l'indiquer d'une manière positive. Mais que nous sommes loin de posséder un bon travail sur ce sujet! Aussi, voyez avec quel soin les réformateurs en médecine ont évité de proposer une classification nouvelle. Où sont, je vous prie, les nosologies de Broussais et de Rasori? Quand vit-on jamais Hippocrate, Galien, Stahl, Vanhelmont, les Boërhaave et Brown lui-même s'abandonner à un travail aussi fastidieux?

Tous ces hommes dont la science a conservé souvenir, n'ont cherché à établir d'autre division parmi les individualités morbides que celles qui résultent des causes ou des altérations organiques. C'est qu'en effet ce sont là les deux grandes bases auxquelles il faut s'attacher. Et si la considération des lésions de texture est toujours insuffisante, encore faut-il reconnaître qu'elle a une utilité incontestable lorsqu'on la subordonne à la considération de la cause.

C'est ce que Hahnemann a le mérite d'avoir merveilleusement compris, et c'est en cela que sa pensée sur les travaux nosographiques est si précieuse à recueillir. Il est des maladies qui dépendent de causes accidentelles dont la durée est courte et par conséquent la marche rapide. Celles-là réclament des moyens spéciaux, et doivent par conséquent porter un nom particulier. On les nomme *maladies aiguës*, et les moyens qu'elles nécessitent sont désignés par l'expression fort impropre peut-être d'*apsoriques*, par opposition aux médicamens *antipsoriques*, expression qui désigne les agens thérapeutiques appropriés aux maladies chroniques dont je parlerai bientôt.

Il est aussi des maladies qui reconnaissent pour cause certaines constitutions médicales, ou certaines conditions de l'atmosphère. Quelquefois elles apparaissent à certaines époques de l'année et dans des lieux déterminés. D'autres fois, elles surgissent d'une manière brusque, en tous lieux, et sans acception de saison. On les nomme *maladies épidémiques*, et comme la plupart possèdent en homœopathie leurs moyens spécifiques, il est tout naturel d'en faire une classe à part.

Il est encore des maladies qui reconnaissent pour cause l'abus long-temps continué de certaines substances très-actives (comme le café, le thé, les aromates parmi les alimens, l'opium, le mercure, le china, etc., parmi les médicamens); comme elles trouvent leurs spécifiques dans les antidotes aujourd'hui connus en homœopathie de chacune de ces substances, il est encore tout naturel de leur imposer un nom qui les distingue parmi toutes les maladies. Aussi les a-t-on nommées *maladies médicinales*.

Enfin, certaines maladies que vous appelez *chroniques*, nous semblent dues à une véritable *infection miasmatique*, et nous professons, comme vous l'allez bientôt voir, que la *syphilis*, la *psore* et la *sycose*, sont jusqu'ici les seuls miasmes qui aient puissance de les engendrer. Comme je l'indiquais il n'y a qu'un instant, ces maladies ont une classe de médicamens qui jouissent du privilége exclusif de les guérir dans les limites du possible, et c'est ainsi qu'il nous a été permis de les distinguer des autres et de leur imposer un nom particulier.

Mais la forme de la maladie ne peut encore être d'aucune importance dans l'établissement de ces classifications, et cela par la raison qu'il ne nous est pas donné de rattacher du premier coup une cause et un agent thérapeutique à l'infinie variété des formes morbides. Ce qui nous est aujourd'hui impossible, et ce qui constitue, à vrai dire, l'une de nos imperfections, est également une des vôtres. Si vous avez eu le courage de descendre plus avant que nous dans le détail des classifications, ce fut sans profit pour la pratique, et par conséquent sans utilité réelle pour la science.

Voilà, messieurs, ce qu'il ne faut jamais perdre de vue. Laissez aux naturalistes de la trempe et du génie de Linné la puissance de s'abandonner à la fécondité de leur imagination et de trouver une certaine analogie entre les symptômes d'une maladie et les feuilles, les fleurs et les tiges des plantes. Ces aberrations du génie sont dépourvues de tout danger. Elles amusent un instant, sans jamais entraîner. Consentez aussi à ce que les anatomopathologistes rapportent les symptômes à des altérations d'organes : cela est bien quand la chose est possible, mais seulement comme moyen, et jamais comme but : car, vous le savez, dénommer la maladie par les altérations qu'elle entraîne, c'est prendre la partie pour le tout.

Je vous ai dit la division admise par Hahnemann dans les maladies. Mon devoir serait actuellement de la justifier. Mais à quoi bon m'arrêter sur les catégories qui de vous à nous ne peuvent souffrir de contestation ? Que vous dirai-je des maladies aiguës, des maladies épidémiques et des maladies médicinales que vous n'accordiez à l'avance?

Il n'en est pas de même des maladies chroniques; elles sont, comme vous savez, la pierre de touche de tout système médical. Tout système qui a prétendu exercer quelque influence sur notre science, a dû s'attacher à elles et proposer à leur égard une théorie nouvelle. C'est par l'étude des maladies chroniques que commence la réforme de M. Broussais, et c'est par des attaques contre la doctrine qu'il a établie à leur égard que commence la ruine de son système.

Les théories enseignées dans l'école relativement aux maladies chroniques, peuvent être ramenées à deux propositions fondamentales que j'exprimerai ainsi : *Toutes les maladies chroniques sont locales à leur origine ; toutes dépendent d'une irritation.* C'est l'opinion fort explicite de M. Broussais, opinion qui a été contestée par ses antagonistes sans que ceux-ci aient jamais rien mis à la place. Et sous ce rapport, l'ignorance de l'école est si profonde, qu'elle se trouve réduite à ne plus traiter des causes générales des maladies chroniques, sauf à concentrer toute son attention sur l'étude minutieuse des altérations organiques. Voyez tous les travaux de l'école anatomo-pathologique : que sait-elle de la cause ou des causes de la phthisie, du cancer et de ces maladies nerveuses si rebelles à tous les moyens de traitement, et si affligeantes pour le malade? Elle ne sait, après tout, rien au-delà de ce qu'ont enseigné M. Broussais et son école. Pour ce dernier, il est impossible de se méprendre sur sa pensée. « Il

» est d'observation constante, dit-il, que les viscères de
» premier ordre peuvent subir à la longue des change-
» mens et des désorganisations très-considérables sans
» que la vie soit interrompue ; elle devient languissante
» à la vérité, mais elle ne cesse que lorsque le marasme
» est consommé ; et c'est ce qui distingue les affections
» chroniques des aiguës (1). » Et ailleurs, toutes les maladies chroniques sont rapportées par l'auteur à une inflammation des vaisseaux capillaires de chaque tissu, que
du reste ceux-ci soient blancs ou rouges (2).

En supposant que M. Broussais n'ait point forcé la généralisation dont il s'agit, il aurait fait faire un progrès non
douteux à la pathologie en ramenant toutes les maladies
chroniques aux deux modes généraux d'altération pathologique enseignés par lui. Mais, encore une fois, sous
quelle influence se produisent-ils ? A cet égard il nous
laisse dans une profonde ignorance.

Que nous disent de plus que lui ses antagonistes?
Adressez-vous à l'homme qui a combattu M. Broussais
avec le plus d'acharnement et de logique, à Laënnec; il
vous enseignera que le but qu'il s'est constamment proposé dans ses études et ses recherches a été la solution
des trois problèmes suivans : « 1° distinguer sur le cadavre
» un cas pathologique aux caractères physiques que pré-
» sente l'altération des organes ; 2° le reconnaître sur le

(1) *Commentaire des propositions de pathologie*, t. I, p. 68.
(2) *Traité des phlegmasies chroniques*, t. I, *généralités*
sur l'inflammation.

» vivant à des signes certains, et, autant que possible,
» physiques et indépendans des symptômes, c'est-à-dire
» du trouble variable des actions vitales qui l'accompa-
» gnent; 3° combattre la maladie par les moyens que l'ex-
» périence a montré être les plus efficaces » (1); ce qui revient à dire que Laënnec ne comprenait pas la valeur des
lésions d'action et de sensation, qu'il était exclusivement
anatomiste en pathologie, et empirique en thérapeutique.

Or, si Laënnec avait raison contre M. Broussais lorsqu'il lui reprochait de remonter jusqu'aux causes prochaines, et de confondre entre eux des cas très-distincts
parce qu'il leur attribuait une cause semblable, lui, qui
n'indiquait aucunement cette multiplicité de causes qu'il
semblait admettre, faisait œuvre de pure critique, et jamais critique n'a triomphé d'un dogmatiste de la force de
M. Broussais.

De cette pensée générale de Laënnec, descendez aux
détails, et voyez comment il essaie de combattre son ad-
versaire.

Ce dernier avait admis que la phthisie pulmonaire était
toujours la suite d'un catarrhe pulmonaire ou d'une pleu-
ro-pneumonie antérieurs. Laënnec discute cette question
contre lui, et reconnaît que ces deux maladies sont ou
peuvent être des occasions et non des causes du développement de la phthisie pulmonaire; *que la cause réelle,
comme celle de toutes les maladies, est probablement
hors de notre portée.* Cette opinion de Laënnec a prévalu
dans l'école, qui n'a pas été au-delà; car ce n'est pas faire

____

(1) *Auscultat. méd*, 2ᵉ édition. Préface.

sur cette question un progrès bien considérable que d'expliquer, comme l'a tenté M. Andral, la production des tubercules par un vice de sécrétion, et d'en faire une production anormale. Le résultat de cette longue polémique sur la théorie des maladies chroniques proposée par M. Broussais a été purement négatif, et cette négation ne pouvait avoir de conséquences scientifiques, puisqu'elle n'était suivie d'aucune affirmation.

J'avais donc raison d'avancer que l'école en était encore à répéter avec M. Broussais que toute maladie chronique est locale et dépend d'une irritation.

Or, nous nions ces deux propositions, et nous leur substituons les deux suivantes :

1° Toute maladie chronique est générale ;

2° Toute maladie chronique résulte de l'infection de l'organisme par un miasme ou virus.

Il existe deux manières d'établir les deux propositions que j'avance : l'une, indirecte ou négative, qui consiste à prouver que les maladies dont il s'agit ne peuvent être locales, et qu'elles ne peuvent dépendre d'une irritation; l'autre, directe ou positive, qui consiste à donner les témoignages que l'expérience et le raisonnement fournissent en faveur des deux propositions avancées.

Et d'abord, n'est-il pas vrai que si les maladies chroniques étaient locales, elles pourraient et devraient être rattachées aux maladies aiguës, dont elles seraient, pour ainsi parler, la conséquence et la terminaison ? N'est-il pas vrai encore que les moyens thérapeutiques employés dans les maladies aiguës devraient être appropriés aux maladies chroniques et en triompher ? M. Broussais l'avait si bien senti que, dans sa pathologie, toutes les maladies chroniques sont rapportées aux maladies aiguës qui leur ressemblent le plus, et qu'elles sont combattues par les mêmes moyens.

Eh bien ! messieurs, s'il faut juger de la valeur d'un système par ses résultats, vous avouerez que toutes les doctrines enseignées dans l'école sont bien mauvaises ; car, de votre propre aveu, l'allopathie renonce et doit renoncer à guérir les maladies chroniques. Dès-lors, il n'y a que trois suppositions à faire : ou la doctrine généralement enseignée est mauvaise, ou les moyens employés ne sont point en rapport avec les principes admis, ou ces derniers sont mal appliqués.

La doctrine est mauvaise ; voilà le nœud de la difficulté.

On peut dire également que les moyens employés ne sont point en rapport avec les principes admis ; mais c'est encore signaler un vice des systèmes qui ne donnent aucun moyen d'arriver à reconnaître avec certitude les propriétés des agens thérapeutiques ; et comme conséquence, toutes les applications de ces agens ne peuvent être qu'aveugles et tâtonnières.

La doctrine est mauvaise ; car il y a cette différence caractéristique entre les maladies aiguës et les maladies chroniques, qu'elles suivent une marche diamétralement opposée, et qu'elles reconnaissent des causes différentes.

Au début, les maladies aiguës présentent des symptômes très-saillans, et sont toujours accompagnées d'une fièvre plus ou moins intense. A mesure qu'elles gagnent en durée, les symptômes s'effacent et perdent de leur intensité. Observez, en effet, la bronchite, la gastrite, voire même la pneumonie d'une médiocre acuité ; supposez-les, ce qui arrive souvent, abandonnées à elles-mêmes, comme vous le voyez dans les cas très-nombreux où le malade se borne à suivre quelques précautions de régime, et vous verrez que la maladie, après avoir rapidement atteint son apogée, tend à décroître successivement et à s'effacer.

Les maladies chroniques, au contraire, ont le plus souvent un début insidieux, ainsi que M. Broussais l'a remarqué depuis long-temps : à l'origine, elles ne se décèlent que par des symptômes tellement insensibles, qu'ils peuvent être facilement méconnus ; ce sont de faibles et passagères incommodités. Dans un temps plus ou moins rapide, elles gagnent insensiblement du terrain jusqu'à ce qu'enfin elles envahissent du plus au moins tous les tissus et tous les appareils entraînant à leur suite de nombreuses désorganisations ; et même, dans ce que vous nommez le passage d'une maladie aiguë à l'état chronique, c'est que la maladie chronique existait préalablement, et que la maladie aiguë survenue ici comme maladie intercurrente, a été l'occasion d'une aggravation de l'affection primitive. En effet, il n'est point donné aux maladies aiguës de subir la transformation dont il s'agit. Constamment elles tendent à décroître et à s'effacer aussitôt que le malade est soustrait aux causes plus ou moins accidentelles qui ont amené la maladie. Je reviendrai sur ce point.

Les maladies chroniques dépendent de causes absolument différentes de celles qui engendrent les maladies aiguës, Pour ces dernières, les influences atmosphériques ou diététiques et les miasmes aigus sont, comme nous l'avons vu, les conditions indispensables de leur existence. Ces causes, toujours appréciables et accidentelles, frappent indifféremment tous les organismes, et leur influence ne se fait pas sentir au-delà de l'individu ou des individus soumis à leur action, si ce n'est dans le cas de maladie épidémique. Et même alors, aussitôt que la constitution épidémique a cessé, les accidens qu'elle avait puissance d'engendrer cessent avec elle.

Les causes réelles et profondes des maladies chroniques sont au contraire de deux ordres très-différens : elles résultent ou d'une influence héréditaire ou d'une infection générale de l'organisme entier par l'un des miasmes ou virus dont je vous entretiendrai bientôt.

Ainsi, vous reconnaissez avec nous l'immense portée du fait d'hérédité; seulement vous jouez sur le mot. Confondant la *cause* avec *l'occasion*, vous dites que les engendreurs ne communiquent à leur produit que la prédisposition à contracter les maladies chroniques, comme le cancer, la phthisie, l'affection scrofuleuse ou les dartres, et que ces dernières se développent à la suite de causes accidentelles, comme des catarrhes pulmonaires antérieurs, ou l'habitation de lieux bas et humides, lorsqu'il s'agit de la phthisie, l'abus des plaisirs de l'amour, dans le cas de cancer utérin, une mauvaise nourriture pour les scrofules, la malpropreté ou un mauvais régime quand il s'agit d'affections herpétiques. Je le répète, vous confondez en cela la cause et l'occasion. Qu'est donc votre prédisposition, sinon une maladie réelle qui pour rester quelques années latente n'en existe pas moins; qui pour infecter l'organisme dans sa totalité, laisser le malade toujours faible et souffrant, sans cependant l'obliger à prendre le lit, n'en exerce pas moins ses ravages. Eh! c'est ici que se montre dans tout son jour le faux de vos systèmes de localisation. Eh quoi! il n'est pas malade cet enfant dont la bouffissure du système lymphatique amollit tous les tissus et lui donne un teint blafard, quoique recouvert de couleurs vives et plaquées; cet enfant qui, atteint de gourme, puis d'ophthalmie scrofuleuse et d'engorgemens glandulaires, vient à périr de phthisie pulmonaire? Hélas! les intermittences de santé qu'il présente ne sont que des haltes momentanées que la maladie lui laisse. Si vous suiviez avec un soin plus scrupuleux les différentes transformations subies par la maladie générale dont il a reçu le germe au moment même de la conception, alors vous ne diriez pas qu'il n'a hérité que d'une prédisposition, tandis que toujours il était malade, puisque la phthisie dont il a été victime n'est au tableau général de sa maladie que ce qu'est le dénouement d'un drame à toutes les péripéties dont il est semé.

Consultez, messieurs, vos recueils d'observations, et vous verrez que toutes les maladies chroniques peuvent être transmises par voie d'hérédité, toutes sans exception. Cependant elles ne le sont pas toujours : la cause ou les causes qui les engendrent étant constamment autour de nous, les maladies peuvent s'acquérir.

Nous maintenons contre vous que toutes les maladies

chroniques résultent d'une infection de l'organisme par l'un des trois miasmes ou virus que Hahnemann a appelés les miasmes *psorique, syphilitique* et *sycosique*.

Il n'y a que deux manières d'établir cette proposition : c'est d'invoquer les témoignages historiques, et de faire appel à ce que nous enseigne chaque jour l'observation.

Sur le premier point, Hahnemnan s'est livré à des recherches contre lesquelles personne ne s'est élevé, et qui restent vraies, tant qu'elles n'auront pas été contredites. J'en rappellerai les résultats.

Vous connaissez les maladies si nombreuses que la syphilis peut engendrer. Vous croyez qu'il n'est aucune des formes des maladies dartreuses que la syphilis ne puisse produire ; que beaucoup de maladies des os peuvent lui être attribuées ; qu'enfin, il est des phthisies, des cancers, des catarrhes pulmonaires et vésicaux qui ne reconnaissent pas d'autre cause. Que la syphilis ait la faculté d'engendrer une grande quantité de maladies chroniques, c'est un point que vous accordez tous, et sur lequel il est inutile d'incidenter (1).

Mais il en va tout autrement pour la gale et la sycose. Vous n'admettez point que les maladies chroniques qui ne sont pas vénériennes doivent leur être attribuées. Et cependant cette grave question est avant tout expérimentale ; et si vous consultez l'expérience, voici ce qu'elle vous enseigne.

Des observateurs du plus haut mérite, pris dans tous

(1) Cette opinion, professée en allopathie, sera jugée dans la leçon suivante.

les temps et dans toutes les écoles, ont reconnu et constaté que l'asthme, le catarrhe suffocant, l'œdème, différentes espèces d'hydropisie, l'hémoptysie, la pleuropneumonie, la phthisie pulmonaire, l'hydrocéphale, certains ulcères de l'estomac, le sphacèle de l'estomac et du duodénum, l'anasarque, l'ascite, l'hydrocèle, l'ictère, la cataracte, l'amaurose, la surdité, les hémorrhoïdes, le diabétès, la suppression d'urine, la carie, le rachitisme, les fièvres tierce et quarte, l'épilepsie, les convulsions, l'apoplexie, la paralysie, la mélancolie, l'aliénation mentale ont été vus succéder à l'éruption psorique connue des auteurs sous le nom de gale proprement dite. Et si je rappelle les noms de Fr. Hoffmann, Morgagni, Storck, Fabrice de Hilden, Juncker, Sennert, Baglivi, Diemerbroëck, Bonnet, Weber, Ramazzini, Faventinus, Reil, Th. Bartholin et Stahl, n'est-ce pas nommer, pour ainsi dire, toutes les écoles qui se sont succédé, et rappeler ceux dont nous avons tous une longue habitude d'honorer les travaux ?

Il y aurait sans doute de la témérité à venir vous parler de notre propre expérience après celle d'hommes aussi recommandables, auxquels je dois ajouter celui de tous qui a le mieux éclairé cette question; je veux parler de Samuel Hahnemann.

Cependant, comme dans un equestion de fait chacun fait autorité du moment où on peut se reposer sur sa bonne foi, je n'hésite point à vous dire ce que nous a fourni notre propre expérience.

Depuis bientôt trois mois que j'ai pris une consultation gratuite au dispensaire fondé par la société de médecine homœopathique, 59 malades ont été reçus par moi. Sur ce nombre, il ne s'est présenté que deux maladies aiguës : l'une était une fièvre ataxique des mieux caractérisées, et l'autre une gastrite aiguë, qui toutes deux furent guéries en moins de huit jours par les seuls moyens homœopathiques. Sur les 57 malades restans, se trouvaient deux syphilitiques, une maladie mercurielle et une phlébite chronique par suite de couches (engorgement puerpuéral du membre droit abdominal). Des 53 autres malades, il se présenta deux enfans atteints d'ophthalmie scrofuleuse, dont un avec taches sur la cornée transparente et un autre avec une ulcération commençante de la cornée ; une jeune fille rachitique avec contracture violente des muscles du cou, et un jeune enfant atteint de diarrhée aqueuse chronique, accompagnée d'un énorme furoncle à la fesse. Les 48 autres malades eurent tous la gale.

Si j'essaie maintenant de rapprocher les maladies dont étaient atteints les malades qui eurent la gale, des dénominations généralement usitées en allopathie, je dirai que parmi les maladies dont il s'agit, se présentèrent, 1° plusieurs désorganisations de l'utérus, des catarrhes pulmonaires chroniques, des gastro-entérites chroniques, des affections dartreuses variées, plusieurs *herpes vaginalis*, une métrorrhagie chronique, une malade atteinte de crevasses aux mains, deux phthisies pulmonaires, plusieurs leucorrhées, un malade atteint de coryza fluent périodique, une sciatique chronique, deux amauroses, une luxation spontanée du col du fémur chez un enfant né de parens galeux.

Pendant le même temps, à peu près, sur un total de

55 malades reçus au dispensaire par mon ami le docteur
Curie, 37 eurent la gale; trois enfans atteints de maladies chroniques naquirent de parens l'ayant eue, quatre
eurent des gourmes dans leur enfance, cinq malades eurent des dartres dans leur enfance, et un seul est né de
parens qui, sans avoir eu la gale, furent atteints de dartres.

Le résultat de la clinique de mon digne confrère
le docteur Croserio n'est pas moins favorable à la thèse
que je défends. A la même époque, il avait reçu douze
malades atteints de maladies chroniques et qui eurent la gale; trois en furent atteints quatre fois, quatre
l'eurent deux fois, et tous les autres ne l'eurent qu'une
seule fois.

Je rappelle ces faits à dessein. Plusieurs d'entre vous
les ont observés, et pourraient témoigner de ce que j'a-
vance. Ils acquièrent par cela même une autorité que n'auraient point ceux que notre pratique individuelle nous
fournit chaque jour. Cependant, messieurs, quand il s'a-
git d'établir une preuve de fait, les témoignages de l'expérience ne sauraient trop se multiplier. C'est pourquoi
je vous demanderai permission de vous dire ce que m'a
fourni ma pratique individuelle. En le rapprochant de ce
qui précède, peut-être jugerez-vous que c'est justifier encore la théorie de Hahnemann sur les maladies chroniques.

Parmi les maladies chroniques pour lesquelles j'ai été
consulté, les malades qui avaient été atteints de gale une
ou plusieurs fois se trouvèrent dans la proportion de deux

sur trois et une fraction, que je néglige à dessein ; ceux qui étaient affectés de maladie syphilitique simple, étaient dans la proportion de un sur dix ; les syphilis larvées, et par là nous entendons celles qui sont compliquées de *psore*, se présentèrent dans la proportion de un sur vingt. Les autres malades étaient tous plus ou moins entachés de constitution scrofuleuse. Nous verrons dans la prochaine séance quels rapports unissent la maladie scrofuleuse à la psore proprement dite. Aujourd'hui, cherchant à établir le fait sur lequel repose toute la doctrine des maladies chroniques enseignée par Hahnemann, je raconte, et ne théorise pas.

Il me semble, messieurs, que le caractère miasmatique des maladies chroniques se trouve, d'après ce qui précède, aussi bien établi comme fait scientifique qu'aucun autre fait ait pu l'être dans la science, au moins en ce qui touche les maladies syphilitiques et psoriques ; il me reste à vous dire quelques mots de la *sycose*.

Hahnemann a appelé de ce nom les affections d'ailleurs assez nombreuses qui se manifestent ou par des excroissances à la peau et à la surface des muqueuses, ou par un un écoulement blennorrhagique aigu. Cette expression de sycose offre tant d'obscurités dans l'état actuel de la science, qu'il importe avant tout d'en préciser la valeur.

Les Grecs appelaient de ce nom les excroissances des paupières. Paul d'Egine a appelé *sycosis* de la face une éruption de tubercules rouges, durs, douloureux et susceptibles de s'ulcérer. Aëtius confond la sycose avec la

dartre mentagre, et fut imité en cela par les modernes,
entre autres par Willan et Batemann, le docteur Plum-
be (1), et par M. Rayer (2). Celse précise davantage. Il dit:
« Est etiam ulcus, quod à fici similitudine σύκωσις à Græ-
» cis nominatur ; caro excrescit ; et id quidem generale
» est. Sub eo verò duæ species sunt : alterum ulcus du-
» rum et rotundum est, alterum humidum et inæquale.
» Ex duro exiguum quiddam et glutinosum exit ; ex hu-
» mido plùs et mali odoris. Fit verò utrumque in his
» partibus quæ pilis conteguntur ; sed id quidem quòd
» callosum et rotundum est, maximè in barbâ ; id verò
» quod humidum, præcipuè est in capillo, etc. (3) »
M. Rayer la confond avec la dartre mentagre et la syphi-
lide (4).

Hahnemann pense que la sycose ou maladie des fics a
été jusqu'ici traitée sans succès, en raison de l'obscurité
de son diagnostic, et surtout parce qu'on l'a toujours
confondue avec la maladie vénérienne chancreuse. « Quant
» aux excroissances des parties génitales, dit-il, endroit
» où la maladie a coutume de se manifester d'abord, ex-
» croissances qui, plusieurs jours et même plusieurs se-
» maines après l'infection par le coït, surviennent accom-
» pagnées généralement, mais non toujours, de l'écoule-

(1) A practical treatise ou Diseases of the skin.

(2) *Traité théorique et pratique des maladies de la peau,*
§ 289.

(3) *Celsus de re medicâ*, lib. VI, sect. 3.

(4) Rayer, *loco citato*.

»ment d'une sorte de gonorrhée par l'urètre, sont rare-
»ment sèches et en forme de verrues, plus souvent mol-
»les, spongieuses, imbibées d'un liquide fétide, saignan-
»tes à la moindre cause, et semblables à des crètes de coq
»ou à des choux-fleurs, et pullulent, chez l'homme, sur
»le gland, ainsi qu'à la surface et au dessous du prépuce;
»chez la femme, aux alentours de la vulve, puis à la vulve
»elle-même tuméfiée, souvent en très-grand nombre; on
»ne les a jamais attaquées que par le traitement externe
»le plus violent... Le résultat immédiat de ce traitement
»était ordinairement qu'elles reparaissaient au bout de
»quelque temps, et qu'alors on les soumettait vainement
»à un nouveau traitement non moins cruel ou doulou-
»reux, ou que, quand on parvenait ainsi à la détruire,
»la sycose, privée du symptôme local qui tenait lieu de
»l'affection interne, se manifestait d'une autre manière
»plus fâcheuse, par des maux secondaires, les moyens de
»destruction extérieurs employés contre les excroissances,
»et le mercure administré intérieurement contre une ma-
»ladie à laquelle il n'était point approprié, n'étant point
»capables de diminuer en rien le miasme sycosique, dont
»l'organisme entier se trouvait comme imprégné. Non
»seulement le mercure, ici toujours nuisible, qu'on don-
»nait en général à très-fortes doses, et sous la forme des
»préparations les plus âcres, détériorait la santé géné-
»rale; mais encore on voyait survenir ensuite tantôt des
»excroissances analogues sur d'autres points du corps,
»tantôt des élévations spongieuses, blanchâtres, sensibles
»et plates, dans la bouche, sur la langue, au palais, aux

» lèvres ; tantôt de gros tubercules saillans et bruns, dans
» les aisselles, au cou, au cuir chevelu, etc.; ou bien il se
» manifestait d'autres affections, parmi lesquelles je ne ci-
» terai que le raccourcissement des muscles fléchisseurs,
» notamment de ceux des doigts (1). »

J'ai cité à dessein ce long passage de Hahnemann, afin
de donner une idée bien précise de la maladie à laquelle
il donne le nom de *sycose*, soit qu'on l'étudie dans sa manifestation extérieure, soit au contraire qu'on recherche
les affections internes qui peuvent se développer par suite
de sa répercussion.

Ainsi, la syphilis, la psore et la sycose, voilà, selon
nous, les trois différentes sources de toutes les maladies
chroniques. Que pouvez-vous opposer à cette opinion, je
ne dis pas comme raisonnement, car il est possible de
nier jusqu'à l'évidence, mais comme fait? Évidemment
rien. Ce serait en vain que vous appelleriez à votre aide
les faits recueillis par les observateurs modernes. Aucun
d'eux n'ayant admis la possibilité d'une infection miasmatique comme cause générale des maladies chroniques,
aucun n'a observé ni interrogé son malade de ce point de
vue. Mais si les observations recueillies par les maîtres de
l'art, en notre pays, ne déposent pas en faveur de la doctrine professée par l'école homœopathique, aucune ne
lui est contraire. Relisez le traité des *phlegmasies chroniques* de M. Broussais, la *Clinique médicale* de M. Au-

______

(1) Doct. et traitement des maladies chroniques, par S. Hahnemann, vol. I, pag. 132 et 133.

dral, l'ouvrage de Laënnec, que je vous citais il n'y a qu'un instant, et des productions de ces hommes dont les noms font autorité à vos yeux, descendez aux œuvres de ceux qui occupent le second rang, vous verrez que dans les observations recueillies par eux, il n'est pas tenu compte des antécédens, mais seulement de ce qu'ils nomment la *cause occasionelle.* Or, l'occasion qui fait éclater une maladie n'est pas, ainsi que nous l'avons vu, la cause qui la produit. De là résulte que les seules observations que vous pourriez nous opposer ne prouvent rien contre nous, rien surtout en regard des faits nombreux recueillis par l'école homœopathique, et par les médecins observateurs qui, dans le passé, ont raconté en toute sincérité d'âme ce que l'observation leur présentait. Mais comment se fait-il, qu'après avoir eu l'attention fixée sur ce point par des hommes de la force de ceux que j'ai cités, les observateurs modernes aient abandonné une direction qu'il ne s'agissait que de féconder ?

Vous en trouverez la raison, messieurs, dans la tendance à laquelle la science a obéi en ces derniers temps et dans les méthodes adoptées. Je ne saurais trop répéter que l'anatomie pathologique, en nous portant à localiser toutes les maladies, nous avait éloignés de l'étude des affections dynamiques ou générales, et que ses dictées ont paru assez irrécusables pour qu'on se soit cru autorisé à nier leur existence. La même raison qui portait à localiser les maladies conduisait les observateurs à ne pas remonter dans l'étude des causes plus haut que l'accident immédiat qui avait été l'occasion de développement pour la maladie. En procédant ainsi, il n'est pas douteux que tout devait éloigner les médecins de l'idée que la psore, la syphilis et la sycose pussent être la cause primordiale des maladies chroniques, dont ils poursuivaient les désordres avec un soin si minutieux et d'ailleurs digne de tant d'éloges.

Du moment où il n'est aucun fait qui puisse être opposé à ce principe général, *toute maladie chronique dépend de l'infection de l'organisme par l'un ou plusieurs des trois miasmes, la syphilis, la psore et la sycose*, je me crois autorisé à maintenir le fait que j'ai avancé et que j'ai entouré de témoignages nombreux et irrécusables, sauf à produire dans la prochaine séance sa justification théorique.

Mais, en bonne logique, une démonstration n'est complète qu'autant que le fait à établir est non seulement démontré positif et réel, mais qu'aussi la proposition contraire est démontrée fausse et insoutenable. Il me reste donc à dire, 1° que les maladies chroniques ne sont point locales; 2° qu'elles ne dépendent pas d'une irritation.

Ces deux propositions se supposent l'une l'autre. Si les maladies chroniques étaient de nature irritative, elles ne pourraient être que locales : car il est impossible de concevoir que la vie s'entretienne chez un sujet dont tous les systèmes seraient irrités en même temps.

Et cependant, interrogez l'expérience, consultez les ouvrages de ceux qui sont vos maîtres, et vous verrez, messieurs, que toute maladie chronique se présente par des symptômes généraux d'abord, qu'ensuite elle se localise en un point quelconque de l'organisme pour faire de nouveau irruption sur tous les systèmes jusqu'au jour où survient la mort.

Sans prétendre vous donner une classification complète et irrécusable des maladies chroniques, il est cependant possible de les diviser en certaines catégories. Ainsi, vous avez les maladies syphilitiques qu'il n'est pas possible de confondre avec aucune autre, les maladies dartreuses, les scrofules, les phthisies et les affections cancéreuses, qui toutes sont très-distinctes les unes des autres.

Et vous savez que les maladies syphilitiques ont leur moment d'invasion , généralement connu sous le nom de période d'incubation. Dans ce moment , elles ne se décèlent que par un trouble général. Plus tard , elles se localisent sous la forme d'ulcérations aux parties génitales ou sous toute autre forme , et si vous les supposez abandonnées à elles-mêmes ou mal traitées , il arrive un moment d'infection générale, connu des anciens sous le nom de syphilis constitutionnelle. Pour les maladies dartreuses , le même fait se présente , bien que d'une manière plus obscure. Leur apparition est toujours précédée de troubles généraux dans la santé, et lorsqu'elles acquièrent assez de gravité pour compromettre la vie du malade , vous les voyez se compliquer d'affections thoraciques et abdominales. Si alors vous interrogez un à un chacun des appareils sous le triple rapport des lésions de sensation , de texture et d'action, vous verrez qu'il n'en est aucun qui ne soit désaccordé sous l'un de ces trois rap-

ports, et quelquefois sous tous les trois. Je n'insisterai
pas sur les maladies scrofuleuses et sur les maladies cancéreuses. Vous savez comme moi que la constitution dite
lymphatique est déjà une maladie véritable, et que le malheureux enfant qui périt rachitique n'a pas un seul de ses
systèmes que l'on puisse regarder comme sain.

Or, voyez tout le faux des systèmes de localisation.
Sur quelles bases reposent-ils? Toute maladie chronique
se compose de trois périodes, et ils ne tiennent compte
que d'une seule, la troisième n'ayant aucune valeur thérapeutique à leurs yeux. Toute maladie offre trois ordres
de phénomènes pathologiques, qui tous trois ne sont pris
en considération par eux qu'autant qu'ils se rapportent
aux organes sur lesquels la maladie s'est localisée. Nous
leur disons que les lésions de sensation sont, des trois ordres de symptômes sus-indiqués, celui qui sert le mieux
à caractériser la maladie, et lorsqu'une lésion de texture
ne s'y joint pas, la lésion de sensation est absolument
une lettre morte à leurs yeux.

Comme vous voyez, la médecine française offre toujours et partout le même vice; toujours elle prend la
partie pour le tout. Sous prétexte de rigueur scientifique,
elle ne s'attache qu'à ce qu'il y a d'*actuel* dans une maladie, et c'est là ce qui nous sépare d'elle à jamais. Pour
nous, le moment où un malade tombe sous notre observation quand il s'agit de maladies chroniques, n'est que l'un
des traits d'un tableau plus général, et ce moment, nous
le rattachons, autant que possible, à tout un passé.

Si les maladies chroniques ne se localisent que dans

l'un des trois termes de leur existence, et si même dans
le moment où leur localisation est le plus prononcée, il
est possible de constater soit des lésions de sensation, soit
des lésions de texture, soit des lésions d'action dans tous
les systèmes et dans tous les appareils organiques, ainsi
que dans les différens modes de la vie physiologique,
évidemment la localisation organique n'établit qu'une
prédominance. Or, ce qui prédomine dans une maladie
n'est pas la maladie tout entière : les maladies chroniques
ne sont donc point locales. Dépendent-elles d'une irritation?

Je ne voudrais, messieurs, ni répéter ce que j'ai dit si
souvent contre l'impuissance où nous sommes de rien savoir de la nature des maladies, ni revenir sur la théorie
fort célèbre mais bien rapidement abandonnée de l'irritation. La seule chose que je veuille examiner devant vous,
c'est jusqu'à quel point ces théories ont fait avancer la
thérapeutique.

Ou le mot *irritation* ne signifie rien, ou ce n'est que
par un abus de langage qu'on a pu rapporter à une seule
modification organique des choses aussi distinctes que les
dartres et les scrofules, les affections cancéreuses et les
névralgies chroniques. Cette question est depuis quelque
temps jugée sans retour dans la science ; mais, pour être
négativement résolue, la difficulté ne persiste pas moins,
puisque aucune affirmation ne l'a remplacée.

Cependant il faut reconnaître que la théorie de l'irritation, en se superposant à toutes les autres hypothèses
qui l'avaient précédée, a eu l'avantage de débarrasser

la thérapeutique d'une foule de médications incendiaires.
Si elle n'a point appris à mieux guérir, elle a enseigné à
traiter d'une manière plus convenable.

La théorie de l'irritation n'a point appris à guérir mieux
qu'on ne guérissait avant elle, parce qu'elle a roulé sur
une équivoque perpétuelle. De même qu'elle a confondu
la cause et l'occasion, de même elle a confondu ici la modification organique, qu'elle supposait primordiale dans
le développement des maladies chroniques, avec leur
cause véritable. Et cependant c'était là seulement ce qui
importait.

Ce n'est, en effet, rien apprendre au médecin, dont
tous les efforts doivent aboutir à trouver des agens de
guérison, que de lui dire que toute maladie chronique
dépend d'une irritation de tel ou tel tissu. D'où dépend
cette irritation, quelle cause l'a amenée? Là est toute la
question que l'école moderne n'a malheureusement point
résolue.

Oh! c'est sans doute professer une grande hérésie à vos
yeux, messieurs, qu'annoncer hardiment que l'étude des
altérations de tissu ne nous apprendra jamais autant sur
la manière de traiter les maladies que l'étude des causes.
Et cependant c'est là ma conviction la plus profonde.
Lorsque je réfléchis à combien d'erreurs conduit l'unique
considération des altérations organiques, l'extrême difficulté qu'on éprouve à les constater sur le vivant, même à
l'aide des moyens diagnostiques les mieux entendus, et
le petit nombre d'indications qu'elles fournissent pour le
traitement des maladies, je m'étonne qu'on s'obstine à y
attacher une importance si démesurée.

Lorsque je pense, au contraire, qu'il a suffi de constater l'influence fâcheuse d'un agent extérieur sur l'organisme humain pour découvrir presque aussitôt le moyen propre à en triompher, je m'étonne encore plus de la prédominance exclusive qu'a prise l'anatomie pathologique. Ainsi, du moment où vous avez constaté l'influence heureuse ou funeste des différentes températures, vous avez été conduit à en conclure, d'une manière plus ou moins rationnelle, ce qu'il y avait à faire pour en contrebalancer les inconvéniens. C'est, pour ainsi dire, empiriquement que la science est arrivée à établir l'hygiène relative à la différence des climats, et les théories physiologiques les plus subtiles n'ont pas permis d'aller plus loin que la simple observation. Une épidémie vient-elle à se déclarer; que vous apprend ici l'anatomie pathologique? Je ne parle pas seulement du choléra, devant lequel toutes vos théories sont venues se briser; mais des épidémies beaucoup plus connues, de croup, de coqueluche, de variole, de scarlatine et de varicelle. Dans ces cas encore, vous n'êtes puissans que par la connaissance de la cause ou par l'empirisme, les altérations organiques vous éclairent sur le danger de la maladie et nullement sur les moyens d'en triompher.

Or, pour établir votre proposition fondamentale, à savoir, que les maladies chroniques dépendent originairement d'une irritation, vous ne pouvez vous appuyer que sur l'anatomie pathologique, et vraiment elle ne donne pas ce qu'elle promet.

Ainsi, tout l'édifice que vous avez si péniblement

élevé s'écroule, et il tombe, parce que vous avez commis une faute de méthode, celle d'étudier les maladies d'une manière abstraite ; ici, négligeant les causes éloignées, ailleurs, ne tenant compte dans l'étude des maladies que de l'une de leurs phases, ailleurs encore, en abstrayant d'un tableau général de symptômes ceux qui se rapportent exclusivement aux organes sur lesquels prédomine l'affection dynamique.

Maintenant, je vous ai raconté ce que l'expérience nous avait appris des causes et de la nature des maladies chroniques, je vous ai dit sur quels faits s'appuie la théorie par nous enseignée au nom de Hahnemann. Il me reste à la justifier rationnellement, c'est-à-dire à vous montrer que, loin d'être antipathique aux lois connues d'une saine physiologie, ces dernières la confirment de tout point. Il me reste aussi à vous indiquer les précautions spéciales qu'exige le traitement des maladies chroniques. Ce sera l'objet des deux prochaines séances.

Dans celle-ci, j'ai voulu énoncer avant tout les termes du problème, et en donner les témoignages empiriques. Dans ma prochaine leçon, j'aurai à aborder, en les discutant, une foule de questions qui se rapporteront à la fois au présent et à l'avenir de cet ordre de maladies, à la manière dont elles se comportent et aux moyens qu'il conviendrait d'employer pour amener leur plus prompte guérison, leur décroissance successive, et à concevoir enfin la possibilité de leur disparition. Pour tout cela, il fallait, messieurs, que vous fussiez placés au point de vue où je suis moi-même, et vous ne le pouviez qu'autant que j'aurais réussi à ébranler votre foi dans les doctrines régnantes. C'est pourquoi, j'ai cru convenable de me livrer à la critique de ces mêmes théories. Et, pour le dire en passant, c'est toujours dans cette unique intention que je m'attaque aux systèmes allopathiques. Loin de moi la pensée de faire de la critique pour la critique. S'il est un jour auquel j'aspire, c'est évidemment celui où il nous sera possible de toujours édifier sans avoir à détruire autour de nous.

NOTE.

Je ne reproduis point la discussion qui s'est ouverte à la suite de cette leçon, vû qu'elle n'a eu d'autre objet que de me demander quelques explications sur plusieurs des propositions que j'avais avancées. Il est cependant une grave question qui a été soulevée par l'un des auditeurs. Il m'a demandé s'il était possible de considérer les trois miasmes que j'ai indiqués comme indépendans l'un de l'autre, ou s'il ne se pourrait pas qu'ils ne fussent qu'une transformation les uns des autres, trois rameaux d'une souche commune, trois manifestations d'un seul et même virus. Comme on s'en apercevra, cette question soulevait à la fois un point de pratique et un point de théorie. L'un et l'autre sont trop graves pour qu'on les ébauche. Aussi, renverrai-je le lecteur à la leçon suivante, où il trouvera ma réponse avec tous les développemens qu'elle comporte.

LEÇONS

DE MÉDECINE

HOMŒOPATHIQUE.

10ᵉ LEÇON. — 3 avril 1835.

SOMMAIRE.

Sᴜᴊᴇᴛ ᴅᴇ ᴄᴇᴛᴛᴇ ʟᴇᴄᴏɴ. — Preuves rationnelles de la théorie des maladies chroniques. — La raison indique qu'elles ne peuvent être que générales ou dynamiques, et le résultat d'une infection miasmatique. — La preuve se tire de la manière dont les maladies chroniques se comportent dans leur marche, et de leurs causes. — En quoi consiste la prédisposition héréditaire. — Lien de solidarité physiologique entre tous les membres de l'espèce humaine. — Les trois miasmes précédemment indiqués sont-ils les seuls qui aient puissance d'engendrer des maladies chroniques ? Peuvent-ils se transformer les uns dans les autres, au point de pouvoir les rattacher à un seul dont les deux autres seraient la transformation ? — Cᴏɴᴄʟᴜsɪᴏɴ.

Mᴇssɪᴇᴜʀs,

La théorie des maladies chroniques enseignée en homœopathie se trouve tout entière dans ces deux passages, emprun-

tés à Hahnemann : « Le fait que les maladies chroniques non
» vénériennes, traitées homœopathiquement, même de la
» meilleure manière, renaissent cependant après avoir
» été misés plusieurs fois de côté, qu'elles reparaissent
» toujours sous une forme plus ou moins modifiée et avec
» de nouveaux symptômes, et qu'elles se reproduisent
» même chaque année avec un accroissement notable dans
» l'intensité de leurs accidens ; cette observation, si sou-
» vent renouvelée, fut la première circonstance qui me
» donna à penser que, dans un cas de ce genre, et même
» dans toutes les affections chroniques non vénériennes,
» on n'a point seulement affaire à l'état morbide qui se
» dessine actuellement, qu'il ne faut pas traiter et consi-
» dérer cet état comme une maladie à part, puisque, si
» tel était son caractère, l'homœopathie devrait le guérir
» en peu de temps et pour toujours, ce qui est contraire
» à l'expérience. J'en conclus qu'on n'a jamais sous les
» yeux qu'une portion d'un mal primitif profondément
» situé, dont la vaste étendue se trahit par les accidens
» nouveaux qui se développent de temps en temps ; qu'on
» ne doit point espérer en pareil cas, comme on le fait
» dans l'hypothèse admise jusqu'à présent, d'une maladie
» à part et bien distincte, de procurer une guérison dura-
» ble, garantissant, soit du retour de l'affection elle-
» même, soit de l'apparition d'autres symptômes nou-
» veaux et plus graves à sa place, que par conséquent il
» est nécessaire de connaître l'étendue entière de tous les
» accidens et symptômes propres au mal primitif inconnu,
» avant de pouvoir se flatter de découvrir un ou plusieurs

» médicamens homœopathiques à ce dernier, qui soient
» capables de le vaincre et de le guérir dans toute son
» étendue, et par suite aussi dans tous ses embranchemens,
» c'est-à-dire dans celles de ses parties qui donnent lieu
» à tant de maladies diverses.

» Mais ce qui montrait clairement en outre que le mal
» primitif, à la recherche duquel j'étais, devait être de
» nature miasmatique et chronique, c'est que jamais il ne
» lui arrive d'être vaincu par l'énergie d'une constitution
» robuste, de céder au régime le plus salubre, au genre
» de vie le plus régulier, ou de s'éteindre de lui-même,
» mais que jusqu'à la fin de la vie il s'aggrave sans cesse
» avec les années en prenant la forme d'autres symptô-
» mes plus fâcheux, comme il arrive à toute maladie
» miasmatique chronique. C'est ainsi, par exemple,
» qu'une affection vénérienne chancreuse, qui n'a jamais
» été guérie par le mercure, son spécifique, et qui s'est
› transformée en syphilis, ne s'éteint jamais d'elle-même,
» mais augmente chaque année, même chez les sujets les
» plus robustes et qui mènent la vie la plus régulière, et
» ne cesse non plus qu'à la mort de déployer des symp-
» tômes à chaque instant nouveaux, et toujours de plus en
» plus fâcheux (1). »

Je le répète, la pensée fondamentale de Hahnemann, en
ce qui touche les maladies chroniques, est tout entière
dans ces deux passages. De quelques soins hygiéniques que

(1) Doctrine et traitement homœopathique des maladies chroniques par S. Hahnemann, tome I, p. 8, 9 et 10.

vous entouriez le malade, de quelque puissance de réaction
vitale que vous le supposiez doué, jamais une maladie
chronique ne s'éteindra d'elle-même, à moins que vous
ne lui opposiez un ou plusieurs médicamens parfaitement
appropriés. Or, vous savez tous que le cas est différent
pour les maladies aiguës ; qu'après avoir rapidement atteint leur apogée, elles tendent naturellement à décroître,
et que leur action va toujours en se circonscrivant. Vous
savez aussi que, toujours identiques à elles-mêmes dans tous
leurs temps et dans toutes leurs périodes, jamais elles ne
subissent d'autres transformations que celles des dégéné-
rescences de tissus; qu'ainsi une pneumonie aiguë peut,
à la vérité, se compliquer de gastrite aiguë ou de cépha-
lite également aiguë; mais que jamais elle ne disparaîtra
pour faire place à une maladie toute nouvelle, ainsi qu'il
arrive des maladies chroniques. C'est le cas d'une dartre
qui, venant à s'effacer rapidement, va donner lieu chez
l'un à une affection hémorrhoïdaire, chez un autre fera
éclater une phthisie, et chez un troisième donnera naissance à une névralgie. Ce qui tranche surtout les unes des
autres les maladies aiguës des maladies chroniques, c'est
qu'entre la disparition de l'une des formes de la maladie
générale et l'apparition d'une forme nouvelle, il y a un
moment de passage où, sans jouir d'une parfaite santé, le
sujet affecté n'est pas, à proprement dire, malade ; c'est le
moment où de nouveau la maladie *s'incube* avant d'éclater une seconde ou une troisième fois, état que Hahnemann
a ainsi dénommé : la *psore latente*. La réunion de toutes
ces circonstances a fait dire à Hahnemann que les maladies

chroniques étaient générales ou dynamiques , et l'ont autorisé à considérer ces maladies comme le prodnit d'une infection miasmatique.

Cette opinion , si long-temps controversée en Allemagne , que la critique française a déjà essayé d'attaquer , et qu'elle ne manquera pas de repousser au nom de l'anatomie pathologique et du progrès des lumières , est-elle aussi extraordinaire qu'on l'a supposé?

Vous admettez, messieurs, et nous admettons avec vous deux causes générales de toutes les maladies aiguës ; ce sont les influences hygiéniques et atmosphériques d'une part , et les miasmes aigus de l'autre. Dans le premier cas , qui est celui des maladies que vous nommez *sporadiques* , à moins d'une violence extrême dans le développement des symptômes, il suffit de soustraire le malade à la cause pour que la maladie s'efface ; c'est le cas du *sublatâ causâ, tollitur effectus* d'Hippocrate. Dans les maladies épidémiques , au contraire, le malade est soumis à certaines périodes qu'il doit subir d'une manière presque fatale.

Vous ne pouvez non plus reconnaître que deux causes générales des maladies chroniques. Ce sont l'hérédité , ou la présence d'un miasme, quels que soient sa nature et son caractère. Au nombre de ces maladies , il en est une que vous considérez comme dépendant de l'infection d'un miasme ou virus ; sur quoi vous fondez-vous pour admettre cette supposition? Vous vous fondez sur ce que nul ne sera atteint de maladie vénérienne, si, par voie de contact immédiat , il ne se trouve en rapport avec un autre individu préalablement infecté (1); sur ce qu'en étudiant la marche de la syphilis, constamment il s'écoule un intervalle entre le moment d'infection et celui où la maladie se décélera par le symptôme local qui la caractérise; sur ce que, si on l'abandonne à elle-même, elle conduira inévitablement le sujet à la mort dans un intervalle de temps plus ou moins rapide, en raison du plus ou du moins de réaction vitale du sujet; sur ce que vous possédez contre cette maladie un et même plusieurs spécifiques assurés, qui réussissent d'autant plus sûrement, qu'à la manière dont on les administre, ils exercent mieux leur action sur la totalité de l'organisation, c'est-à-dire qu'ils agissent plus généralement (2). Enfin, c'est encore, à vos yeux, l'un des caractères miasmatiques de la syphilis, qu'étant mal guérie, elle ait puissance de ne plus être immédiatement

(1) On m'a fait l'objection si commune que la syphilis avait dû commencer par un ou au moins par un couple, et par conséquent de qui, me disait-on, ce premier l'a-t-il reçue? Toutes les questions d'origine sont obscures aussi bien dans les sciences d'observation que dans les sciences métaphysiques ou historiques. Ce qui nous importe aujourd'hui, c'est que la syphilis étant, elle ne se transmet qu'à la manière que j'ai indiquée.

(2) Le mercure n'est pas, comme on sait, le seul spécifique approprié à la syphilis. Les insuccès de certains praticiens allopathistes tiennent précisément à ce qu'ils administrent le mercure dans tous les cas; ce qui revient à dire, à ce qu'ils ignorent que la médecine ne possède que des spécifiques de groupes de symptômes. C'est encore l'homœopathie qui le leur enseigne.

contagieuse pour les deux époux, qui, malgré cela, la transmettent par voie de génération à leur produit, chez lequel elle se manifeste tantôt par des symptômes de syphilis proprement dite, et tantôt sous la forme d'affections scrofuleuses ou herpétiques.

Voici, en résumé, les caractères que vous assignez à toute maladie que vous reconnaissez comme dépendant d'un miasme chronique. Si nous les retrouvons dans les autres maladies chroniques, n'est-il pas vrai que nous serons fondés à leur attribuer une origine de même nature, sauf à découvrir le miasme ou le virus qui les auront engendrées ? Car, messieurs, je ne puis trop le redire, il n'est point donné au médecin de pénétrer la nature des choses ; et du moment où il rencontre, dans l'étude de la pathologie, les mêmes conditions d'existence et de développement, l'induction la plus légitime l'autorise à en conclure que, quelle que soit la diversité des symptômes, ces maladies sont de même ordre.

Je ne m'épuiserai point en raisonnemens superflus pour établir ma thèse. Dans les sciences d'observation, le fait est la base de tout raisonnement. Un fait s'observe et ne se discute pas. Or, il est de fait qu'une maladie chronique, quelle qu'elle soit, reconnaît toujours pour origine l'infection du sujet par la *gale*, la *syphilis* ou la *sycose*, ou bien sa transmission par voie d'hérédité. Dans ce dernier cas, il est encore d'observation que toutes les fois qu'il a été possible de recueillir des renseignemens sur la santé des parens, toujours ils se sont présentés comme ayant été infectés par l'une de ces trois maladies, et toujours aussi ils offraient au moins des symptômes secondaires de la maladie dont il s'agit au moment où l'enfant a été conçu. Ceci est un fait que nous maintenons jusqu'à production de faits contraires.

Il n'est pas un médecin qui ait observé la *gale* dans sa forme éruptive, et qui ne sache qu'elle offre , comme la syphilis, les trois périodes *d'infection, d'incubation* et *d'éruption locale ;* tous admettent qu'à l'exemple de la syphilis, la gale jouit du triste privilége de se transformer et de revêtir des formes très-diverses : tous les observateurs dignes de ce nom en ont fait la remarque. M. Broussais le reconnaît de la manière la plus manifeste en ce qui touche les hydropisies, et ne le nie pour aucune autre maladie (1). M. Bouillaud admet que certaines maladies du cœur, et plus particulièrement son hypertrophie, peuvent succéder à certaines affections cutanées.

Quant à l'endocardite et à la péricardite , il lui semble que le rhumatisme articulaire aigu en soit la cause principale (2). Or, les affections rhumatismales sont le plus

(1) Commentaires des propositions de pathologie, tom. II, p. 623. L'auteur considère que la gale et les dartres sont souvent la cause d'hydropisies.

(2) *Traité clinique des maladies du cœur,* tom. II, p. 229, 304, 454, 484. — A la page 276 du tom. I, l'auteur dit que l'hérédité constitue l'une des causes principales des maladies du cœur; et, en cela, il confirme l'opinion de Corvisart, Lancisi, Albertini. Mais il se demande quelle est la puissance et la limite de l'hérédité. Sa puissance, ce sont les *miasmes* ou *virus* dont Cor-

souvent de nature psorique , ainsi que quelques uns l'a-
vaient pressenti avant Hahnemann, et que celui-ci n'hésite point à l'affirmer. Si Laënnec ne compte pas la gale
parmi les causes de la phthisie, au moins reconnaît-il
qu'elle se transmet le plus souvent par voie d'hérédité , et
bientôt nous dirons quelle idée il faut attacher à ce mot,
la *prédisposition héréditaire* (1). Pour M. Andral , la
question qui nous occupe est jugée si peu importante ,
qu'elle ne l'occupe même pas. C'est en vain que dans sa
volumineuse clinique vous chercherez la moindre indication sur l'étiologie des maladies qu'il décrit ; en vain lui
demanderez-vous de s'inquiéter des occasions qui ont pu
amener le malade à l'état où il se trouve. Il semble que
pour lui ce soit tout-à-fait en dehors des attributions du

visart a parlé, et que M. Bouillaud passe sous silence ; sa limite ,
c'est l'extinction graduelle des *virus*.

(1) Rien de plus singulier que la manière dont Laënnec établit
la cause occasionelle des tubercules. « De toutes les causes occa-
» sionelles qui peuvent produire un développement considérable
» des tubercules, la plus *puissante*, la plus *évidente* et la plus
» *fréquente*, est sans contredit le ramollissement d'un certain
» nombre de tubercules déjà existans ; puisque, comme nous
» l'avons dit, c'est à l'époque où ce ramollissement a lieu, que
» se manifestent ces éruptions secondaires de tubercules innom-
» brables dans le poumon et quelquefois dans tous les autres or-
» ganes. Il est impossible de ne pas admettre alors au moins une
» aberration de la nutrition, une véritable altération des liquides
» et une altération d'un genre particulier ; car elle ne produira pas

médecin. A ses yeux, le malade est un fait sans antécédens, fait qu'il étudie et décrit sans le rattacher à quoi
que ce soit (1).

Eh bien! messieurs, je tire argument contre les allopathistes de leur demi-silence sur l'étiologie des maladies
chroniques. Je leur dis, qu'allant toujours chercher dans
l'organisme la raison d'une altération organique, sans
s'occuper de la cause externe qui a modifié l'organisme
lui-même, ils ont égaré la science. Voyez plutôt les autorités antérieures à l'école anatomo-pathologique, dont je
vous rappelais les noms dans la dernière séance, et alors
vous serez convaincus que la gale a puissance de se transformer en une foule de maladies chroniques très-diverses,
selon eux, et que, selon nous, elle engendre toutes celles
des maladies choniques qui ne sont ni syphilitiques ni

» des encéphaloïdes, des kystes, des productions fibreuses ou os-
» seuses, mais des tubercules (*Traité de l'ausc. méd.*, tom. II,
» p. 126). »

C'est vraiment une argumentation extraordinaire que de dire
que les tubercules engendrent les tubercules, lorsqu'on est à chercher la cause occasionelle de ceux-ci. Cela s'appelle résoudre la
question par la question, comme dans l'adage de M. Delapalisse.
Puis, faire dépendre les tubercules d'un vice de sécrétion, c'est
reculer la difficulté sans la résoudre. Sous quelle influence ce vice
de sécrétion s'est-il produit? voilà la question, et, pour Laënnec,
elle n'a pas de réponse. Nous disons, nous, que c'est la *psore* primitive ou transformée, acquise ou héréditaire.

(1) Clinique médicale, tome II.

sycosiques. C'est encore un fait dont l'allopathie pourra contester l'extrême généralité que nous lui accordons, non en alléguant des faits contraires, mais en niant qu'il soit possible de ramener à une seule cause tant d'affections différentes.

L'allopathie contestera deux points : 1° que tous les individus atteints de maladies chroniques aient été antérieurement infectés de gale; 2° qu'il soit possible de saisir un rapport de causalité entre la gale antérieurement déclarée et la maladie chronique dont sont actuellement atteints les sujets qu'on observe.

Sans aucun doute, vous rencontrerez des malades qui n'auront jamais eu la gale proprement dite, et qui, cependant, seront atteints d'une psore véritable. Pour ceux-là, c'est par voie de génération qu'ils auront reçu, non le germe, mais la maladie elle-même. En effet, cette prédisposition héréditaire, que les uns ont considérée comme fatale, et qui l'est en effet, qu'ils ont jugée irrésistible dans sa marche, et qui l'était aussi tant que les moyens d'en triompher sont restés ignorés; cette prédisposition héréditaire, que d'autres ont niée sans pouvoir donner aucune raison qui justifiât leur dénégation, est-elle autre chose qu'une maladie véritable? Si vous ne tenez compte que des individualités morbides enregistrées dans vos cadres nosologiques, sans doute il n'y a point là de maladie; mais si, vous élevant à une plus grande hauteur, vous considérez comme malade quiconque présente des lésions ou de sensation, ou de texture, ou d'action, évidemment encore, ces infortunés sont malades. Pensez-vous sérieu-

sement, messieurs, qu'il n'y ait d'état pathologique que
ceux qui offrent une physionomie assez nettement dessinée pour que vous leur imposiez un nom ? Et quand il
en serait ainsi, consentez, pour un moment, à suivre
dans leur enfance ces malheureux qui ont été conçus par
des parens atteints de psore ou de syphilis ; ont-ils jamais
une santé parfaite ? D'abord, ils sont atteints de gourmes,
qu'il n'est plus permis de considérer comme un bénéfice
de nature ; puis d'engorgemens glandulaires, d'affections
scrofuleuses sous toutes les formes. L'âge vient ; avec lui
la réaction vitale augmente, et, comme on dit, l'organisme prend le dessus. Ceci se passe au moment où la seconde dentition s'achève, jusqu'à celui où la puberté se
déclare. La puberté est pour nous tous une époque clima-
térique. Voyez aussi les désordres qu'elle enfante chez les
jeunes gens des deux sexes qui n'ont pas reçu de leurs
parens une bonne organisation. C'est alors que se prépare
la phthisie chez ceux qu'elle doit atteindre, que l'épilepsie,
l'hystérie et une foule d'autres affections nerveuses se déclarent chez les sujets que le développement du système
nerveux rend plus propres à ces formes de la psore générale. Alors aussi, surviennent ces formes du rachitisme
connues sous le nom de déviations de la colonne verté-
brale et d'incurvation plus ou moins prononcée du système osseux. Le cataclysme de la puberté une fois subi,
l'organisme prend encore le dessus en vertu de sa puissance de réaction, et il semble que la maladie psorique
veuille s'effacer. Messieurs, elle se dissimule, mais elle ne
s'efface point. Elle plie un moment sous le faix de l'éner-

gie vitale; mais que trente ans arrivent, et les bronchites aiguës ou chroniques, les pneumonies et les pleurésies qui, de loin en loin, ont rappelé au sujet que son organisme est profondément atteint, tout cela devient une phthisie qui entraîne rapidement le sujet au tombeau. Pour ceux qui ont encore traversé cet écueil, l'âge de trente-cinq à quarante-cinq ans devient fatal. C'est le moment où la psore éclate sous deux formes horribles, les maladies cancéreuses et les maladies abdominales chroniques. Voilà, messieurs, ce qu'est la *prédisposition héréditaire*, voilà cet état de l'organisme que vous laissez dans l'inconnu, auquel vous renvoyez toutes les maladies chroniques comme à leur source première, et voilà l'énigme dont Hahnemann vous a dit le mot. Pour vous en convaincre, interrogez, observez, suivez quelques malades pendant plusieurs années, et, comme nous, vous bénirez le nom de celui dont la pensée a jeté une si vive lumière sur la majeure partie de nos infirmités.

La *gale*, que je préfère désigner par l'expression plus générique et plus générale de *psore*, est, messieurs, de tous les miasmes chroniques le plus ancien, celui qui a été le plus souvent méconnu, celui que les médecins traitent le plus mal et de la manière la plus dangereuse. En l'étudiant du point de vue historique, il semble, en effet, que son existence remonte aussi haut que les plus anciens monumens de l'histoire. Il a traversé les générations et les siècles, en prenant mille et mille formes toutes plus insidieuses les unes que les autres. A-t-il été en s'affaiblissant? on aime à le croire. Si, en effet, nous réfléchissons à tout

ce que les anciens et les livres sacrés nous rapportent de
la lèpre, à ce qu'ils nous disent de cet érysipèle malin,
connu sous le nom de *feu de saint Antoine*, il semblerait
que la psore tend de plus en plus à s'effacer du sein de
l'humanité. La lèpre, l'éléphantiasis, n'ont plus guère
d'autre importance, à nos yeux, qu'une importance historique. Mais, d'un autre côté, réfléchissez un instant à
l'infinie multiplicité des formes de la psore interne, et,
malgré notre désir à tous de croire aux progrès dans l'humanité, même en ce qui touche la médecine, peut-être
serons-nous plus circonspects. Je ne sais si jamais les maladies chroniques ont été plus généralement répandues
qu'en notre temps ; mais ce que j'affirme hardiment, c'est
que sur une population, les neuf dixièmes en portent des
traces non équivoques. A la fin du dix-huitième siècle,
on nous entretenait d'affections nerveuses qui se multi-
pliaient d'une manière effrayante. De nos jours, ce sont
les scrofules, les maladies chroniques de la peau et les
phthisies qui dépeuplent nos cités, et y exercent plus de
ravages que l'épidémie la plus meurtrière. Et dans la per-
pétuation de ces maladies, où est le mal ? serait-ce dans
l'atmosphère, dans les habitudes ou dans les mœurs des
populations ? la richesse ou la pauvreté peuvent-elles
quelque chose sur toutes ces maladies ? Il n'est pas douteux que chacune de ces conditions influe sur la gravité
et la multiplicité des maladies chroniques, mais leur influence n'est qu'indirecte. Ici, messieurs, c'est l'homme
dont le contact est fatal à l'homme ; car il s'agit d'une infection miasmatique, dont l'homme ne puise le principe

ni dans les circonstances qui lui sont extérieures, ni dans ses mœurs, ni dans ses habitudes, ni dans sa condition. Sous quelque latitude que vous portiez les virus psorique, syphilitique et sycosique, indépendamment de toute civilisation, ces virus se développeront et se propageront en raison directe de l'ignorance des médecins qui les combattront et, nous l'ajouterons, de l'incurie des malades eux-mêmes.

Je le dis hautement, parce que c'est ma conviction, s'il est un point par lequel la médecine se rattache à la morale, c'est évidemment par celui qui nous occupe. Je ne sais rien de l'origine des virus chroniques, et personne dans la science n'en sait plus que moi ; mais je ne leur connais que deux origines possibles : ou l'humanité en a reçu le germe en naissant, ou l'homme en a puisé la source dans l'ordre naturel qui lui sert de milieu ambiant. A quelque hypothèse qu'on s'arrête sur l'origine des virus chroniques, toujours faut-il reconnaître qu'ils sont pour nous comme le lien de solidarité matérielle ou physiologique que la Providence a établi entre tous les membres de l'espèce humaine. C'est par ce lien que les générations se touchent les unes les autres physiquement, et qu'elles sont responsables les unes des autres, de même que, sous le rapport moral et politique, les pères répondent du bonheur de leurs enfans, et par l'éducation qu'ils leur donnent, et par les institutions qu'ils leur lèguent.

Sans aucun doute, la pensée de Hahnemann sur les maladies chroniques jette un jour immense sur ce point de haute philosophie médicale. Seule elle permet d'expliquer le fait de prédisposition héréditaire, que tous les systèmes admettent et qu'aucun d'eux n'a pu expliquer, qu'aucun d'eux n'a su combattre utilement. La prédisposition héréditaire est, dans la pensée d'un homœopathiste, l'état psorique, syphilitique ou sycosique, que les pères transmettent à leurs enfans, d'abord à cet état général où tout l'organisme est infecté sans qu'il y ait un point qui soit plus spécialement malade. Et si les parens le transmettent à leurs enfans, c'est que, n'étant pas suffisamment éclairés sur la nature contagieuse de la maladie qu'ils portent, ils n'ont pas pris tous les soins imaginables pour s'en débarrasser, ou que, s'abandonnant à des habitudes de dépravation ou de débauche, ils ont été trop oublieux d'eux-mêmes et de leur produit, pour éviter le foyer de contagion, ou se purger de la contagion elle-même lorsqu'ils en furent infectés.

Expliquer la prédisposition héréditaire et remonter à sa cause, c'est donner les moyens de la combattre. La psore, dans sa forme primitive, se communique par le contact; la syphilis et la sycose, considérées également dans leur forme primitive, se communiquent par le coït. Est-il donc si téméraire de concevoir un moment où l'homme aura assez de respect de sa propre dignité et de celle de son semblable pour éviter tout moyen de propager un ennemi aussi redoutable? serait-il si extraordinaire que les gouvernemens, une fois éclairés sur la gravité et l'importance de ces miasmes, fissent des réglemens d'ordre public propres à en limiter l'action.

Si les gouvernemens étaient moins préoccupés de

se défendre et de lutter pour leur propre existence, s'ils suivaient les progrès de la science avec le soin qu'ils devraient y apporter, convaincus, comme nous le sommes, des vérités que j'enseigne, il est en leur pouvoir de beaucoup faire pour amener la décroissance successive, peut-être même l'extinction totale des miasmes chroniques et conséquemment des maladies qu'ils engendrent. Leur pensée se porterait, d'une part, sur la *prostitution*, foyer principal où s'alimentent la syphilis et la sycose, et, de l'autre, sur l'*état militaire*, qui est le premier et le principal foyer de la gale. Je ne voudrais pas donner comme une loi le résultat de mon expérience personnelle; et cependant, je ne puis taire le nombre immense de malades que j'ai observés et qui m'ont annoncé avoir contracté la gale, pendant la double invasion de 1814 et 1815, et l'avoir reçue des armées étrangères.

Les gouvernemens ont tout pouvoir d'agir sur les deux grands foyers d'infection que recèlent nos sociétés; et, quelle que soit la sévérité des réglemens qu'ils imposent à la prostitution, nul ne s'en plaindra, nul au moins n'aura le droit de s'en plaindre. Vous voyez maintenant comment l'homœopathie touche à l'HYGIÈNE PUBLIQUE, et, par cette dernière, à la MORALE et à la POLITIQUE.

L'homœopathie touche à l'hygiène publique, et en cela elle fait faire un grand pas à la médecine, indépendamment de la supériorité de ses vues thérapeutiques. Quelques uns soutiennent, et non sans succès, que la syphilis, mieux connue que la psore dans les transformations qu'elle subit, va toujours en s'affaiblissant; et ils en

concluent la possibilité de la voir s'effacer entièrement.
Cet espoir est vraiment bien fondé. Pensez, en effet, que
ce fut à une époque et presque à un jour donné qu'elle
fit son apparition en Europe, que rapidement elle y acquit
une intensité effrayante, et qu'aujourd'hui elle décroît manifestement. Qui donc oserait nier d'une manière un peu
rationnelle qu'elle pût s'effacer entièrement? Que l'hygiène publique mûrisse un peu ces questions, et les moyens
d'atteindre le but se présenteront à elle.

Par la théorie de la psore, l'homœopathie touche aussi
à la morale. Vous savez tous combien sont nombreuses les
maladies chroniques dans les civilisations comme la nôtre,
et vous qui en admettez la transmission par voie héréditaire, dites combien d'enfans naissent à la vie portant en
eux un germe de mort. Ne se peut-il donc pas qu'un jour
vienne, où ce ne soit plus qu'une exception? faut-il que
toujours la mère qui presse dans ses bras l'objet de sa
tendresse, ait à redouter que cet enfant soit infecté d'un
miasme ou d'un autre, et que, dès les premiers jours de
la naissance, la pauvre mère lise l'arrêt qui pèse sur son fils
et qu'elle le lise sur tous ses traits, sur tous ses organes?
faut-il que l'humanité, si belle en apparence, soit si laide
et si misérable au fond? Si je consulte encore une fois mon
expérience personnelle, si je rassemble par le souvenir
les révélations que m'apporte la pratique, oh! messieurs,
que l'infection de la psore est profondément enracinée
en nous! Comme, dans la solitude de la pensée, je la vois
s'infiltrer dans tous les rangs, dans toutes les conditions!
Combien peu il est d'unions entre les sexes qui soient
pures de toute souillure!

Or, si l'homœopathie jette un nouveau jour sur tous ces points, évidemment les principes qu'elle enseigne touchent de près à la morale et à la politique, en d'autres termes au bien-être de la famille et de l'état.

Pour conclure sur ce point, messieurs, je dirai : qu'il n'est aucun fait qui infirme ce que l'expérience nous a donné, à savoir, que la gale ait puissance de se transformer indéfiniment ; d'où je conclus qu'en l'étudiant dans sa marche, elle se comporte absolument comme la syphilis, et que, sous ce rapport au moins, elle peut lui être assimilée.

Je conclus encore de ce qui précède, que l'allopathie ferait contre nous un misérable argument, si elle niait la psore comme cause générale de toutes les maladies chroniques qui ne sont ni syphilitiques ni sycosiques, parce que certains sujets ne l'auraient point eue sous sa forme éruptive ; car, en y regardant de plus près, ils verraient qu'elle leur a été transmise sous sa forme secondaire par voie d'hérédité. Ainsi, tombe d'elle-même cette objection que quelques malades, atteints d'affections chroniques, n'ont point eu la gale en aucun moment de leur existence.

Mais il ne suffit pas que la psore, étudiée dans sa marche évolutive à travers l'organisme humain, puisse être assimilée à la syphilis, il faut encore que la thérapeutique soit de même ordre. Comme vous savez que toute notre thérapeutique est spécifique de sa nature, les maladies chroniques, vous le pensez bien, ne font point exception à la règle. En effet, nous possédons de nombreux agens thérapeutiques, dont chacun répond aux différentes formes que la psore peut revêtir, et chacun d'eux est aussi spéci-fique, relativement au groupe de symptômes pour lequel il est indiqué, que le mercure peut l'être pour la sy-philis proprement dite. Je n'ai point à insister sur ce fait, qui est tout d'expérience; c'est à vous, messieurs, de le vérifier.

Je me demande maintenant comment il vous serait pos-sible de nier raisonnablement le caractère miasmatique des maladies chroniques et en particulier celui des mala-dies psoriques. Nous soutenons, et vous en convenez avec nous, que nous ne connaissons des choses que leurs ma-nifestations et les conditions de leur développement. La syphilis n'est à vos yeux une maladie miasmatique et con-tagieuse qu'en raison de son mode de développement et de propagation. Nous retrouvons sous une autre forme des conditions identiques dans les maladies psoriques; à quel titre, encore une fois, leur refuseriez-vous la même qua-lité?

Je terminerai sur ce point, en reproduisant les paroles qu'il y a un an j'adressais à M. Andral. « La conception » de Hahnemann sur les maladies chroniques, bien que » de nature à soulever plus d'une répugnance et suscep-» tible d'éveiller de longues controverses, n'en est pas » moins fondée en raison. M. Andral n'était point auto-» risé à s'élever contre elle, et surtout à la présenter *comme* » une assertion gratuite et contraire à l'observation. Il » n'oserait sérieusement contester l'existence du *virus sy-* » *philitique*, non plus que celle du *virus de la sycose*;

» tout au plus, voudrait-il ramener ce dernier au virus
» syphilitique. Sur quoi se fonde-t-il pour admettre l'exis-
» tence de la syphilis ? sur ce que ce protée véritable se
» présente toujours avec des caractères variables dans
» leur forme, mais identiques de leur nature, et aussi
» sur ce que cette maladie cède à un traitement spéci-
» fique. Eh bien ! il ne s'agit en homœopathie que d'é-
» tendre à la gale et à ses modalités, ainsi qu'à la maladie
» des fics, ce que M. Andral accorde pour la syphilis.
» Et pour la psore comme pour la sycose, Hahnemann
» soutient, et nous soutenons d'après lui, être en posses-
» sion des spécifiques appropriés. Nous soutenons aussi
» que les maladies psoriques et sycosiques, quoique plus
» ou moins variables dans leur forme, décèlent un carac-
» tère commun et une commune origine. M. Andral a-t-il
» assez vu de traitemens homœopathiques, a-t-il assez mé-
» dité sur l'homœopathie pour avancer que nos assertions
» sont gratuites et contraires à ce que l'observation nous
» a révélé ? Nous ne le croyons pas ; et, sans blesser M. An-
» dral, je suis sûr qu'il conviendrait facilement qu'il par-
» tage notre opinion sur lui-même. Le premier mot de ce
» professeur sur l'homœopathie ne sera pas le dernier (1). »

(1) *Journal de la méd. hom.*, première année, p. 99. — J'avais
deviné juste. M. Andral a parlé de l'homœopathie, dans la discussion au sein de l'Académie royale de médecine. Si quelque chose
m'a étonné, c'est que cet honorable professeur ait tiré argument
des expériences faites par lui, lorsqu'il y a un an, il avouait, et
bientôt j'en administrerai la preuve, qu'il ne connaissait qu'im-

D'après ce qui précède, le caractère dynamique et miasmatique des maladies chroniques me paraît suffisamment établi. Cependant, comme plusieurs d'entre vous se sont demandé si les trois miasmes ou virus dont j'ai parlé ne pourraient pas être considérés comme trois branches d'un seul et même tronc, trois modalités d'un seul et même principe, j'aborderai cette grave question de pathologie homœopathique sans dissimuler ses difficultés.

Cette question, messieurs, ne saurait être posée lorsqu'on étudie chacun des trois miasmes dans leur forme primitive. C'est par le coït que la syphilis et la sycose se communiquent d'un individu malade à un individu sain, et pas autrement ; la gale se communique par le contact. Cette différence dans le mode de transmission ne permet pas de les confondre. De plus, chacun de ces miasmes, toujours considérés dans leur forme primitive, a un symptôme qui lui est propre. Pour la gale, c'est l'éruption cutanée qui la caractérise; pour la syphilis, le chancre ; pour la sycose, l'écoulement blennorrhagique et les excroissances de la peau ou des membranes muqueuses. Si la différence des symptômes s'oppose à toute identification, la thérapeutique ne l'autorise pas davantage. Ainsi le thuja occidentalis est le spécifique principal de la sycose, comme le mercure répond à la syphilis, et le soufre à la gale. Mais si nous considérons les maladies nom-

parfaitement l'homœopathie. On trouvera ceci expliqué dans le mémoire que la Soc. de méd. hom. de Paris publiera, le 1er septembre prochain.

breuses que chacun des trois miasmes peut engendrer, et que nous suivions leurs transformations successives, la difficluté est plus grande, et beaucoup d'obscurités nous entourent. Il est des malades qui se présentent à vous n'ayant jamais eu la gale, mais ayant eu la syphilis, et qui cependant vous offriront des symptômes de maladies psoriques sans aucun symptôme de syphilis primitive ou consécutive. Dès lors, il n'est possible d'élever que deux hypothèses : ou les malades dont il s'agit avaient une psore latente qui, au moment où vous les observez, a éclaté au dehors, ou le miasme syphilitique a subi une transformation véritable.

Pour mon compte, je m'arrête à la première de ces hypothèses, me fondant sur ce qu'en pareil cas, le sujet a, en général, pris plus de mercure qu'il n'en faudrait pour guérir dix affections syphilitiques des plus intenses. D'ailleurs vous savez, messieurs, que la syphilis, considérée dans sa forme secondaire, se manifeste par des symptômes qui lui sont propres, de même que la gale et la sycose. Je les indiquerai brièvement. Les exostoses et les périostoses, les ulcérations du pharynx, les pustules syphilitiques, sont les symptômes de la syphilis secondaire. La longue série des maladies généralement appelées chroniques, et plus particulièrement les hydropisies, les névralgies, la phthisie pulmonaire, les affections carcinomateuses, les dartres et les maladies scrofuleuses, sont les formes principales de la maladie psorique secondaire. Toutes les végétations et excroissances de la peau ou des muqueuses, certains écoulemens chroniques des parties de la génération chez les deux sexes, constituent la sycose. Or, toutes les fois que vous rencontrez l'un ou l'autre de ces symptômes, si vous interrogez soigneusement le malade, vous verrez qu'il n'y a point ici de transformation d'un miasme dans un autre, mais que l'un d'eux s'est conservé, et que l'autre s'est manifesté par des symptômes locaux. J'en citerai quelques exemples.

Plusieurs d'entre vous se rappellent une jeune blanchisseuse qui s'est présentée à ma consultation du dispensaire, offrant tous les symptômes de ce que les auteurs nomment la *syphilis larvée*. Elle portait deux ulcérations très-profondes au voile du palais, et des dartres rongeantes occupaient le front, le nez, le bord libre des paupières et une parties des joues. Chez cette malade, la syphilis avait été méconnue, et par conséquent n'avait jamais été traitée. Vous savez que je considérai cette maladie comme résultant de la coexistence des miasmes psorique et syphilitique, et que dans ce cas, les antécédens ne purent laisser aucun doute sur la nature de la maladie. La malade avait eu la gale à plusieurs reprises, et à ne considérer que l'état de sa constitution, il est plus que probable qu'elle était née de parens psoriques.

Vous vous rappelez encore avec quelle rapidité les dartres de la face se cicatrisèrent sous l'unique influence des médicamens antipsoriques, sans que cependant les ulcérations syphilitiques aient fait aucun progrès vers la cicatrisation ; mais ces derniers sont aujourd'hui en très-bonne voie de guérison, parce que j'alterne actuellement les antisyphilitiques et les antipsoriques. La malade est dans cet état, où elle guérirait assez promptement, relativement à la gravité de sa maladie, si des circonstances indépendantes de nous ne l'avaient enlevée à nos soins (1).

Dernièrement, j'ai été consulté par une dame de trente ans, abandonnée de son mari, après avoir été infectée de syphilis par lui. Cette dame avait eu la gale dans son enfance, et le premier symptôme de syphilis qui se présenta chez elle, fut des ulcérations des parties génitales, d'abord mal traitées, parce que le mari n'osait éclairer sa femme sur sa position. Depuis quatre ans que cette dame est malade, elle a subi plusieurs traitemens mercuriels, qui n'ont réussi à autre chose qu'à amener les symptômes morbides que le mercure a puissance d'engendrer, et des ulcérations très-profondes dans les fosses nasales, la carie des os propres du nez. Pendant les quatre années dont je parle, la malade a subi un traitement antisyphilitique complet à l'hospice du Midi, où la misère, qu'amena l'abandon de son mari, l'obligea de se réfugier. Antérieurement, elle avait déjà pris plusieurs bouteilles de liqueur de Van-Swiéten, des pilules mercurielles, et cent cinquante bouteilles de la tisane de Feltz. La maladie marchait toujours. Alors on eut recours au traitement modifié du docteur Chrétien, de Montpellier, c'est-à-dire

______

(1) La malade a été obligée de partir pour Nancy, afin d'éviter les mauvais traitemens de l'homme avec lequel elle vivait. Elle est partie, en demandant à la charité publique de l'aider à faire sa route. Je l'ai adressée à un médecin homœopathiste des pays qu'elle va habiter.

aux frictions sur la langue avec le muriate d'or, sans autre résultat que de faire marcher plus vite encore la carie des os propres du nez.

Je jugeai la malade atteinte d'une psore latente compliquée d'une maladie médicinale, résultant de la combinaison des symptômes dus au mercure et à l'or. Ce sont les cas que Hahnemann considère comme les plus graves, lors même qu'il est encore possible de les guérir ; mais je n'ai pu y voir de transformation de virus ; il semble au contraire que chacun d'eux ait pris sa place et son rang dans l'organisme. La psore se manifeste chez la malade dont il s'agit par des retours presque périodiques d'éruption cutanée et des symptômes de gastralgie chronique ; la maladie mercurielle par d'atroces douleurs au synciput et dans la région occipitale ; des douleurs dans tous les membres et des symptômes non équivoques de périostose et de carie ; une éruption rouge sur la peau du nez , des ulcérations dont l'aspect est plutôt carcinomateux que syphilitique , dans les fosses nasales, la carie des os du nez, et même une légère carie de l'os palatin décelait manifestement l'abus qui a été fait de l'or. Si la guérison de cette maladie, dont je commence à peine le traitement, est encore possible , elle ne sera obtenue qu'à deux conditions: c'est que, par une médication antidotique, j'arriverai à effacer les symptômes médicinaux , et que la malade se soumettra à un traitement antipsorique très-prolongé.

Une troisième circonstance peut se présenter où la question de la transformation des miasmes chroniques les uns dans les autres peut et doit être posée : c'est celle de la transmission par voie d'hérédité. J'avoue qu'ici les obscurités sont grandes. Il semble, en effet, que des parens atteints de syphilis mal traitée, puissent indifféremment transmettre à leurs enfans des affections dartreuses, des scrofules, enfin le germe de toutes les maladies chroniques. Sans avoir sur ce point des faits assez concluans pour les donner en preuve, puisqu'il n'est rien de plus difficile que d'obtenir des parens des renseignemens exacts sur leur état de santé au moment où ils ont conçu l'enfant pour lequel ils vous consultent, je crois cependant qu'ici encore la transformation des miasmes ne peut être admise.

Voici les raisons sur lesquelles je me fonde.

La médecine allopatique possède contre les maladies syphilitiques un spécifique bien assuré dans le mercure et les préparations d'or. Si elle les administre à des doses exagérées et sous des formes en général peu convenables, toujours est-il qu'il lui arrive souvent de guérir ces terribles affections. La médecine allopathique méconnaît encore le miasme psorique ; elle ignore les moyens spécifiques, qui ont seuls la puissance d'en triompher. De cette connaissance tout empirique de la syphilis, et de l'ignorance du miasme psorique, il résulte que beaucoup de malades qui ont eu la syphilis dans leur jeune âge, étant à l'état de psore latente, deviennent pères au moment où la psore éclate en eux, et lorsqu'ils ont cessé d'être sous l'influence de la syphilis. C'est ainsi qu'il faut expliquer, selon moi, les nombreuses maladies que, dans la pratique, les médecins considèrent comme des reliquats de maladie vénérienne, et qui au fond n'en sont point. Ceci ex-

plique encore les insuccès si fréquens de l'ancienne médecine, qui, dans les cas dont je parle, accumule inutilement
les doses et les préparations mercurielles les unes sur les
antres, et ne réussit ainsi qu'à ajouter une maladie méde-
cinale à la psore qui existait déjà. C'est une opinion trop
généralement répandue en médecine que la syphilis est un
protée susceptible de revêtir mille formes différentes.
Depuis Astruc, tous les médecins se sont répétés sur ce
point, et je partageais encore jusqu'à un certain point
cette manière de voir lorsque j'écrivais le passage que j'ai
rapporté de ma polémique avec M. Andral. Mais la syphilis a ses limites, et s'il fallait ici en tracer le tableau,
je pose en fait qu'il n'irait pas au-delà des symptômes pathogénétiques du mercure, et de l'or. Tout ce qui est en
dehors des symptômes propres à ces spécifiques avoués de
la syphilis ; me paraît appartenir à la psore. L'ancienne
médecine, dont la logique est si misérable, a fait des raisonnemens bien désastreux à ce sujet. Elle a dit que, du
moment où une maladie dartreuse, voire même une maladie chronique de tout ordre, survenait chez un sujet antérieurement atteint de syphilis, c'est qu'alors il y avait là
un reste de maladie vénérienne ; c'est encore et toujours
l'argument *post hoc*, *ergò propter hoc*. Ah! messieurs,
que ce terrible apophthegme a coûté de larmes au monde!
Combien de fois il a fait dénommer par l'épithète de syphilitiques des maladies qui étaient étrangères à la syphilis. Je viens d'en avoir une preuve trop éclatante pour que
je la taise devant vous.

Il s'agit encore d'une femme qui, quelque temps après

sa première couche, fut atteinte d'un écoulement leucor-
rhéïque d'un jaune verdâtre très-intense. Son mari était
sain, et les médecins consultés crurent à un écoulement
blennorrhagique. Cette jeune femme, de constitution éminemment psorique, avait eu dans son enfance plusieurs
symptômes de psore héréditaire, comme dartres, engorgemens glandulaires et gourmes dans la tête. Il n'en fut
tenu compte, ou plutôt on ne s'en inquiéta même pas.
L'écoulement supposé blennorrhagique fut traité, mais
inutilement, par le régime anti-phlogistique. Bientôt on
lui associa les mercuriaux, qui, à diverses reprises, furent
administrés pendant un intervalle de quatre années. Les
pilules, les frictions, la liqueur de Van-Swieten furent
données sans mesure et presque sans interruption, mais
aussi sans aucun amendement de la maladie primitive. Au
contraire, il survint des pustules à la peau, du ptyalisme
à plusieurs fois différentes, l'ébranlement et la carie des
dents. Des douleurs syncipitales et occipitales se joignirent
aux symptômes précédens ; et, pour ne rien oublier, je
dois dire qu'un ébranlement général, un trouble complet
des digestions et des douleurs ostéocopes dans les extrémités inférieures complètent cet horrible tableau. Rien ne
put éclairer les médecins qui soignaient la malade. A leurs
yeux, de locale qu'elle était à l'origine, la syphilis devenait constitutionnelle ; et, comme elle avait, en ces derniers temps, pour symptôme local des pustules à l'avant-
bras, il fut décidé que des bains de vapeur au cinabre
seraient administrés. Les pustules s'ulcérèrent. C'est
dans cet état que la malade est venue me trouver, et que,

depuis quinze jours, elle a trouvé un soulagement notable dans l'action du *foie de soufre*, qui est, comme vous savez, un puissant antidote du mercure.

Si je ne rappelais ce fait que pour montrer avec quelle facilité les allopathes se méprennent sur le caractère syphilitique ou non syphilitique de certaines maladies chroniques, je n'ajouterais rien à ce que les allopathes savent eux-mêmes. Mon intention est de montrer la limite de la syphilis et d'éveiller votre attention à tous sur la cause réelle de vos insuccès dans le traitement des affections vénériennes. Je veux aussi, en rapportant ce fait, vous donner l'explication d'une foule de cas dont abondent les auteurs, où, sous les noms de syphilis larvée, syphilis constitutionnelle et syphilis secondaire, ils confondent tout simplement des maladies psoriques ou sycosiques, compliquées ou de syphilis véritable ou de maladie médicinale.

Ainsi, messieurs, rien n'autorise sérieusement à admettre que les trois miasmes chroniques dont j'ai parlé puissent se transformer les uns dans les autres. Je sais tout ce qu'une métaphysique un peu subtile pourrait déployer de ressources pour soutenir l'opinion contraire. Mais quel que soit l'art dont elle enveloppe ses raisonnemens, comme ils ne pourraient conduire à aucune application pratique, il convient de ne pas s'y arrêter. Signaler les raisons qu'elle pourra invoquer, sera, ce me semble, en montrer tout le vice et acquérir le droit de les écarter par une fin de non-recevoir (1).

(1) Lorsque je professai cette leçon, je m'expliquai en termes

Ce que les savans savent le moins, c'est poser une limite à leurs recherches comme à leurs spéculations. Dans une lettre qui m'a été adressée par l'un de mes auditeurs, on me prie de m'expliquer sur l'origine des virus. Hélas! messieurs, je l'ignore complétement. Savons-nous l'origine de quoi que ce soit? Entre nous, médecins, le débat ne peut porter que sur l'existence ou la non-existence des virus que j'ai signalés. Nous n'avons point à pénétrer les desseins de Dieu et à rechercher, comme on m'invite à le faire, si, de toute éternité, la Providence aurait placé un principe du mal dans l'homme, qui ici se manifesterait par les maladies miasmatiques ou contagieuses.

C'est une grande controverse qui se réveille parmi nous, Français, que celle de l'existence ou de la non-existence du mal. Les uns la nient, pendant que d'autres l'affirment, et il semble que ce doive être encore une fois le sujet de discussions animées. Je le répète, je n'ai pas à m'expliquer à cet égard. La psore, la syphilis et la sycose sont. Les ravages qu'elles exercent nous sont de mieux en mieux connus, à mesure que la science multiplie ses progrès, et à mesure aussi, nous connaissons mieux les moyens de les PRÉVENIR et de les COMBATTRE. C'est vers ce point qu'il faut tourner toute notre attention. De dire

moins explicites sur le fait de la transformation des virus. Mais des réflexions ultérieures, aidées d'observations nouvelles et faites avec tout le soin dont je suis capable, m'ont permis de prendre le ton le plus affirmatif. J'ai une entière conviction que la psore, la syphilis et la sycose sont trois miasmes distincts et indépendans les uns des autres.

comment ces fléaux véritables se sont introduits dans le monde, que d'autres le cherchent, s'ils en ont le loisir, ou si leur goût les y porte. C'est un terrain sur lequel je ne pourrais les suivre. Je leur ferai remarquer seulement qu'il y a quelque témérité à dire d'une manière générale qu'il en est de la maladie ou du mal physique comme du froid, qu'elle n'est qu'une privation de la santé, comme le froid n'est qu'une négation du calorique. Non, il y a dans la maladie un élément très-positif; soit que vous l'envisagiez dans ses causes, soit que vous l'étudiiez dans ses symptômes, ou que vous la suiviez dans ses résultats heureux ou malheureux. Par la nature même du devoir que remplit, en ce monde, le médecin qui guérit, il est essentiellement placé à un point de vue purement humain, contingent, relatif, où la douleur lui apparaît comme chose mauvaise et qu'il s'attache à combattre. S'il s'élevait à la hauteur des desseins de Dieu, que le métaphysicien s'efforce de pénétrer, je craindrais fort qu'il perdît en puissance ce qu'il gagnerait en élévation d'idées. La maladie et la mort même lui apparaîtraient alors comme des phénomènes voulus, nécessaires et bons en eux-mêmes. Pour des hommes dont la mission est de soulager celui qui souffre, il est à redouter que des spéculations de cet ordre ne paralysent leurs efforts. Que l'hygiéniste cherche le bon côté de toutes les influences qui nous entourent, et qu'il essaie de convertir l'obstacle en moyen de succès; pour lui qui a mission de prévenir le mal, il est à sa place.

D'ailleurs, une pensée bien consolante ne ressort-elle pas des enseignemens de Hahnemann? Développons, précisons les moyens de sa doctrine, enrichissons notre thérapeutique, réformons un peu nos habitudes de vie, pénétrons-nous bien de la solidarité physiologique qui unit le père à l'enfant, et nous aurons fait énormément pour améliorer la santé publique. S'il est vrai qu'une bonne action (et qui oserait en douter ?) vaut mieux que les plus brillantes dissertations, à quelle distance les spéculations métaphysiques ne sont-elles pas des travaux très-positifs de notre maître?

J'ai voulu, messieurs, exposer devant vous les bases de la théorie de la psore. Il me reste actuellement à vous en faire connaître la partie pratique. J'aurai alors à vous dire quelles précautions spéciales vous devez prendre pour établir le diagnostic des maladies chroniques, et quelles précautions leur traitement exige. Les développemens que nécessitent ces deux points m'entraîneraient trop loin ; j'en ferai le sujet de la prochaine séance.

NOTE.

A la suite de cette leçon, quelques objections m'ont été présentées. Je les rapporterai dans l'ordre où elles m'ont été soumises, et j'y ajouterai mes réponses.

Aucun des auditeurs, je dois le dire, n'a mis sérieusement en doute la conception de Hahnemann sur les maladies chroniques ; aucun n'a essayé de défendre les doctrines de l'école française. J'aime donc à constater que les pères et les soutiens des doctrines de la *localisation des maladies*, qui ne voudraient compromettre ni leur position ni leurs systèmes au grand jour d'une discussion publique, n'ont pu transmettre à leurs élèves une foi assez robuste en leurs systèmes, pour que ceux-ci essaient de les défendre envers et contre tous. C'est une preuve de plus, s'il en était besoin encore, de l'effrayant scepticisme qui tourmente la médecine. Je le constate avec empressement, parce qu'il me semble de bon augure pour le triomphe d'une doctrine nouvelle.

1° On m'a demandé jusqu'à quel point il était possible de concilier les idées de Hahnemann sur la psore avec l'existence non douteuse de l'*acarus scabiei*.

J'ai répondu que, pour que l'existence de l'*acarus scabiei* intéressât en quoi que ce soit la théorie des maladies chroniques enseignée en homœopathie, il aurait fallu pouvoir établir que cet insecte était cause et non effet de la gale proprement dite, et que cette démonstration n'avait point été faite. J'ai ajouté qu'elle était impossible. Si, en effet, l'*acarus scabiei* est le résultat de l'infection psorique, comme l'affection pédiculaire résulte de maladies dynamiques très-diverses, je ne vois pas en quoi son existence pourrait intéresser la doctrine que nous soutenons. Je rappellerai à cette occasion l'opinion émise par M. Duchesne-Dupare, témoin des expériences faites en 1834, à l'hôpital Saint-Louis. Il disait : « Bien que l'existence de l'acarus ne puisse plus être mise en doute, il » reste encore à résoudre plusieurs questions importantes. » Le développement de la gale tient-il absolument à la

» présence de l'acarus, ou celui-ci est-il simplement un
» effet ou même une complication accidéntelle dans la
» dermatose psorique? » Ces questions que pose l'auteur, il n'ose les résoudre. Mais il s'en réfère à une tentative faite par un élève qui s'est appliqué sur le bras
plusieurs acarus maintenus à l'aide d'un verre de montre
fortement serré. Quand bien même l'élève dont il s'agit
aurait eu la gale, cela n'aurait rien prouvé encore en
faveur de ceux qui soutiennent que la cause de la gale est
l'acarus ; car il est impossible de s'assurer que cet insecte,
mis ainsi en contact avec la peau, ne contienne pas une
goutte ou un atome si léger qu'on le suppose du pus de
la gale. J'ai conclu que la constatation de la présence de
l'*acarus scabiei* pouvait être et était aussi un fait de haut
intérêt pour les naturalistes, mais qui ne ferait pas faire
un pas à la pathologie et à la thérapeutique des maladies
chroniques. Aujourd'hui j'ajoute à cette conclusion, que,
lors même qu'il serait prouvé que l'acarus serait cause au
lieu d'être effet, cela n'empêcherait pas la psore de se développer et de se propager à la manière indiquée par
Hahnemann. Seulement, puisque la cause matérielle en
deviendrait palpable, il serait peut-être plus facile
de marcher à son extinction, et que, dans ce cas, nous
serions des premiers à battre des mains. Mais j'ai dit et je
répète que la découverte aujourd'hui non douteuse de
l'acarus ne menerait point à ce résultat.

2° Le même auditeur m'a dit que si l'acarus n'était
point la cause de la gale, il fallait admettre que c'était une
génération spontanée.

J'ai répondu que j'abandonnais aux naturalistes la solution de cette question, sur laquelle j'avouais sans peine mon entière ignorance, et que je leur faisais cet abandon d'autant plus volontiers, que jamais elle ne pouvait conduire à aucune application pratique. Décider que l'*acarus scabiei* est le produit d'une génération spontanée, ce n'est pas donner le moyen de s'opposer à cette génération, et ce sont ces moyens qu'il nous importerait de connaître. Le reste de la discussion se borna à des demandes d'éclaircissemens. Je crois inutile de reproduire ces détails.

LEÇONS

DE MÉDECINE

HOMŒOPATHIQUE.

11e LEÇON. — 23 avril 1835.

SOMMAIRE.

Sujet de cette leçon. — Considérations pratiques relatives au traitement des maladies chroniques. Elles sont de deux ordres : diagnostiques et thérapeutiques. *A*. Les considérations diagnostiques se rapportent à la manière de tracer le tableau d'une maladie chronique. — Son histoire se compose, outre l'état actuel, des antécédens et des traitemens antérieurement suivis. — Importance de ces deux ordres de considérations. — *B*. Les considérations thérapeutiques se rapportent à la maladie qu'on a à traiter, à la manière de déterminer le médicament, à la question des médicamens alternans, à la fixation des dilutions qu'il convient d'employer préférablement dans ces maladies, aux doses et à leur répétition. — Importance relative de chacun de ces moyens. — Conclusion.

Messieurs,

Lorsque dans mes leçons précédentes je me suis occupé

de la partie diagnostique de la doctrine homœopathique, j'en ai tracé les conditions avec rigueur. Mais je l'ai fait d'une manière générale; il s'agit aujourd'hui d'individualiser davantage, et de dire à quelles conditions on peut être assuré de connaître parfaitement une maladie chronique, et de trouver les moyens de la combattre. A cet égard, les préceptes enseignés par Hahnemann sont assez nombreux et assez variés pour que j'essaie de les résumer dans une leçon; et, d'ailleurs, je vous ai annoncé que tout ce qui touchait à la doctrine des maladies chroniques pouvait être rassemblé en un tout, parce que c'est le point où notre maître a le plus complétement innové.

Nous avons dit, en parlant du diagnostic homœopathique, que, du moment où le médecin était en possession de la cause occasionelle de la maladie et de l'universalité des symptômes par lesquels elle se manifeste, il savait de la maladie tout ce qu'il est possible d'en savoir. C'est là le principe général qu'il s'agit aujourd'hui de développer en le précisant.

Dans l'étude d'une maladie aiguë, qu'elle soit sporadique ou épidémique, la *cause* et l'*accident* sont le plus souvent une seule et même chose. Les abus de régime, les brusques changemens de température, les fortes contentions d'esprit et le développement des passions, toutes ces influences, qui brusquement modifient le milieu où nous vivons, suffisent le plus souvent pour engendrer une maladie aiguë, sans qu'il soit nécessaire de remonter plus loin. Dans les maladies chroniques, il en va tout autrement. La cause et l'accident sont toujours très-distincts l'un de l'autre. La présence d'un ou plusieurs miasmes chroniques, voilà la cause ; les mille événemens de la vie peuvent être regardés comme les accidens qui la développent et la font éclater au dehors. Rappelez-vous ce que je vous disais dans une précédente leçon de la tendance de l'énergie vitale à vaincre la cause morbifique qui l'opprime, de sa puissance à la déprimer et de son impuissance radicale à en devenir maître, si l'art ne vient à son secours, et vous comprendrez la distinction que j'essaie d'établir.

Dans l'étude des maladies aiguës, lorsque vous avez relevé avec le soin convenable le tableau général des symptômes, tous les caractères de la maladie vous sont connus, vous n'avez pas à aller plus loin. Dans les maladies chroniques, l'état actuel du malade n'est qu'une des phases de la maladie elle-même, et si vous ne remontez soigneusement aux antécédens, il est impossible que vous arriviez à déterminer le médicament avec précision et exactitude.

C'est là la première considération que le médecin homœopathiste ne doit jamais perdre de vue dans le traitement des maladies chroniques ; mais ce n'est pas la seule. La question d'hérédité, dont je vous ai longuement entretenu, doit, autant que possible, être soigneusement éclaircie. Vous comprendrez facilement les motifs de ces précautions.

Lorsqu'un malade atteint d'affection chronique se présente à vous, ce n'est jamais au moment où il vient d'être infecté du miasme de la gale ou de la sycose. Il n'y a

que dans les maladies syphilitiques que vous êtes appelé dès le début. Dès lors, la psore s'est déjà manifestée
chez ce malade une ou plusieurs fois sous des formes différentes, et à chacune d'elles l'allopathie a opposé ses
moyens, dont maintenant les dangers vous sont connus.
Ajoutez à ces circonstances que, très-souvent encore, le
malade a contracté de lui-même des habitudes hygiéniques pernicieuses, et alors vous verrez que, dans le cas
dont il s'agit, le médecin homœopathiste se trouve aux
prises avec trois ordres de difficultés. Souvent il a à démêler : 1° ce qui appartient à la maladie primitive (psore,
syphilis ou sycose); 2° ce qui est le propre des traitemens
suivis; 3° ce qui peut être mis sur le compte des habitudes
de régime et de vie.

Cette triple détermination est rarement possible à la
première visite faite au malade, si, surtout, la maladie
est grave ; car il est des traitemens allopathiques long-
temps continués qui laissent sur l'organisme des traces
durables et profondes, ainsi que nous l'avons vu dans la
troisième observation que j'ai citée dans ma leçon précédente. Je pourrais multiplier singulièrement les faits de
cette nature ; mais il me suffira d'en citer un des plus remarquables, et qui mettra tout-à-fait sur la voie de ce que
je veux dire.

Il y a un an, qu'une marchande de vins de Paris me con-
sulta pour une maladie grave, et qu'en raison de sa complication, j'aime mieux décrire que dénommer. Cette
femme était âgée de quarante ans. A en juger par son embonpoint et la coloration de son visage, on l'aurait crue

douée d'une santé florissante. Cependant il n'y avait pas moins de quinze ans qu'elle était atteinte de la maladie dont il s'agit. Peu de temps après son mariage , elle eut un écoulement de matières blanches et muqueuses par le vagin, accompagné de démangeaisons très-vives et même de petits boutons qui s'élevaient à la partie interne des grandes lèvres, petits boutons qui alternativement paraissaient et disparaissaient, selon que la maladie offrait des périodes plus ou moins aiguës. Comme à ces symptômes se joignaient des douleurs pendant l'émission des urines, la malade fut aussitôt traitée pour un écoulement blennorrhagique, qu'on supposa lui avoir été transmis par son mari, et pour plus de sûreté de conscience, le mari fut lui-même soumis à un traitement antisyphilitique.

Dès cette époque, la malade offrait toute une série de symptômes qui furent négligés. Elle avait des douleurs de tête très-violentes, revenant surtout à l'approche des règles. La langue offrait des élevures nombreuses et pédiculées à leur base. Les bords en étaient douloureux et dentelés comme si la langue avait été mâchée. La membrane muqueuse qui tapisse les joues en offrait également. Les digestions étaient laborieuses, au point que tous les jours le ventre se gonflait et se ballonnait après le repas. La malade était obligée de desserrer ses vêtemens après le dîner, et une somnolence continuelle la tourmentait. En même temps, une constipation opiniâtre venait encore ajouter à ses maux, et il se manifesta quelques dérangemens dans la menstruation.

L'ensemble de ces symptômes aurait dû éclairer les médecins qui furent consultés à l'origine. Cependant tous persistèrent à croire à l'existence d'une blennorrhagie syphilitique, et, conséquemment à cette opinion, il ne ménagèrent ni les mercuriaux ni les antiphlogistiques, et sans aucun succès, comme vous allez voir.

L'écoulement persista, l'affection sycosique fit de nouveaux progrès. La malade, qui dans le cours de douze années mit au monde dix enfans, n'en put élever aucun, et, si je dois me fier aux renseignemens qu'elle a pu me donner, il paraîtrait que des végétations humides se seraient développées, il y a cinq ans, sur la lèvre antérieure du col de l'utérus. On crut à l'existence d'un cancer utérin. Après avoir épuisé toutes les ressources de la médecine rationnelle, la malade se jeta dans les bras de l'empirisme cupide, et pendant près d'un an les préparations arsénicales appliquées sur le col de l'utérus ne furent point épargnées. L'insuccès de ce traitement porta la malade à consulter l'une de nos célébrités chirurgicales, qui en finit avec les végétations dont j'ai parlé en y portant le fer et le feu.

Depuis lors, elle abandonna toute espèce de traitement, jusqu'au jour où elle s'adressa à moi. Mais il est une circonstance importante de ses antécédens que je ne dois pas omettre. Elle eut la gale dans son enfance, et cette gale fut tout simplement traitée par des frictions sur la peau.

Lorque la malade se présenta à moi, il n'était pas un seul de ses organes qui n'offrît quelque symptôme pathologique.

La *tête* était lourde. Il y avait une céphalalgie temporale répondant à l'occiput, et qui semblait être une douleur d'arrachement. De temps à autre, des vertiges se faisant surtout ressentir à l'air libre, se manifestaient plus particulièrement pendant les variations de température.

Les *yeux* n'offraient aucune lésion de texture; mais la malade y ressentait des cuissons et des démangeaisons. Elle y éprouvait de fréquens éblouissemens, et l'éclat de la lumière la fatiguait beaucoup.

Les *oreilles* étaient le siége d'une dartre crustacée de la conque, qui s'étendait jusqu'à la partie du cuir chevelu recouvrant l'os temporal. La malade y éprouvait des bourdonnemens continuels, et de temps à autre, surtout à l'époque des règles, l'oreille laissait écouler un liquide roussâtre abondant, qui s'écoulait surtout la nuit.

Le *nez* était habituellement sec, et la malade accusait la sensation d'un goût fétide qui semblait remonter de l'estomac.

La *bouche* offrait de nombreux symptômes. Outre ceux de la langue, dont il a été parlé, cette dernière était recouverte tous les matins d'une couche très-épaisse d'enduit muqueux jaunâtre. Les gencives étaient saignantes, l'altération vive et constante, et dans les mouvemens de déglutition, une sensation de grattement se faisait sentir.

A l'*estomac*, la malade se plaignait d'une sensation analogue à celle que produirait de l'eau bouillante que l'on jetterait dans cet organe, qui était douloureux à la pression. Ces symptômes existaient indépendamment de ceux que j'ai relatés plus haut.

Les *évacuations alvines* offraient aussi de l'irrégularité
La constipation était l'état habituel de la malade. Cependant, avant et après les règles, et chaque fois qu'il s'opérait un brusque changement de température, il survenait de la diarrhée.

Les *urines* s'écoulaient avec abondance. Elles étaient rouges, épaisses, et déposaient un sédiment briqueté.

Quant aux *organes génitaux*, la malade se plaignait de brûlemens, de démangeaisons, de cuissons et d'élancemens. L'écoulement leucorrhéique dont il a été question était toujours le même. Le toucher me fit reconnaître une rétroversion évidente de l'utérus, qui était gonflé. Son col offrait un effacement comme chez une femme près d'accoucher, ce que j'attribuai à ce qu'il avait été détruit par l'opération chirurgicale.

Membres. La malade se plaignait de brûlemens dans toutes les extrémités, et d'un froid aux pieds habituel.

Le *sommeil* était agité, non réparateur, et mêlé de rêves sinistres.

Le traitement de cette maladie offrait de nombreuses difficultés. Pour en établir le diagnostic, il s'agissait de déterminer si dans la longue série de symptômes que j'ai rapportée, il n'y en avait pas qui dussent être rapportés à la sycose, d'autres à la psore, et quelques uns enfin aux traitemens allopathiques employés.

Sous ce dernier rapport, je ne vis rien de bien net dans le tableau que je viens de mettre sous vos yeux. Il n'y avait aucun symptôme caractéristique du mercure et de l'arsenic, tandis que ceux de la psore et de

la sycose s'y montraient évidens. La difficulté de ce traitement consistait à savoir, d'une part, si une pareille
maladie était curable, et de l'autre, si la guérison pouvait
être obtenue ou par les antipsoriques ou par les antisycosiques.

Je jugeai que les uns et les autres devaient concourir
au traitement. Je commençai donc par les antipsoriques,
qui amenèrent une amélioration positive. Mais ce n'est
qu'à dater du jour où je m'adressai aux antisycosiques
que la femme dont il s'agit entra en voie de guérison.

J'ai rapporté cette observation, parce qu'elle me semble résumer toutes les difficultés que présente le diagnostic des maladies chroniques ; la présence de deux miasmes
chroniques qui, sans se confondre, ajoutent cependant
l'un à l'autre, et l'abus de traitemens allopathiques ; la
nécessité, enfin, de rapporter les symptômes qu'on a actuellement sous les yeux à toute une série d'antécédens ;
ce qui revient à dire : la nécessité de connaître non seulement la forme actuelle de la maladie chronique, mais
encore ses formes passées.

C'est un point sur lequel Hahnemann insiste avec beaucoup de soin dans l'*Organon*. « Avant d'entreprendre la
» cure d'une maladie chronique, dit-il, il est nécessaire
» de rechercher avec le plus grand soin si le malade a été
» infecté de la syphilis ou de la gonorrhée ; car, s'il en
» était ainsi, le traitement devrait recevoir une impulsion
» spéciale en ce sens, et même ne point avoir d'autre but,
» s'il n'existait que des signes de syphilis ou de sycose,

» *ce qui est fort rare aujourd'hui* (1). Mais dans le cas
» même où on aurait à guérir la psore, il faut également
» chercher à savoir si une infection de ce genre a eu lieu,
» parce qu'alors il y aurait complication des deux mala-
» dies, ce qui a lieu quand les signes ne sont pas purs ;
» car toujours, ou presque toujours, lorsque le médecin
» croit avoir sous ses yeux une ancienne maladie véné-
» rienne, c'est principalement une complication de syphi-
» lis et de psore qui s'offre à lui, le miasme psorique in-
» terne étant la cause fondamentale la plus fréquente des
» maladies chroniques, que trop souvent les aventureuses
» manœuvres de l'allopathie viennent encore défigurer et
» monstrueusement exaspérer (2). »

Je vous prie, messieurs, de bien méditer ce passage de
l'*Organon*, et de le prendre pour base de votre conduite
au lit du malade. Je vous prie, à cet égard, d'en croire
à notre expérience de tous les jours : le tableau des symptômes actuels, considérés dans leur universalité, est, sans
contredit, la base du diagnostic des maladies chroniques
comme des maladies aiguës. Mais, dans le premier cas,
cette base est insuffisante. J'y insiste à dessein. Si vous sa-
viez à quelles erreurs funestes expose la négligence de l'un

(1) En effet, il est très-rare qu'une syphilis ou une sycose, observées dans leur forme secondaire, ne soient pas compliquées de
psore. Les faits que j'ai rapportés en sont une preuve, et c'est
parce que les allopathes méconnaissent cette complication, qu'ils
rencontrent tant de syphilis rebelles.　　　(*Note de l'auteur.*)

(1) *Organon*, pag. 243, § 206.

de ces préceptes, vous ne seriez point étonnés de mon insistance.

Vous méditerez également les paragraphes 207 et 208 de l'*Organon*, qui tous se rapportent à ce que j'ai dit précédemment.

Toutes ces conditions une fois remplies, le diagnostic des maladies chroniques est établi. Cependant, messieurs, ne vous hâtez pas. Hahnemann observe avec beaucoup de raison que plusieurs entretiens avec le malade sont souvent nécessaires pour se procurer tous ces renseignemens préalables. Ceci est une des difficultés les plus grandes de la pratique. Les médecins allopathes ont habitué les malades à entendre prononcer une sentence et formuler tout un traitement au bout d'un quart d'heure d'examen. Pour le médecin homœopathiste, les choses ne peuvent se passer ainsi. Je vous étonnerai peut-être en vous disant que l'homœopathie est une méthode médicale qui jouit de la rigueur mathématique. Il s'agit, dans la pratique, de trouver un médicament qui réponde complétement à l'ensemble de la maladie. Pour cela, il faut donc, à l'exemple des mathématiciens, tenir un compte rigoureux de toutes les quantités, passez-moi le mot, dont la maladie se compose. Et comment voudriez-vous qu'il y eût une intelligence assez vaste et assez active pour faire un *calcul* de cette nature d'une manière presque instantanée? On accorde au mathématicien que, pour la solution du problème qu'on lui pose, il puisse et doive prendre le temps nécessaire pour accomplir toutes les opérations que réclame le problème dont il s'agit; et, cependant, toutes

les quantités sur lesquelles il opère sont définies et nettement précisées. Pour nous, au contraire, qui nous trouvons en présence d'un malade qui n'a, le plus souvent,
aucune habitude de se rendre compte de ses sensations,
pour nous qui, avant d'opérer, avons besoin de bien préciser les facteurs du problème qui nous est soumis, comment se fait-il qu'on trouve étranges les études, les recherches et les opérations diagnostiques auxquelles nous
demandons à nous livrer? Lorsque dans le traitement des
maladies on suit une méthode où on ne tient compte que
des symptômes prédominans, cette marche est facile. Mais
alors on est dans le cas de ces physiciens dont les machines
ne marchent jamais convenablement, parce qu'ils n'ont
pas tenu un compte suffisant des résistances, et qu'ils se
sont bornés à calculer les puissances. J'avoue que, pour
mon compte, si quelque chose m'émerveille aujourd'hui,
c'est l'inconséquence du public malade et des médecins
qui attachent à la légèreté et à l'examen superficiel des
maladies un caractère d'habileté pratique qui n'est, après
tout, qu'une grande et dangereuse imperfection. Je ne
trouve de raison pour expliquer cette opinion si généralement répandue, que dans l'impatience de celui qui souffre
à voir soulager ses douleurs. Mais s'il est à désirer de
venir promptement au secours du malade, il est bien plus
important encore de le soulager sûrement; et par cela
même que dans une opération aussi délicate que la guérison d'une maladie chronique, les données sont très-
complexes et le plus souvent obscures, je ne crois pas qu'il
soit jamais possible d'éviter les méditations et les recher-

ches dont j'ai parlé et dont Hahnemann nous fait une loi.

Je devais, messieurs, saisir cette occasion de justifier l'homœopathie du reproche qu'on lui adresse, d'en être réduite à recourir si souvent à la matière médicale. J'aborde maintenant ce qui se rapporte à la thérapeutique des maladies chroniques. Les préceptes qui sont particuliers à leur traitement sont à la fois généraux et spéciaux. J'énoncerai rapidement les premiers, et leur énonciation suffira presque à en faire comprendre l'importance.

1° Quel que soit celui des trois miasmes chroniques qui ait produit la maladie que vous avez à traiter, que le symptôme local par lequel elle se manifeste soit grave ou léger, dans aucun cas vous ne devez recourir à des moyens thérapeutiques locaux ou externes.

S'il s'agit, par exemple, de végétations sycosiques, l'excision ou l'ustion ne doivent jamais être employées. La raison en est simple. Ces excroissances végétatives procédant d'une affection générale, il suffit de traiter l'affection générale elle-même pour que le symptôme local s'efface. Il y a surtout à remarquer que, dans aucun cas, le médecin ne doit céder aux instances du malade, toujours prêt à vivre avec son ennemi, pourvu qu'il ne se manifeste par aucun symptôme extérieur. N'oubliez point cette parole de Hahnemann, que je vous rappelais dans ma dernière leçon : *Le symptôme local de la sycose tient lieu de l'affection interne.* Dès lors, il doit donc se présenter à vous beaucoup plus comme un bienfait de nature que comme un mal. De même, n'essayez jamais les fausses pratiques de certains médecins qui, dans le traitement de la syphilis, cautérisent les ulcérations de la verge ou du vagin; car l'ulcère syphilitique tient lieu de la syphilis interne, et supprimer le symptôme local, c'est encore ici ajouter à la gravité de la maladie générale. Depuis que j'exerce l'homœopathie, j'en ai eu des preuves éclatantes. J'ai vu plusieurs malades traités par la cautérisation, méthod autrefois préconisée par M. le docteur Rayer, et chez eux tous, l'ulcère syphilitique, après avoir complétement disparu, a produit des symptômes infiniment plus graves. Ce fut le cas d'un jeune homme, chez qui survint un bubon considérable, deux mois après la brusque suppression de deux chancres, sans que de nouveaux ulcères reparussent. Pour ce qui est du symptôme primitif de la gale, il va sans dire que tout traitement externe est meurtrier; et d'après ce que vous savez de la théorie du dynamisme, toutes ces choses sont faciles à concevoir.

2° Dans le cas de complication de deux miasmes chroniques, la thérapeutique homœopathique n'offrant aucun agent qui réponde aux manifestations de ces deux miasmes, force est bien de déterminer auquel des deux il conviendra de s'adresser en premier lieu. Le degré de gravité relative des deux maladies doit servir seul de guide. Ainsi, dans le cas de sycose compliquée de psore, c'est d'abord la psore qu'il convient d'attaquer la première; de même lorsque la psore complique la syphilis. Dans le traitement des sycoses aiguës ou chroniques, c'est une considération qu'il ne faut jamais perdre de vue; autrement, vous verriez les blennorrhagies s'éterniser, ainsi que cela a lieu en allopathie. De même que la syphilis résistera aux médicamens les mieux appropriés, comme le mercure et l'or, si, dans le cas où elle se complique de psore, vous ne commencez par vous rendre maîtres de cette dernière. J'en ai donné des preuves dans ma dernière leçon.

3° Une autre règle générale qui s'applique à toutes les maladies chroniques, quel que soit le miasme qui les ait produites, est celle-ci : on ne donnera jamais qu'un seul médicament, et, avant de le répéter, ou de passer à un autre, il faudra attendre qu'il ait épuisé toute sa sphère d'action. Le signe auquel on reconnaît qu'un médicament a produit sur l'organisme tout ce qu'il avait puissance d'engendrer se trouve évidemment dans l'absence de symptômes. Mais ceux-ci sont de deux ordres. Les premiers consistent dans une aggravation des symptômes propres à la maladie et parfois dans l'apparition de symptômes nouveaux qui appartiennent au médicament, sans faire partie de la maladie elle-même. Les seconds, qu'il convient de rapporter à l'organisme, consistent dans l'effacement des symptômes propres à la maladie et des symptômes artificiels. C'est ce qu'on nomme le phénomène d'amélioration, lorsque les symptômes morbides ne disparaissent que partiellement ou se bornent à perdre en intensité, et de guérison, lorsque la totalité des symptômes disparaît. Cette règle est facile à comprendre, surtout de ceux qui auront la théorie du dynamisme vital présente à l'esprit. Si vous répétez un même médicament avant qu'il ait épuisé sa sphère d'action, l'aggravation qui en résultera ajoutera à la maladie primitive, et, à force de répéter ce phénomène,

vous pourrez en venir jusqu'à ruiner un organisme. C'est
la faute qu'ont commise beaucoup de débutans en homœopathie, et elle a de si graves conséquences, qu'il faut vous
en avertir sérieusement. Par la même raison, vous ne
donnerez jamais qu'un médicament à la fois. Il ne se peut
qu'il existe deux spécifiques pour un état donné, ces deux
termes impliquant nécessairemeut contradiction. Un autre caractère de toute médication spécifique, c'est qu'elle
se suffit à elle-même; par conséquent, elle n'a besoin ni
d'être aidée dans ses effets par un adjuvant, ni d'être mi-
tigée ou corrigée par quoi que ce soit. La loi thérapeutique de l'homœopathie, loi qui s'applique aussi bien aux
maladies aiguës qu'aux maladies chroniques, est celle-ci :
pour un état pathologique donné, un médicament, et
seulement un seul. Mais comme les maladies ne sont pas
identiques dans tous leurs temps et dans toutes leurs périodes, de là la nécessité de varier l'agent thérapeutique
à mesure que des symptômes s'effacent. D'un autre côté,
l'action curative déterminée par une première dose d'un
médicament aussi bien approprié qu'on le suppose, peut
être insuffisante, en raison de l'ancienneté de la maladie.
Dans ce cas, il y a nécessité de répéter son administration. Mais alors, Hahnemann enseigne qu'en aucun cas,
on ne doit l'administrer au même degré d'atténuation (1).

(1) Depuis son arrivée à Paris, Hahnemann nous a enseigné
ce précepte. C'est une découverte toute récente qu'il nous a dit
avoir faite. Il n'y a pas plus d'un an que lui-même l'a trouvée,
et dans l'une des conférences qu'il nous accorde et où il nous

Si dans le traitement de la maladie vous avez commencé par les plus hautes atténuations, lorsque vous répéterez, vous vous rapprocherez des atténuations les plus basses. Si, au contraire, vous avez commencé par les plus basses, vous irez aux plus élevées. La sensibilité du malade doit être votre guide dans le choix que vous ferez de l'atténuation. Ici, il n'est point de règle fixe à enseigner ; c'est le génie et l'expérience du médecin qui doivent lui servir de guide. Nous reviendrons sur ce sujet, messieurs, lorsque nous traiterons des *doses infinitésimales*.

Après avoir indiqué ces préceptes généraux de thérapeutique, il faut arriver à ce qui est particulier au traitement de chaque miasme.

Celui de la sycose est bien simple. L'affection dynamique ou interne doit toujours être combattue par les médicamens antisycosiques, au nombre desquels le thuya occidental et l'acide nitrique jouent le premier rôle. Dans le cas où elle est compliquée d'une autre maladie, nous avons dit précédemment quelle conduite il fallait tenir. La seule indication spéciale que présente cette maladie (et encore elle lui est commune avec la syphilis), c'est de ne faire aucune autre application topique sur les fics qu'elle produit, que les recouvrir d'un peu de charpie sèche.

« Dans le traitement de la maladie vénérienne, dit » Hahnemann, il faut distinguer trois états : 1° lorsque » la maladie n'existe encore qu'avec son symptôme local

communique à tous les résultats de sa longue expérience, il s'est empressé de nous en faire part.

» propre, le *chancre*, ou, après la suppression de ce der-
» nier, avec l'autre symptôme local tenant lieu de l'affec-
» tion interne, le *bubon*, ou poulain; 2° quand elle est
» seule, à la vérité, c'est-à-dire non encore compliquée
» avec un second ou un troième miasme chronique, mais
» privée de son symptôme local, le chancre ou le bubon;
» 3° quand elle est compliquée d'une gale développée,
» soit que le symptôme local existe encore, soit qu'il ait
» été détruit (1). »

Dans le premier cas, la seule précaution qu'il ne faut
jamais perdre de vue, c'est de considérer le chancre ou
le bubon comme les manifestations externes de la syphilis
interne, et de ne les répercuter par aucun moyen topique.
Tant que le chancre ou le bubon existent, il n'y a aucun
danger pour que la syphilis interne vienne à éclater.
Hahnemann affirme que le chancre ne disparaît jamais de
lui-même, et que son état plus ou moins développé est
l'indice certain des progrès que font ou la maladie ou la
guérison. En effet, si, à l'aide de moyens topiques, vous
faites disparaître un chancre sans guérir la syphilis, dont
il est l'expression, vous aurez une cicatrice livide, rou-
geâtre, rouge ou bleuâtre; tandis que si vous avez abandonné le chancre à lui-même, et que vous ayez traité l'affection interne, la peau devient unie et de même couleur
que si elle n'eût pas été affectée. Cela se conçoit. L'action de désharmonie vitale que produit la présence d'un
miasme a son action propre et absolue. Dans le cas qui

(1) *Doct. et trait. des malad. chron.*, tom. I, pag. 136.

nous occupe, cette action tend toujours à se manifester par une ou plusieurs ulcérations aux parties de la génération. Si, au lieu de l'aider dans sa marche, elle qui procède toujours du dedans au dehors, vous la contrariez, obéissant à sa tendance, elle essaiera de se faire jour au dehors. Ici, encore, la loi du dynamisme vital nous est en aide. Celui qui ne s'écartera pas de ces préceptes, arrivera toujours à une guérison certaine et radicale de cette première forme de la syphilis; car, selon Hahnemann, *nul miasme chronique, nul mal chronique provenant d'un miasme, n'est plus curable et plus facile à guérir que celui-là* (1). Il en est de même du second cas, c'est-à-dire de celui où la syphilis n'offre encore aucune complication, bien qu'elle ait cessé d'exister sous la double forme du bubon ou du chancre aux parties génitales. Alors, elle présente les caractères d'ulcères siégeant soit au voile du palais, soit à l'arrière-bouche, ou bien les symptômes d'une périostose ou d'une exostose. Dans ce cas, encore, les préparations mercurielles, administrées à l'intérieur, triomphent certainement de ces symptômes secondaires de la syphilis.

Le troisième cas est le plus difficile. C'est celui où la syphilis infecte un sujet déjà atteint de gale développée, en d'autres termes, de l'une des nombreuses maladies chroniques que la gale a puissance de produire, et celui où, par suite d'un traitement antisyphilitique mal approprié, la gale qui sommeillait encore dans l'organisme a éclaté. Dans ce cas, la syphilis ne peut guérir seule.

______

(1) *Loco citato*, pag. 140.

Alors, dit Hahnemann, « il est de règle générale, pour
» attaquer avec succès cette syphilis dite larvée, qu'après
» avoir écarté tout ce qui pourrait exercer du dehors une
» influence nuisible sur le malade, en prescrivant un ré-
» gime léger et nourrissant, et régularisant le reste du
» genre de vie, que le médecin homœopathiste commence
» par employer contre la gale le remède antipsorique le
» plus homœopathique à l'état morbide présent; que, quand
» ce remède a épuisé son action, il en oppose aux sym-
» ptômes encore saillans de la gale un second aussi appro-
» prié que possible; qu'il donne à celui-là aussi le temps
» d'accomplir tout ce qu'il lui est possible de faire pour
» amender l'état du malade; qu'ensuite il administre la
» dose, précédemment indiquée, du médicament mercu-
» riel, et qu'il la laisse agir pendant trois, cinq ou sept
» semaines, c'est-à-dire jusqu'à ce que les symptômes sy-
» philitiques s'améliorent (1). »

Quelquefois, ce premier traitement ne suffit ni à effacer
la totalité des symptômes de la gale ni à guérir entièrement
la syphilis. Alors, il faut le recommencer, en ayant toujours
soin de choisir et le médicament antipsorique, et le médicament antisyphilitique les mieux appropriés à l'état
présent du malade.

Dans le cas où les trois miasmes coexistent sur le même
sujet, nous avons déjà indiqué la conduite à tenir. Nous
n'y reviendrons plus.

Les indications spéciales que présente le traitement

______

(1) *Loco citato*, pag. 147.

de la gale et des maladies qui en dérivent, se tirent des différentes circonstances qui mettent obstacle à leur guérison. Je les indiquerai sommairement, sans m'arrêter au traitement de la gale considérée dans sa forme primitive, parce que, dans ce cas, l'application de la loi homœopathique n'offre aucune difficulté.

Mais du moment où vous avez à traiter la gale dans l'une des innombrables formes secondaires qu'elle peut revêtir, le succès dépend d'une multitude de circonstances dont il faut tenir compte.

Toutes les circonstances de la vie capables d'ajouter à la gravité des maladies chroniques, et d'en favoriser le développement, portent obstacle à leur guérison. Ces circonstances se tirent et du milieu ambiant et des professions.

Hahnemann place en première ligne les peines et les chagrins qui poursuivent l'homme dans toutes les conditions, aussi bien sous l'éclat de la richesse et des grandeurs, qu'au milieu des privations de la misère. Il y attache une telle importance, qu'il conseille au médecin de s'abstenir de traiter la maladie chronique, *si le malade n'a pas assez de philosophie, de religion ou d'empire sur lui-même pour se soumettre avec résignation aux décrets de la Providence, s'il s'abandonne sans frein à la tristesse, au chagrin, sans que le médecin ait puissance d'écarter d'une manière durable cette cause destructive de la vie.*

Le second obstacle capital à la guérison des maladies chroniques, dépend de la constitution faible et énervée de certains sujets que la débauche a épuisés. L'énergie vitale est tellement déprimée chez ces malades, qu'il y a peu d'espoir de guérison à concevoir. C'est avec beaucoup de réserve qu'il est permis au médecin homœopathiste d'entreprendre la guérison de pareils malades.

Lorsqu'à la suite de plusieurs infections, la gale s'est manifestée à l'intérieur par plusieurs maladies chroniques, la guérison est non seulement possible, mais aussi certaine que possible, sous deux conditions : la première, que le malade saura accorder le temps nécessaire; la seconde, qu'il suivra le régime qui lui sera imposé avec une exactitude qui ne se rencontre que bien rarement.

Je n'aurais autre chose à ajouter à ces conseils que d'indiquer de quelle manière il convient de s'y prendre pour faire une bonne application des médicamens antipsoriques au traitement des maladies chroniques. Mais ces détails trouveront mieux leur place lorsque nous indiquerons les règles à suivre dans le traitement des maladies en général, ce qui forme le sujet de la quatorzième leçon.

J'ai terminé, messieurs, l'exposition de la théorie des maladies chroniques. Maintenant il nous faut rechercher les moyens que possède le médecin homœopathiste pour découvrir la vertu curative des médicamens. Ce sera le sujet de la prochaine séance.

Nota. La discussion n'a rien offert qui mérite d'être rapporté.

LEÇONS

DE MÉDECINE

HOMŒOPATHIQUE.

12ᵉ LEÇON. — 3 mai 1835.

SOMMAIRE.

Sujet de cette leçon. — Des moyens de connaître les vertus curatives des médicamens. — Il n'en peut exister que trois : 1° la détermination *à priori ;* 2° l'expérimentation clinique ; 3° l'expérimentation physiologique. — La détermination *à priori,* toute conjecturale de sa nature, peut mettre sur la voie des recherches à faire, sans jamais autoriser une conclusion positive. — L'expérimentation clinique est insuffisante. — Motifs de son insuffisance.—L'expérimentation pure, n'offrant le mélange d'aucun autre élément qu'elle-même, est la seule voie positive et directe de reconnaître les propriétés des substances médicamenteuses. — Jusqu'où va sa puissance, où est sa limite. — Conditions de l'expérimentation pure. — Conclusion.

Messieurs,

Nous avons à examiner aujourd'hui comment l'homœopathie arrive à constater d'une manière irréfragable les vertus positives des agens thérapeutiques. A cette question, qui vous paraîtra peut-être oiseuse, vous répondrez qu'il existe un moyen sûr de faire cette détermination ; et ce moyen, vous direz que c'est l'expérience. Sur ce point, comme sur bien d'autres, nous serions d'accord ; mais ici, l'expérience a des objets différens. Elle porte sur l'homme sain, comme elle peut s'adresser à l'homme malade ; et aussitôt trois opinions peuvent être émises, et jusqu'à un certain point défendues. On peut dire que l'expérimentation clinique suffit à la détermination des vertus curatives des médicamens ; d'autres peuvent soutenir avec avantage que c'est au contraire l'expérimentation à l'état physiologique qui a seule puissance d'éclairer sur ce point. Enfin, il en est (et avec la tendance éclectique de notre temps et de notre pays, de pareils hommes ne manqueront pas de se produire) qui jetteront l'anathème sur les défenseurs des deux opinions précédentes, en disant qu'au lieu de proscrire l'un de ces modes au profit de l'autre, il convient de les combiner et de les associer.

Toute tremblante encore du paroxysme dogmatique que lui fit subir M. Broussais, la médecine française ne redoute rien tant aujourd'hui que ce qu'on nomme les opinions exclusives. Dans sa faiblesse spéculative et dans son incertitude pratique, elle a perdu toute mesure de la vérité. Aussi, lorsqu'il s'agit d'accepter ou de repousser un principe, une vue ou un moyen, le cœur lui manque. Il est si commode et si simple de s'endormir au jour affaibli d'un demi-doute et d'une demi-conviction ! Pour nier avec hardiesse et conscience, il faut avoir le courage de combattre, et pour affirmer sans crainte d'être démenti, il faut être animé d'une conviction puissante. Mais la lutte trouble l'existence, compromet des intérêts, et va même jusqu'à briser des affections ; comment s'exposer à la perte de biens si réels, lorsque soi-même on est à s'interroger sur ce qu'il faut croire ou ne pas croire ?

Cependant cette guerre aveugle, faite à ce qu'on nomme les idées exclusives, est de toutes les formes du scepticisme scientifique la plus insidieuse et la plus fausse. Si dans vos spéculations théoriques, il vous est loisible d'ajourner l'éclaircissement de vos doutes, au lit du malade il faut affirmer, parce que la maladie vous oblige à agir, et à agir promptement. Théoriciens indulgens, méticuleux et indécis, au lit du malade vous êtes exclusifs, exclusifs même au milieu des tâtonnemens empiriques les plus incertains. Or, cette prétention de tout concilier dans les idées et dans les choses n'est, après tout, qu'un refuge assez habile où la paresse d'esprit vient se blottir, découragée qu'elle est par les difficultés qui se présentent. En homœopathie, c'est elle qui entretient quelques doutes sur le plus ou moins de vérité des principes proclamés ; et, dans la question qui nous occupe, c'est elle encore qui a fait se demander si, en effet, l'expérience sur l'homme à l'état physiologique était le meilleur moyen de connaître l'action positive et réelle des agens thérapeutiques. Comme en discutant ce point, avant d'en bien préciser les termes, on pourrait parler long-temps sans s'entendre, je crois nécessaire, avant tout, de les poser devant vous.

Nous soutenons, messieurs, qu'il n'y a qu'un moyen positif et direct de connaître les propriétés des médicamens, c'est l'*expérience pure*; que l'observation clinique ne doit pas être négligée, qu'elle vient déposer en faveur des résultats fournis par l'expérience pure ; qu'ainsi, elle ajoute à cette dernière toute l'autorité que peut donner la guérison. Nous ajoutons aussi, que l'observation clinique peut seule nous révéler l'action curative des médicamens dans toutes les maladies désorganisatrices, comme la phthisie et le cancer, maladies qui ne sont que le plus haut terme, le dernier période d'états pathologiques antérieurs. Voilà comme nous arrivons à concilier des idées d'ordre différent : c'est en subordonnant l'un à l'autre ces deux moyens de connaître, et non en les mettant sur le même rang, ni en proscrivant l'un au profit de l'autre.

Nous serions donc partisans du dogmatisme, en ce sens que nous n'admettons pas qu'il soit indifférent de s'adresser à l'expérience pure ou à l'observation clinique pour savoir de quelles propriétés curatives les médicamens sont doués; mais aussi, nous serions éclectiques, en ce sens que, loin de repousser l'observation clinique, nous savons l'utiliser en la mettant au rang qu'elle doit occuper. C'est là, en effet, messieurs, la valeur véritable de la méthode éclectique : un principe général étant donné et accepté, faire qu'il soit assez large et assez compréhensif pour embrasser et coordonner tous les principes secondaires, sans en proscrire aucun; et prenant ce principe général pour mesure du *choix* (l'expression d'éclectisme ne veut pas dire autre chose), assigner à chacun son degré d'importance relative dans la théorie et dans la pratique.

Or, le principe général de la doctrine homœopathique, c'est la loi de *spécificité* ou *d'appropriation* que je vous ai précédemment expliquée. Comment, de ce point de vue, peut-on arriver à reconnaître les propriétés curatives des médicamens? Sera-ce au moyen d'une vue *à priori*, empruntée aux qualités physiques, chimiques ou botaniques que peuvent présenter les différentes substances médicamenteuses? Ces qualités, si puissantes qu'on les suppose, peuvent bien nous éclairer sur le corps minéral, végétal ou animal que nous cherchons à étudier. Que peuvent-elles nous apprendre de son action sur l'organisme vivant? En effet, le problème qui nous occupe se compose de deux termes invariables : l'organisme d'une part, et le médicament de l'autre. Les propriétés thérapeutiques du médicament sont donc la résultante de l'énergie dont le médicament est doué, et de la manière dont l'organisme réagira contre le médicament lui-même. Or, comme il s'agit ici, non de connaître les propriétés des corps médicamenteux d'une manière absolue ou abstraite, mais bien de saisir la relation qui existe entre eux et l'organisme malade, il est évident *à priori*, et quand bien même l'expérience ne viendrait pas confirmer mon dire, que jamais l'étude des caractères physiques, chimiques, botaniques ou zoologiques ne peut être d'aucun secours lorsqu'il s'agit de déterminer leurs propriétés thérapeutiques. J'en donnerai bientôt la preuve.

L'observation clinique offre des défauts d'un autre ordre, qu'avant tout je dois vous signaler.

Si la doctrine homœopathique repose sur le principe

de spécificité ou d'appropriation, il est évident que tout médicament pour nous est un spécifique. Par spécifique, on doit entendre tout agent qui convient exclusivement à guérir ou à préserver d'un état pathologique donné. Sans aucun doute, le hasard peut mettre sur la voie de semblables découvertes ; et je crois que vous lui devez la connaissance du petit nombre de spécifiques que vous possédez en allopathie : le mercure et le quinquina en sont des preuves éclatantes. Mais lorsque le savant se fie, pour ainsi parler, à sa bonne étoile du soin de lui apporter les ressources dont il a besoin, il se condamne à un rôle passif, qui n'est ni dans son caractère, ni dans ses attributions. Aussi, ne sait-il pas s'y résigner, et a-t-il cherché, jusqu'à présent, tous les moyens de devancer les indications du hasard. Sans attendre que les propriétés des agens thérapeutiques se montrassent d'elles-mêmes, il a été les chercher. Pour cela, comment s'y est-il pris ? Un médicament étant donné, il l'a appliqué à plusieurs espèces de maladies, et il concluait du succès ou de l'insuccès de son emploi à la propriété dont le médicament était doué. Évidemment il commettait en cela une faute de méthode qui devait le conduire à l'empirisme le mieux décidé. En effet, de la guérison d'une maladie par un agent thérapeutique quel qu'il soit, vous ne pouvez conclure à son utilité dans un autre cas de même ordre. Si donc, pour le malade, le résultat d'un traitement est la seule chose importante, le point culminant pour le médecin est de se rendre compte comment la guérison a été obtenue. A cet égard, bien des hypothèses ont été faites, et aucune n'a été satisfaisante, si j'en juge au moins par le dire de tous ceux qui dans l'école allopathique se sont occupés de cette question. Il y a même ceci de remarquable, qu'à mesure que la partie diagnostique de la médecine se perfectionnait dans les mains des anatomo-pathologistes, la thérapeutique faisait des pas rétrogrades. « Loin de s'en » richir dans la proportion des autres branches de la mé- » decine, dit un homme qui en a parlé en connaissance » de cause, cette science (la matière médicale) a réelle- » ment fait des pas rétrogrades : une foule de substances » et d'agens qui jusque-là avaient été regardés comme sa- » lutaires, sont tombés dans l'oubli ou bien ont été pro- » scrits ; les nombreuses recherches qui avaient été faites » jusqu'à nous sur les vertus des médicamens ont cessé » d'être consultées ; et l'on a été jusqu'à ce point de scep- » ticisme et d'incertitude, qu'on a révoqué en doute l'effi- » cacité des substances les plus héroïques (1).

L'auteur que je cite, remontant à la cause de l'abandon qu'il signale, croit la trouver dans la fâcheuse influence exercée sur la médecine par l'anatomie pathologique, et dans l'engouement qu'avait excité la doctrine physiolo- gique. Ces deux causes sont réelles, et je me garderai bien de les nier ; mais elles ne sont que secondaires. Le véritable motif qui a fait abandonner l'emploi des médi- camens héroïques, c'est qu'avec eux on faisait autant et plus de mal que de bien. Écoutez M. Broussais se répandre en invectives contre la thérapeutique incendiaire de

(1) *Bibliothèque de thérapeutique*, par A. L. Y. Bayle, tom. I, préface.

Brown. Voyez toute l'école française, Laënnec excepté,
s'insurger tout d'abord contre Rasori et ses sectateurs, qui,
dans une gastrite aiguë ou une pneumonie aiguë, administrent l'émétique à dose toxique, et ne craignent
pas d'administrer à doses également fort élevées des pur-
gatifs drastiques à celui que la diarrhée ou la dyssenterie
tourmentent. Ne nous le dissimulons pas, toutes ces os-
cillations de la thérapeutique tiennent à l'absence d'une
règle fixe qui serve de mesure commune dans l'étude des
agens thérapeutiques. Cette mesure ne pouvait se trouver
que dans un principe général qui exprimât la nature de
la modification dynamique ou physiologique que les médicamens doivent produire pour que la guérison s'opère.
L'homœopathie a seule donné ce principe. Elle a dit
que le plus sûr moyen de guérir une maladie consiste à
donner au malade le modificateur thérapeutique qui, si
l'individu était en santé, aurait puissance de faire naître
des symptômes aussi semblables que possible à ceux
qu'il présente actuellement. Au bout d'un semblable
principe se trouvait nécessairement *l'expérimentation
pure*. Si tout le secret de la thérapeutique consiste à saisir le rapport analogique du médicament et de la maladie,
il est évident que ce rapport ne peut être donné qu'à la
condition d'expérimenter sur l'homme en santé. Ainsi, la
question qui nous occupe revient à celle-ci : rechercher
les véritables sources de la *matière médicale*.

De quelque façon qu'on s'y prenne, il n'est possible
d'en reconnaître que trois : 1° la détermination *à priori*;
2° l'observation clinique; 3° l'expérimentation pure dont je

parlais à l'instant. Laquelle de ces trois manières de procéder doit être préférée à toutes les autres ?

Messieurs, on a beaucoup blâmé, en France, les hommes qui, dans les sciences d'observation, ont procédé *à priori*, et je n'essaierai pas de les réhabiliter devant vous. La marche *à priori*, telle qu'on l'entend, ne peut jamais conduire qu'à des conclusions hypothétiques et incertaines. Cependant, le long débat qui s'est engagé à ce sujet cesserait bientôt si on voulait s'entendre. Je vous ai déjà dit que, pour mon compte, je ne connaissais point d'*à priori* dégagé de toute vue *à posteriori*, et par réciproque, d'*à posteriori* également pur de toute vue *à priori*. On rapporte que Newton, voyant tomber une pomme, et réfléchissant à ce phénomène, en conclut la loi de gravitation universelle qui aujourd'hui gouverne les sciences physiques, et que Kepler avait entrevue avant lui. De la chute d'une pomme à la gravitation universelle, quelle distance incommensurable ! Ce phénomène isolé fut l'occasion qui mit Newton sur la voie de la loi que dès longtemps il cherchait, et il suffit pour qu'il se crût autorisé à devancer le moment où l'expérience permettrait de donner la démonstration de la loi qu'il proclamait. L'auteur du traité des *phlegmasies chroniques* ne procéda pas autrement, lorsque croyant avoir établi la nature inflammatoire des maladies de cet ordre, il en conclut que l'*irritation* était la loi la plus générale de la pathologie. Cependant, quelle distance ne sépare pas les maladies qu'il appelle des phlegmasies chroniques, des autres affections pathologiques ! Et s'il s'est abusé en voulant donner une trop grande généralité à un fait particulier, il ne s'abusait pas moins sur le fait particulier lui-même. Il n'est pas plus vrai que les maladies chroniques soient des phlegmasies ou des irritations, qu'il n'est vrai que l'irritation soit la loi générale de la pathologie. Quoi qu'il en soit, dans la conclusion prématurée que portait M. Broussais, comme Newton, il devançait les temps et l'expérience. Lorsque, plus heureux que M. Broussais, Hahnemann vint à découvrir la source véritable d'une bonne *matière médicale*, il ne procéda pas autrement. On rapporte que, voulant savoir au juste les propriétés du quinquina, dont la manière d'agir lui paraissait mal expliquée par les pathologistes, il l'essaya sur lui-même qui se portait bien, et qu'ayant ressenti des phénomènes d'intermittence, il se demanda si le quinquina ne jouissait pas de la propriété de guérir la fièvre intermittente précisément parce qu'il avait pouvoir de la faire naître chez celui qui en était exempt. La répétition de l'expérience ayant confirmé sa première tentative, il conclut très-légitimement que ce qui était vrai du quinquina, devait l'être des autres médicamens. Par rapport au quinquina, la conclusion de Hahnemann était un *à posteriori* ; mais lorsqu'il la généralisait en l'appliquant aux autres médicamens, il faisait un *à priori*, que l'expérience a depuis justifié.

Je vous prie, messieurs, de remarquer l'ordre admirable qui se dessine dans la nature. Des trois exemples que j'ai cités, deux présentent des découvertes réelles, et le troisième est une erreur. Eh bien! la vérité se trouve aussi bien dans le fait particulier que dans la loi générale, et c'est chose facile à concevoir. Si M. Broussais s'est trompé dans sa généralisation, c'est qu'il avait erré dans l'observation du fait particulier. Dans le fait particulier, la Providence écrit les lois de l'univers, par la raison que ces lois embrassent toutes les individualités.

Je conclus de ce qui précède que lorsqu'il s'agit de rechercher les vertus curatives des médicamens, la détermination *à priori*, telle que je l'ai expliquée, ne peut être entièrement repoussée; mais que toute sa puissance se borne à indiquer la marche à suivre pour arriver à la découverte du vrai. En effet, la généralisation anticipée qui fut faite par Hahnemann ne lui révéla *à priori* les propriétés d'aucun médicament; mais elle lui indiqua la méthode à suivre pour arriver à les connaître d'une manière positive. Là se borne la puissance de cet ordre de détermination.

Quelques uns ont voulu aller plus loin, et ils se sont égarés. De ce qu'une substance offrait certaines propriétés physiques, chimiques ou botaniques déterminées, ils ont essayé de conclure que toutes les substances offrant les mêmes caractères, jouissaient ou devaient jouir des mêmes propriétés. Hahnemann a fait de leurs systèmes une critique si judicieuse, qu'il me suffira d'en retracer les termes.

« Je ne rappellerai pas, dit Hahnemann, la folie de ces » anciens médecins qui déduisaient les vertus curatives des » drogues médicinales de leur forme et de leur couleur, » en un mot, de la doctrine des signatures ; qui croyaient » l'orchis propre à ranimer les facultés viriles, parce que » sa racine porte deux bulbes grossièrement semblables à » des testicules ; le curcuma utile dans la jaunisse, parce

» qu'il est jaune; les fleurs de millepertuis-perforé, effi-
» caces dans les plaies et les contusions, parce qu'il laisse
» suinter un suc rouge, etc.... Je veux seulement parler
» des tentatives presque aussi ridicules qu'ont faites les
» modernes pour deviner les vertus des médicamens à
» l'aide de l'odorat et du goût (1). »

Ces tentatives ont été depuis trop long-temps abandonnées en France pour que je m'arrête à les réfuter. Mais
elles ont été remplacées par d'autres, dont il est utile
d'écrire quelques mots.

Ainsi, on a argué de la saveur amère du quinquina, non
pour déterminer ses propriétés fébrifuges, mais pour dé-
corer des mêmes facultés curatives plusieurs des substances offrant la même saveur. De même, croyant avoir trouvé
dans certaines plantes crucifères des vertus anti-scorbuti-
ques, on a voulu que tous les végétaux de la même famille jouissent de la même vertu. A cet égard, on s'est
appuyé sur un fait constant, que la chimie a mis dans tout
son jour, à savoir, que toutes les plantes crucifères contiennent du soufre, que tous les végétaux de la famille des
solanées contiennent de la solanine; de même que, pour
attribuer des propriétés communes aux éthers et aux acides, on a argué de ce qu'il y a de commun dans leur composition.

Ces différentes vues pèchent par leur base. Elles sup-

____

(1) Sources de la matière médicale ordinaire. Voy. *Traité de
mat. méd. pure*, tom. I, pag. 15.

posent que c'est à la saveur amère que les fébrifuges doivent leur qualité curative, et l'expérience dément complétement cette opinion ; que c'est à la présence du soufre que les crucifères sont redevables de leurs propriétés médicatrices, ainsi des autres ; mais il n'en va point ainsi. Chacune de ces individualités jouit de propriétés spécifiques ou particulières, ainsi que nous le verrons bientôt. En effet, ce n'est pas seulement par le principe immédiat qui le constitue qu'un végétal ou un minéral jouit de propriétés qui lui sont-particulières ; cette action est la résultante de tous les principes qui sont en lui. On peut comparer chacun des agens thérapeutiques à l'organisation humaine. Or, l'homme physique n'est pas une individualité à part dans la création parce que chez lui prédomine tel ou tel autre système organique, mais par la manière dont les autres systèmes se groupent autour de celui qui prédomine, et le modifient. Cette loi s'applique également à l'homme intellectuel et moral. Personne n'oserait soutenir que l'homme moral et intellectuel puisse être jugé par la faculté qui chez lui l'emporte sur les autres. Pour porter un jugement équitable, il faut tenir un compte exact des facultés subordonnées à la faculté prédominante, et, alors, les résultats sont bien différens. Ce n'est pas non plus par leur caractère commun, pris exclusivement en considération, que les maladies peuvent être connues, et que, surtout, il est possible d'établir leur diagnostic.

Deux conclusions peuvent être tirées de ce qui précède ; la première, que c'est faire un *à priori* dangereux que de

conclure de l'une ou de plusieurs des propriétés physiques ou chimiques d'un médicament dont l'action thérapeutique est connue, aux qualités thérapeutiques d'un
autre médicament offrant une ou plusieurs de ces propriétés physiques ou chimiques ; la seconde, que l'étude
des propriétés physiques et chimiques des corps, ne nous
révélant que leur composition ou leur action molécu-
laire ou de masse les uns sur les autres, ne nous fournit
aucune notion directe de leur action sur l'organisme vivant, que, du reste, il soit sain ou malade ; qu'ainsi, la
physique et la chimie ne peuvent jamais fournir qu'une
base hypothétique à la *matière médicale*.

« Les principes immédiats, a dit Hahnemann, que la
» chimie organique retire des plantes médicinales n'offrent
» rien, ni dans leur odeur ni dans leur saveur, qui
» puisse exprimer et mettre au jour ces effets si différens
» que les remèdes végétaux produisent, et surtout cette
» influence qu'ils exercent sur la manière d'agir et de sen-
» tir de l'homme en santé et en maladie.

» L'huile essentielle, l'eau distillée ou la résine qu'on
» tire d'une plante, n'est pas le principe actif du végétal ;
» ce principe résidait seulement d'une manière invisible
» dans les matériaux que la chimie a isolés, et par lui-
» même il n'est point susceptible de frapper nos sens. Ses
» effets ne deviennent appréciables pour nous que quand
» l'eau distillée, l'huile essentielle, la résine, ou surtout
» la plante elle-même, est prise par un homme vivant,
» sur l'organisme sensible duquel elle agit d'une manière
» dynamique et virtuelle. » Et plus loin, Hahnemann

ajoute : « Eh! que nous apprend la chimie à l'égard des
» principes immédiats des médicamens? Elle nous fait
» uniquement connaître le rôle qu'ils jouent dans ses
» propres opérations; elle nous enseigne la manière dont
» ils se comportent avec tel ou tel réactif, et ce qui
» fait qu'on doit les appeler gomme, résine, albumine,
» mucus, terre, sels, etc., toutes choses fort indifférentes
» pour le médecin. Ces dénominations ne disent rien de
» ce que le végétal ou le minéral, chacun suivant le ca-
» ractère propre de son invisible nature virtuelle, peut
» produire, en fait de changemens, dans l'état de l'homme
» vivant. Et cependant, c'est uniquement là-dessus que
» repose l'art de guérir tout entier (1). »

Cependant, messieurs, on ne saurait nier que l'identité
de propriétés physiques et chimiques de deux substances
médicatrices ne doive conduire à une certaine analogie
de leur action thérapeutique. Mais ce n'est là, je le répète, qu'un moyen indirect, et par conséquent secondaire, qui doit être dominé par un autre.

Pour me résumer sur la détermination *à priori*, je dois
dire qu'elle a besoin de s'appuyer sur l'expérience pour
avoir quelque valeur, et que, dans tous les cas, sa puissance se borne à mettre sur le chemin qui conduit à la
vérité, sans jamais montrer la vérité elle-même. Elle ne
pourra donc jamais servir de base à une bonne matière
médicale.

Or, du moment où, pour arriver à découvrir le véritable

______

(1) *Loco citato*, pag. 20 et 21.

art de guérir, il faut en venir à l'expérience, la discussion se simplifie ; car elle se réduit à ces termes : convient-il d'expérimenter sur l'homme sain ? convient-il d'expérimenter sur l'homme malade ?

Que pensez-vous, vous-mêmes, messieurs, de l'expérimentation clinique ? Rien, assurément, qui satisfasse. Je ne sais pas d'homme qui ait mieux rendu les opinions qui sont en vous, que, du reste, vous les exprimiez explicitement, ou que vous les gardiez enfermées en vous-mêmes, que ne le fit Bichat, l'une des plus grandes lumières de la physiologie et de la médecine.

« A quelles erreurs ne s'est-on pas laissé entraîner dans
» l'emploi et dans la dénomination des médicamens ? On
» créa des désobstruans quand la théorie de l'obstruction
» était en vogue. Les incisifs naquirent quand celle de
» l'épaississement des humeurs lui fut associée. Les ex-
» pressions de délayans, d'atténuans, et les idées qu'on
» leur attacha, furent mises en avant à la même époque.
» Quand il fallut envelopper des âcres, on créa les invis-
» quans, les incrassans, etc. Ceux qui ne virent que re-
» lâchement ou tension des fibres dans les maladies, que
» *strictum* et *laxum*, comme ils le disaient, employèrent
» les astringens et les relâchans, etc. (1). »

Ainsi, Bichat reconnaît que, jusqu'à lui, la matière médicale a manqué de base, parce que toujours on a conclu de la pathologie à la thérapeutique ; vice capital, qui avait pour point de départ de prendre la maladie pour

(1) Bichat, *Anat. générale*, *considérations générales*, p. 95.

mesure de la puissance du médicament, et pour résultat de prêter au médicament des propriétés qui pouvaient n'être pas en lui, puisque dans ce système il y avait impossibilité de faire une part exacte à l'énergie vitale, aux symptômes de la maladie et au médicament lui-même; et, enfin, de soumettre l'art de guérir aux inconcevables fluctuations qu'ont subies les doctrines médicales.

Aussi, Bichat remarque-t-il que « des moyens identi- » ques ont eu souvent des noms différens, suivant la ma- » nière dont on croyait qu'ils agissaient. Désobstruant » pour l'un, relâchant pour l'autre, rafraîchissant pour » un autre, le même médicament a été tour à tour em- » ployé dans des vues toutes différentes, et même oppo- » sées; tant il est vrai que l'esprit de l'homme marche au » hasard quand le vague des opinions le conduit (1). »

A quel résultat toutes ces tentatives de l'ancienne école ont-elles abouti? C'est ce qu'il faut chercher. Déjà nous avons eu maintes occasions de montrer tout ce qu'il y a d'infidèle dans les dictées de la médecine rationnelle.

Puisque vous qualifiez certains moyens d'antiphlogisti- ques, d'autres de dérivatifs, d'autres encore d'antispasmo- diques, vous ne faites autre chose que nommer le résultat obtenu par leur emploi, c'est-à-dire que vous exprimez qu'une inflammation s'est calmée sous leur influence, qu'une maladie aiguë ou chronique s'est améliorée ou a cédé, je le suppose, à la suite des dérivations, et qu'enfin un état spasmodique s'est régularisé sous l'influence d'au-

___

(1) *Loco citato*, pag. 9.

tres agens. Mais de dire comment ces moyens ont agi pour amener le résultat annoncé, vous n'en savez rien. Le mode d'action des médicamens, voilà ce qui vous échappe, et c'est à votre ignorance, à cet égard, qu'il faut attribuer l'incertitude de votre pratique. Or, rechercher le mode d'action des médicamens n'est pas s'enquérir de ce qui se passe dans la profondeur des tissus organiques. L'invisible est à jamais impénétrable pour nous. C'est tout simplement raconter les manifestations visibles qui surgissent sous l'influence d'une médication, quelle qu'elle soit; en d'autres termes, c'est ramener à un principe général toute la matière médicale. A cet égard, écoutez encore Bichat; j'aime à le citer, car il avait compris les vices et les dificultés de la médecine.

« Il n'y a point eu en matière médicale de systèmes
» généraux; mais cette science a été tour à tour influencée
» par ceux qui ont dominé en médecine. Chacun a re-
» flué sur elle, si je puis m'exprimer ainsi. De là le vague,
» l'incertitude qu'elle nous présente aujourd'hui. Incohé-
» rent assemblage d'opinions elles-mêmes incohérentes,
» elle est peut-être, de toutes les sciences physiologiques,
» celle où se peignent le mieux les travers de l'esprit hu-
» main. Que dis-je? ce n'est point une science pour un
» esprit méthodique; c'est un ensemble informe d'idées
» inexactes, d'observations souvent puériles, de moyens
» illusoires, de formules aussi bizarrement conçues que
» fastidieusement assemblées. On dit, ajoute Bichat, que
» la pratique de la médecine est rebutante; je dis plus,
» elle n'est pas, sous certains rapports, celle d'un homme

» raisonnable, quand on en puise les principes dans nos
» matières médicales (1). »

Ainsi, messieurs, lorsque votre thérapeutique est jugée
aussi sévèrement par l'un des vôtres, et nous devons le
reconnaître pour l'esprit le plus sagement philosophique
qu'ait eu la médecine française depuis long-temps, que
pourrions-nous ajouter? Dans la question qui nous occupe, ne suffit-il pas de vous renvoyer à vos propres auteurs, et de là au lit du malade?

Déjà je vous l'ai dit, vos antiphlogistiques ne guérissent point les inflammations. Toute leur puissance se
borne à affaiblir le malade, dont l'organisme est souvent
plus puissant que la médecine employée. Vos dérivatifs,
puissans pour enrayer le mal dans certains cas, ajoutant
à la maladie dans beaucoup d'autres, ne guérissent non
plus aucune infirmité humaine. Vos antispasmodiques,
guérissent quelquefois, le plus souvent ajoutent à la maladie loin de la détruire, et vous ignorez les conditions
où sous leur influence la maladie s'aggrave, et celles où
elle se trouve soulagée. Pour arriver à semblable résultat, l'observation clinique ne mérite pas d'être si fort
vantée.

Mais peut-être soutiendrez-vous qu'en l'interrogeant
autrement elle fournirait tout ce qu'elle semble promet-
tre, que la faute n'en est point à elle, mais aux observateurs qui l'ont mal interrogée. Jusqu'à un certain point,
vous avez raison. A la manière dont on procède en allo-

____

(1) *Loco citato*, p. 9.

pathie pour arriver à connaître les propriétés des médicamens, il est impossible d'atteindre le but. On suppose
généralement que les maladies sont connues parce qu'on
leur a imposé un nom et donné une place dans une classification. Lors donc qu'une substance médicatrice a réussi
dans un cas donné, on en conclut qu'elle réussira dans
tous les autres cas du même ordre. On croit ainsi, jusqu'à
ce que l'expérience soit venue démentir la prévision, ce
qui ne peut manquer d'arriver, puisque, ainsi que nous
l'avons vu dans les leçons précédentes, des individualités
morbides très-diverses sont rassemblées sous une même
dénomination dans vos cadres nosologiques.

Mais quand il en serait autrement, l'observation clinique ne suffirait pas encore à faire connaître les vertus des
médicamens. La raison indique que les propriétés d'un
corps, quel qu'il soit, ne peuvent être connues qu'autant
que vous étudiez ce corps en lui-même, sans mélange
d'aucun autre élément susceptible d'altérer le résultat.
Or, dans la recherche dont il s'agit, la maladie devient
un élément étranger qui ne permet plus à l'homœopathiste
de rien conclure quant aux vertus médicatrices de la substance mise en expérimentation. L'état sain est sans contredit une mesure invariable qui peut être adoptée; car
l'homme sain est toujours le même dans tous les momens
de l'expérience. Mais l'homme malade! que de changemens imprévus ne subit-il pas dans tous les momens de sa
maladie, selon les différentes heures de la journée et les
différentes périodes de son [état pathologique! On sait,
direz-vous, que, la maladie étant une fois donnée, tous les

changemens que j'indique sont connus à l'avance. Messieurs, ils ne le sont point et ne peuvent pas l'être. Songez quelque peu aux complications dont toute maladie est susceptible, et supposez que ces complications surviennent après l'administration d'un agent thérapeutique dont les propriétés vous sont inconnues, à quoi les attribuerez-vous ? A l'action du médicament, ou au développement de la maladie même ? A la maladie, sans aucun doute ; car, ne connaissant point les résultats de l'expérience pure, tout phénomène morbide est attribué par vous à la maladie naturelle, et jamais au médicament. Mais aujourd'hui, cette thèse n'est plus soutenable. Vous accordez volontiers que le mercure, pris en trop grande quantité, produit des symptômes pathologiques assez variés, et vous consentez à reconnaître, depuis que Hahnemann l'a enseigné, que ces symtômes sont analogues à ceux qu'il a puissance de guérir. De même, vous concéderez sans effort que le quinquina, l'opium et toutes les substances toxiques ou héroïques, jouissent de la même vertu. Dès lors, l'embarras doit s'accroître pour vous ; car, encore une fois, le départ des symptômes morbides et des symptômes propres au médicament vous est impossible à faire. Cette objection que nous adressons à l'observation clinique est invincible, et ce n'est pas la seule.

Il est une question que l'allopathie s'est posée, et que jamais elle n'a résolue. Pourquoi un médicament donné guérit-il une maladie également donnée, pourquoi ne la guérit-il pas ? C'est, dit-on, que la maladie est curable dans un cas, incurable dans l'autre ; et cela peut dépendre de ce que nos moyens de guérison sont trop limités. J'écarte cette dernière circonstance, qui est toute d'avenir, et je résous ainsi la question. Toute maladie qui ne présente pas de désorganisation évidente des tissus peut être guérie. Le moyen d'arriver à ce résultat consiste à trouver l'agent qui ait puissance de produire sur l'organisme des désordres aussi semblables que possible à la maladie qu'on a actuellement sous les yeux. Or, qui peut donner les deux termes de cette similitude ou de cette analogie? évidemment *l'expérimentation pure;* l'observation clinique ne pouvant jamais que fournir l'un de ces deux termes. Ainsi, la question qui nous occupe revient à la loi générale de l'homœopathie, la loi de spécificité ou des semblables. L'organisme sain vous dira quels symptômes un médicament a puissance de développer, il vous révélera ses vertus pathogénétiques, et comme il y a corrélation manifeste entre ces dernières et les vertus thérapeutiques du même médicament, la conséquence rigoureuse à tirer, c'est que l'expérimentation pure est le seul moyen de parvenir à déterminer les vertus positives de tout médicament.

Est-ce à dire que l'observation clinique soit de nulle valeur, et qu'elle doive être repoussée comme ne procurant aucune lumière?

Loin de nous cette pensée. D'abord, elle est la contre-épreuve de l'expérience pure, et, à ce titre, elle confirme la loi. De plus, et par une réserve que vous concevrez sans peine, il est à l'expérimentation pure une limite que nous ne saurions franchir sans porter à la vie de notre semblable une criminelle atteinte. Ainsi, jamais, que je sache, un homœopathiste n'a eu l'épouvantable audace de pousser l'expérience jusqu'à développer une phthisie, une affection cancéreuse, ou un ramollissement du cerveau, ou un ramollissement de la moelle épinière par exemple. Ici l'observation clinique nous est venue en aide, et elle a merveilleusement complété l'expérimentation pure. Un exemple fera comprendre ma pensée.

Sans parler en ce moment de la manière dont on a été conduit à établir la thérapeutique des affections que je vous citais, prenons un fait bien connu. L'homœopathie reconnaît *l'arnica* comme le médicament spécifique dans les plaies, les blessures et les contusions ; en d'autres termes, dans tout état pathologique qui reconnaît pour cause une violence extérieure. Se laissant ensuite guider par la voie de l'analogie la plus rigoureuse, l'homœopathie en a conclu à l'utilité de ce moyen dans une foule de cas de même ordre, qui évidemment n'ont jamais été fournis par *l'expérience pure*. Ainsi l'arnica est journellement employé avec un grand avantage contre les fissures et les excoriations du sacrum dans les fièvres de mauvais caractère. Il est bien positif que jamais on n'a poussé l'expérience pure jusqu'à ce point. C'est encore la voie de l'analogie qui a conduit à l'employer chez les femmes en couche contre les meurtrissures des parties externes de la génération, et qui en a fait un si puissant moyen de prévenir et de modérer la fièvre qui en est la conséquence. L'observation clinique a seule conduit également à établir les moyens, soit curatifs, soit simplement palliatifs, propres

à combattre ou au moins à enrayer la marche de la désorganisation dans les maladies cancéreuses, tubercules, dans
la carie des os, et autres d'une égale gravité. Dans ces cas
même, l'observation clinique se laisse encore guider par
l'expérience pure. Pour vous, messieurs, qui considérez
les maladies chroniques comme étant purement locales,
cette proposition vous semblera étrange. Vous penserez
qu'une maladie cancéreuse ne nous étant connue que par
ses symptômes, rien ne peut nous mettre sur la voie du
traitement, puisqu'alors nous avons des symptômes qui
ne s'étaient point encore manifestés. Et cependant, ce
sont encore les symptômes qui nous servent de guide. La
phthisie pulmonaire, le cancer utérin ou la carie des os,
sont le résultat d'un état dynamique qui se traduit par un
ensemble de symptômes auquel tous les tissus organiques
participent. Fidèles à notre loi, qui consiste à choisir
le médicament dont les symptômes se rapprochent le
plus de ceux de la maladie, nous administrons celui qui
répond le mieux non seulement aux symptômes locaux de
la phthisie, mais encore à l'ensemble de tous les signes
par lesquels la maladie se dessine. Alors, si le malade
guérit ou s'améliore, nous en concluons que le médicament
employé possède des vertus plus étendues encore que celles
qui nous avaient été révélées par l'expérience pure. Si,
par malheur, il ne guérit point ou ne s'améliore pas, nous
disons la maladie au dessus de la puissance de l'homœopathie. Il nous est d'autant plus affligeant d'arriver à une
aussi triste conclusion, qu'il est sans exemple pour nous,
qu'un malade ait jamais trouvé dans l'allopathie la guéri-

son que notre art est impuissant à lui procurer. Voici comme l'observation clinique vient en aide à l'expérience pure, mais sous condition de lui être toujours subordonnée, et de toujours se laisser guider par elle.

Ayant ainsi déterminé la puissance et la limite de l'observation clinique, vous conclurez facilement, messieurs, qu'il ne nous reste plus que l'expérience à l'état physiologique pour arriver à connaître d'une manière directe et positive l'action des médicamens. N'offrant le mélange d'aucun élément qu'elle-même, tous les résultats qu'elle fournit ne sauraient lui être contestés, et par conséquent tous sont positifs et doivent conduire à une application pratique immédiate.

Je n'ai point à revenir ici sur les moyens purement techniques à employer, sur les conditions à remplir pour que ce mode d'expérimentation soit exact. Je ne veux pas répéter ce que j'ai dit à ce sujet dans ma sixième leçon, où je me suis occupé de l'*institution de l'expérience*. Occupé que je suis, en ce moment, de rectifier devant vous les nombreuses erreurs qui ont été répandues sur l'homœopathie, et de repousser les objections qui lui ont été faites, j'aime mieux m'attacher à lever les difficultés qui nous ont été proposées.

Et d'abord, on nous a nié que les médicamens homœopathiques employés à doses infinitésimales sur l'homme sain produisissent le moindre effet. On a même été jusqu'à arguer de quelques tentatives sans résultat faites par M. Andral à l'hôpital de la Pitié. Cet argument est le même que celui qui consiste à nier l'action des doses infinitési-

males dans le traitement des maladies, et il ne saurait être
discuté. Les preuves de fait sont au-dessus de toute argumentation. Nous ne nions pas que l'expérience pure puisse
être sans résultat : cela peut tenir à ce qu'elle a été tentée
dans de mauvaises conditions, à ce qu'on a fait usage de
moyens infidèles, et enfin à ce qu'on s'est adressé à des
sujets peu capables de ressentir l'effet qu'on se proposait
de produire. Or, ceux qui, en France, ont essayé l'expérimentation pure, n'ont jamais fait connaître les conditions au milieu desquelles ils avaient expérimenté, jamais
non plus ils n'ont fait connaître le mode suivi dans la
préparation des agens qu'ils employèrent, jamais ils n'ont
fait connaître l'état physiologique et surtout l'état idio-
syncrasique des sujets sur lesquels ils expérimentaient.
De là résulte qu'ils se sont enfermés dans un cercle d'autant plus vicieux, que toutes leurs recherches échappent à
l'éloge comme à la critique. Ils n'ont donc fait ni avancer
ni reculer la question en litige ; car, entre eux, qui nient
les dictées de l'expérience pure, et nous qui les affirmons,
tout esprit sage doit douter. Ici, l'autorité des noms et des
services rendus doit être de nulle valeur aux yeux de tout
homme sage. Ce n'est pas la première fois que les habiles
ont méconnu des faits ou des vérités qui n'échappèrent
point aux simples. Si, jusqu'à présent, nous n'avons pas
entrepris devant vous des travaux sérieux et suivis sur
l'expérimentation pure, au moins avons-nous produit
un assez bon nombre de guérisons pour que vous ne
puissiez douter désormais de la puissance de l'homœopathie, je dirai même de sa supériorité sur les autres

doctrines. Comment ces guérisons ont-elles été obtenues ? En restant fidèles à la loi homœopathique, c'est-à-dire en nous laissant conduire par ce qui a été annoncé dans la *Matière médicale pure* de Hahnemann, autrement dit, par l'expérience pure. Si donc cette dernière était de nulle valeur, il serait bizarre que le néant nous ait conduit à des résultats aussi positifs et aussi concluans que ceux qui ont été vus de plusieurs d'entre vous. Ce raisonnement implique tellement contradiction, qu'il est inutile d'y insister. Je répète donc que devant une preuve de fait, toute discussion cesse.

D'autres difficultés nous ont été proposées, et comme elles touchent plus directement au cœur du sujet, je les discuterai plus au long. On nous a dit que l'expérience ne pouvait être concluante que sur un sujet parfaitement sain, et que l'état de santé parfaite était un idéal qui ne se rencontre jamais dans la réalité ; d'où on s'est cru autorisé à conclure que l'expérience à l'état physiologique, en la supposant fondée, n'était pas aussi pure que nous le pensions.

Sans doute, messieurs, l'état de santé absolue ou parfaite est un idéal que nous n'atteignons jamais. Placés dans des conditions d'existence qui sans cesse varient autour de nous et dont les variations nous modifient incessamment, je ne sais s'il est permis de dire qu'il y ait un seul moment de la vie d'un homme où il jouisse de cet état de santé où toutes ses fonctions s'équilibrent et s'harmonisent parfaitement. Il est des conditions extérieures qui tendent incessamment à troubler l'harmonie dont je parle, et il est des conditions intérieures qui ajoutent encore à ce trouble. Cependant, il faut savoir qu'il existe une limite pour la santé comme pour la maladie ; qu'au milieu des troubles passagers que ce milieu ambiant excite en nous, des désaccords que l'état de civilisation produit, la civilisation qui crée des mœurs et même de simples habitudes utiles à quelques uns, mauvaises pour beaucoup d'autres ; que, malgré le jeu si perturbateur des passions qu'excite le froissement de nos sentimens, ou de nos intérêts souvent aussi puissans que nos affections, il est un point où commence la maladie et où par conséquent cesse l'état de santé. Tout impossible qu'il soit de déterminer ce point avec précision, il n'en existe pas moins, et chacun le sent, bien qu'il ne puisse le définir. Si l'objection qu'on nous propose était fondée, elle renverserait aussi bien la physiologie que l'expérimentation pure, et nous n'aurions plus aucune base, aucune mesure, aucun *criterium* pour la science médicale. Vous distinguez avec raison l'état physiologique de l'état pathologique, et cette distinction vous permet de créer l'*hygiène*, la *pathologie*, et même de rechercher les véritables fondemens de la *thérapeutique*. Établissez en principe que la distinction dont je parle est vaine et illusoire, aussitôt la confusion et le chaos s'introduisent dans la science, ou plutôt la science s'abîme sur elle-même. D'ailleurs une pareille hypothèse ne peut être admise. En fait, il est un état de l'organisme où il vous est impossible de saisir aucune lésion de *sensation*, de *texture* ou d'*action*, et c'est là l'état physiologique dont nous parlons, celui où l'expérimentation pure peut et doit être tentée ; qu'ensuite, vous armant de subtilités métaphysiques, vous essayiez de prouver que ce n'est point là encore un état de santé véritable, j'y consens volontiers, et c'est un terrain sur lequel je n'essaierai pas de vous suivre. Il est de ces argumens qui sont au dessous de toute discussion.

Les mêmes hommes qui repoussent l'expérimentation pure sous prétexte qu'il est impossible de trouver un sujet doué d'une santé parfaite, vont encore plus loin. Selon eux, l'homme malade ne retrouve jamais la santé qu'il a perdue, la maladie laissant toujours des traces plus ou moins profondes de son passage à travers l'organisme. Ceux-là supposent qu'une maladie aiguë, étant toujours passagère de sa nature, guérit promptement, mais que la maladie chronique peut être améliorée et jamais *entièrement guérie.* Ils ajoutent qu'en admettant la théorie enseignée en homœopathie sur les maladies chroniques, cette opinion prend encore plus de consistance, puisque, dans cette supposition, l'organisme entier se trouverait infecté de psore, et que la médecine n'a pas puissance de refaire un organisme.

Toutes ces difficultés soulevées par la métaphysique médicale ne doivent être repoussées que par le fait. Or, il est de fait que des expériences pures ont été tentées en homœopathie sur des sujets très-différens d'âge, de sexe et de tempérament ; que toujours on s'est adressé à ceux qui n'offraient aucune lésion de sensation, de texture ou d'action dont j'ai parlé, et que si souvent que l'expérience ait été répétée, elle a toujours fourni des résultats identiques. Maintenant, soutienne qui voudra les objections que j'ai rapportées, libre à chacun. Mais, comme dans les sciences d'observation il faut toujours partir d'un point de fait, voici celui que nous établissons : Celui qui n'éprouve aucune douleur, dont toutes les fonctions s'accomplissent avec aisance et liberté, dont la texture organique est saine autant que nos moyens d'investigation nous permettent de l'affirmer, est sain, et celui-là est propre à l'expérimentation pure. Quelle que soit la maladie dont il ait été antérieurement affligé, du moment où il présente les conditions que j'ai indiquées, il est sain, et la preuve, c'est que chez lui l'expérience pure offrira les mêmes symptômes que chez celui qui n'aura point été atteint de la maladie dont on argue.

Si j'écarte l'objection proposée par une fin de non-recevoir, ce n'est pas, au reste, que je veuille reculer devant aucune difficulté. Sans aucun doute, l'humanité, telle qu'elle se présente à nous aujourd'hui, offre des traces de maladies chroniques chez la majeure partie des membres qui la composent. Sans aucun doute, il est beaucoup de maladies chroniques qui laissent dans l'organisme des traces à jamais indélébiles. Mais alors, sans être précisément malades, les sujets dont il s'agit sont valétudinaires, c'est-à-dire dans cet état qui n'est ni la santé ni la maladie. Bien que capables de se livrer à toutes les occupations de la vie ordinaire, ils le font avec gêne, et ils offrent des lésions de l'un ou de l'autre des trois ordres dont j'ai parlé, et le plus souvent de tous les trois. Ceux-là ne peuvent être d'aucune utilité pour les recherches qui nous occupent.

Dire maintenant que l'homme qui a été malade ne retrouve jamais cet état de santé dont il jouissait précédemment, c'est avancer une assertion que dément l'expérience de tous les jours, et poser en principe général un fait qui n'est particulier qu'aux coustitutions appauvries et à certains âges de la vie humaine. En effet, il est d'observation que, dans cet âge où la vitalité est, selon l'expression de Bichat, en surabondance (1), la santé générale reprend quelquefois après une maladie une énergie qu'elle n'avait pas auparavant. Tant que l'homme n'a point atteint tout son développement, et lorsqu'il est encore dans cet âge où ses forces ne faiblissent pas, ce phénomène se présente communément. Mais lorsque débilité par l'âge, affaibli par les inquiétudes et les soucis, dominé par des habitudes mauvaises et un genre de vie plus mauvais encore, la maladie vient à le saisir, c'est alors qu'en effet son organisme conserve l'empreinte des maladies qu'il a eues ; mais, dans ce cas, des symptômes morbides se dessinent toujours, ainsi que je l'ai dit.

Enfin, une dernière question nous reste à examiner, et si elle ne se rattache pas directement à l'expérimentation pure, au moins peut-on l'y ramener sans grands efforts, et par son importance mérite-t-elle que nous nous en occupions sérieusement.

Lorsque je m'occupai de la partie diagnostique de la réforme homœopathique, j'examinai devant vous les systèmes nosologiques, et je me demandai s'il était possible d'arriver à une classification méthodique et rationnelle des

____

(1) *Recherches physiologiques sur la vie et la mort.*

individualités morbides. La même question peut être posée par rapport aux agens thérapeutiques.

Bichat, dont je vous ai fait connaître le jugement sur
l'état de la matière médicale à son époque, disait : « Sans
» doute, il est extrêmement difficile de classer encore les
» médicamens d'après leur manière d'agir ; mais certaine-
» ment il est incontestable que tous ont pour but de rame-
» ner les *forces vitales* au type naturel dont elles s'étaient
» écartées dans les maladies. Puisque les phénomènes mor-
» bifiques se réduisent tous, en dernière analyse, à des al-
» térations diverses de ces forces, l'action des remèdes doit
» évidemment se réduire aussi à ramener ces altérations à
» l'ordre naturel. D'après cela, chacune de ces propriétés
» a son genre de remèdes appropriés (1). »

Cette opinion de Bichat fut généralement partagée par
tous les médecins qui le suivirent ; ainsi, l'école physiologique, qui n'admettait que deux modes d'altération des
forces ou propriétés vitales, l'*irritation* et l'*ab-irritation*,
classa, ou, pour parler plus exactement, tenta de ramener tous les agens thérapeutiques à ces deux catégories.
Les *excitans* et les *débilitans* sont, en effet, les deux dénominations qu'elle impose à tous les médicamens. Pour
ceux qui l'ont attaquée, ils lui ont nié sa classification
sans en proposer d'autres.

Cependant, il y a ceci de remarquable dans la manière
dont Bichat conçoit la possibilité de classer les agens thérapeutiques, que, si nous nous contentions de le suivre
dans les termes généraux dont il enveloppe sa pensée, nous
aurions très-peu de chose à reprendre en lui. Nous som-

(1) *Loco citato*, pag. 10.

mes d'accord avec lui, que tous les médicamens *ont pour but de ramener les forces vitales désaccordées à leur rhythme normal, et que tous les phénomènes pathologiques se réduisent à des altérations de ces forces.* Mais nous allons plus loin que lui encore. C'est la gloire de Hahnemann d'avoir compris l'unité indivisible de la vie physiologique, et par conséquent d'avoir reconnu, non des *forces*, mais une *force vitale*, indécomposable de sa nature, quoique se comportant diversement selon les organes ou les appareils organiques où on l'étudie. Cette grande vérité échappa au génie de Bichat. Vous connaissez tous sa théorie célèbre des propriétés vitales, théorie qu'ont adoptée les différentes écoles médicales qui, depuis, se sont produites en France. Eh bien ! en consultant cette théorie dans sa tendance avouée, il est évident qu'elle isole les uns des autres de simples modes de la vie générale, et qu'elle leur donne une existence réelle, je dirais presque indépendante. Chacune des propriétés vitales de Bichat lui apparaissait comme une force, en d'autres termes, comme une entité véritable. Aussi, supposait-il que dans les maladies, l'une ou l'autre de ces forces était modifiée ou perturbée, et, comme il le dit lui-même, que chacune de ces forces avait dans l'ordre naturel des agens thérapeutiques qui lui correspondaient. Ainsi pensait Bichat, et son opinion a été partagée, je le répète, par tous les médecins qui l'ont suivi. Pour être l'erreur de tous, la faute qu'il commit n'en fut pas moins préjudiciable à la science. S'il avait su découvrir cette unité indécomposable de la vie dont je viens de parler, alors il n'aurait pas proposé de rechercher quels agens thérapeutiques sont appropriés à telle ou telle autre propriété ou force vitale, mais bien quel médicament répondait à un état pathologique donné.

Je dis avec Hahnemann que la vie physiologique est une et indécomposable, et j'en tire la preuve précisément de l'action des médicamens. Consultez la *Matière médicale pure*, et vous verrez qu'il n'est pas un organe, pas un appareil, pas un système organique qui ne soit modifié, altéré par un médicament quel qu'il soit. La différence ne gît que dans le plus ou le moins d'altération, dans la nature des douleurs et des troubles fonctionnels éprouvés, et dans l'organe ou l'appareil affecté d'une manière prédominante. C'est qu'en effet l'unité de la vie ne permet pas de supposer qu'on puisse être modifié, sans que tous ses modes de manifestation ne le soient à leur tour.

Dès lors, que signifient toutes les classifications proposées jusqu'à ce jour? Soit que vous rapportiez les agens thérapeutiques à vos entités, *propriétés vitales*, ou à d'autres entités que vous nommerez irritation, cachexie, fièvres, comme il vous plaira, toujours vous arriverez à faire jouer des abstractions, et rien de plus.

Mais une classification est-elle possible? Messieurs, je vous en ai montré la difficulté, je n'oserais affirmer qu'elle fût à jamais impossible; je dirai même que déjà en homœopathie, on est arrivé à reconnaître l'affinité de certains médicamens les uns pour les autres, et que si ce n'est pas là une classification (ce que je me garderai bien de

vous donner à penser) , ce sont au moins des données pré-
liminaires qui pourront y conduire. Du reste, un travail
qui faciliterait si puissamment la pratique de l'homœopathie, est loin encore de pouvoir être obtenu. Toute classification de matière médicale suppose deux choses : une
physiologie définitivement constituée et une pathologie
assise sur des fondemens solides. De longues années s'é-
couleront encore avant que nous possédions ces deux
sciences. On peut appliquer à l'école française cette parole que Bichat adressait à Stahl : *Elle sentit ce qui n'é-
tait pas le vrai, le vrai lui-même lui échappa* (1). Fort habile dans la critique des systèmes anciens, l'allopathie ne
sut pas jeter les bases d'un système physiologique et pathologique solide. En physiologie, elle a étudié les conditions vitales des différens appareils organiques, sans jamais
les rattacher à l'ensemble, sans jamais s'élever jusqu'à l'u-
nité de la vie. Disciples trop fidèles pour ne pas dire un
peu serviles de Haller, ils ne se sont jamais élevés jusqu'à
la vie considérée dans son unité. Ils se sont méfiés de ces
spéculations hardies qui ne s'arrêtent qu'à la limite d'un
problème. En cela, les physiologistes allopathistes ont
porté la peine de leurs devanciers. Ceux-ci avaient cru
pouvoir nommer, définir la vie humaine, tandis qu'il s'a-
gissait tout simplement de dire comment elle se comporte
dans son jeu et dans son développement. Ne pouvant donc
la saisir en elle-même, ils l'ont divisée, fractionnée, dis-
séquée, et c'est ce cadavre physiologique qu'ils nous ont

(1) *Anat. génér., Considér. génér.*, pag. 4.

donné pour la physiologie véritable. Une physiologie nouvelle est à faire du point de vue de la loi du *dynamisme homœopathique ;* de cette physiologie sortira une *pathologie*, et alors une classification des agens thérapeutiques pourra être tentée. Jusque-là, il se pourra faire d'heureuses et utiles tentatives, mais de classification véritable, il n'en surgira point. Cependant, on pourrait, dès à présent, s'acheminer vers cette fin désirable. Dans l'impossibilité où nous sommes de nous appuyer sur une donnée physiologique, il me semble qu'il serait possible de prendre le médicament pour moyen de classification, et de lui rapporter les différens tableaux de maladies qu'il a puissance de guérir. Les pathologistes homœopathistes et ceux qui se sont livrés à la tâche ingrate et difficile des *répertoires*, ont agi de ce point de vue. Mais ils ont trop divisé, trop analysé. L'esprit a de la peine à se retrouver au milieu de cette dissection de symptômes.

Je vous révèle ici, messieurs, les *desiderata* de l'homœopathie. C'est vous dire que notre science n'est pas parfaite. On en a tiré argument contre nous, et on a voulu nous nier le titre de doctrine que nous attribuons à l'homœopathie. Telle est l'exigence de nos antagonistes, qu'ils nous demandent ce qu'ils ne pourraient donner eux-mêmes. Les principes de la doctrine sont arrêtés. L'avenir ne saurait y rien retrancher ; cela ne veut pas dire qu'il n'y ajoutera pas. Il y ajoutera certainement, car la pensée humaine ne saurait s'arrêter dans ses développemens ; mais les progrès à venir de l'homœopathie ne s'accompliront qu'en portant les regards en avant. Tout retour vers le passé lui serait fatal. *L'expérience pure* est devenue aujourd'hui la seule et véritable source de la matière médicale, comme la théorie du dynamisme vital sera le point de départ de la physiologie, la loi des semblables, le principe général de l'art de guérir. Messieurs, mettez-vous sérieusement à observer par vous-mêmes, réfléchissez un peu à tous les progrès antérieurs de notre science, et vous resterez convaincus que l'avenir est là.

———

La discussion qui a suivi cette leçon ayant porté sur les leçons précédentes, et aucune contestation ne s'étant élevée sur l'expérimentation pure, je néglige à dessein de retracer ce qui s'est passé dans la conférence.

•LEÇONS

DE MÉDECINE

HOMŒOPATHIQUE.

13ᵉ LEÇON. — 11 mai 1835.

SOMMAIRE.

SUJET DE CETTE LEÇON. — Application des vertus curatives des médicamens à une maladie donnée. — Elle se résout tout entière dans la loi des semblables. — Tout ce qui se rapporte à ce problème revient aux questions suivantes : 1° la théorie des doses infinitésimales ; 2° le mode de préparation, de conservation et de dispensation des médicamens homœopathiques ; 3° la répétition des doses et les adjuvans. — La solution de ces trois questions embrasse l'art homœopathique tout entier. — Examen critique des différentes objections faites à la possibilité d'action des doses infinitésimales. — Nos connaissances en physique, en chimie et en physiologie, répugnent-elles à admettre ce fait, que les doses infinitésimales agissent ? — La réalité ncontestable de leur action salutaire peut-elle être justifiée rationnellement, ou ne repose-t-elle que sur l'observation empirique? — Solution de ces différentes questions. — Conclusion.

Messieurs,

Maintenant que nous savons quelle route il convient de suivre pour connaître les vertus des médicamens, et de quelles précautions il convient de s'entourer pour posséder une connaissance suffisante des maladies qu'on est appelé à traiter, le moment est venu d'aborder l'art homœopathique. Bien que jusqu'ici les questions que nous avons examinées fussent nécessaires et indispensables, et qu'elles dussent nous conduire à l'art de guérir proprement dit, elles n'étaient cependant pas l'art lui-même. Mais avant de nous jeter à travers les difficultés et les écueils de la pratique homœopathique, il fallait nous mettre en possession des différens principes qui devaient assurer notre marche. Cette tâche étant accomplie, rien désormais ne peut nous arrêter. Dans les leçons qui vont suivre, je traiterai devant vous tous les points de pratique que comporte l'homœopathie; et, cependant, n'allez pas croire que pour devenir praticiens assurés il vous suffira de bien saisir et de bien comprendre les règles pratiques que je développerai devant vous. En fait de pratique comme en fait de théorie, l'œuvre du professeur se borne à aplanir les difficultés. C'est à chacun d'être sa providence à lui-même et de se créer soi-même ou théoricien profond et ardu, si ses penchans le portent vers la spéculation; ou praticien habile, si ses tendances l'entraînent vers l'application. Si je suis assez heureux pour vous donner le sentiment des difficultés immenses que présente l'art homœopathique, et pour vous convaincre qu'on ne parvient à les surmonter qu'à force de patience, de travail et de précision, j'aurai atteint mon but.

L'homœopathie se ramène à des principes si simples, si clairs dans leur énoncé et si peu nombreux, que son application paraît au premier abord d'une facilité sans égale. Quelques tentatives heureuses, qui d'ordinaire couronnent les premiers efforts des débutans et éveille leur enthousiasme, ajoutent encore à cette trompeuse apparence. En toute chose, les débuts sont heureux. Lorsqu'on essaie un art nouveau, et même lorsqu'on aborde l'étude d'une science inconnue, on ne va pas s'attaquer aux problèmes les plus difficiles et aux cas les plus épineux ; on a la liberté du choix, et il se fixe toujours sur les faits les mieux connus et sur les problèmes les plus simples. Alors aussi, l'homme d'intelligence et de bonne foi concentre toute son attention sur les questions et sur les faits qu'il examine, et les soins qu'il a apportés à ses premiers essais expliquent et justifient les succès qu'il a obtenus. Mais à mesure qu'il avance dans la nouvelle carrière où il s'est engagé, il n'a plus la liberté de borner ses tentatives à certains faits ou à certains problèmes. Les exigences de sa position le poussent, avant même qu'il y soit suffisamment préparé, au devant de difficultés d'autant plus insurmontables qu'il les avait moins prévues. C'est alors qu'à l'enthousiasme succède, chez les âmes faibles, un pénible découragement, et chez les âmes fortement trempées, le plus rude des labeurs. Les premiers doutent de l'art ou de la science qu'ils ont embrassés, et les accusent de ne pas tenir tout ce qu'ils avaient promis; les seconds doutent d'eux-mêmes et craignent que cet art ou cette science ne dépassent les bornes de leur intelligence. Pour un moment ils déplorent de n'être point au nombre de ces êtres privilégiés auxquels il sera donné de vaincre tant d'obstacles. Les uns et les autres s'abusent. La patience, le courage et la persévérance les conduiront tous au but : les uns plus tôt, les autres plus tard. Je voudrais donc, messieurs, vous garantir de ces deux excès, ou, pour mieux dire, de ces deux faiblesses, et le moyen me paraît être de vous signaler l'écueil tout en vous donnant les moyens de l'éviter.

Messieurs, l'art homœopathique peut être défini l'ensemble des préceptes à suivre dans l'application des médicamens au traitement et à la guérison des maladies. N'est-ce pas dire qu'il se divise en deux parties : l'une qui se rapporte à l'homme malade et qui a pour objet l'indication des doses auxquelles les médicamens doivent être administrés pour qu'ils agissent sur l'organisme de la manière la plus avantageuse, les règles à suivre dans leur répétition, l'indication des circonstances les plus favorables à leur action bienfaisante; et l'autre, qui se rapporte au médicament et qui s'occupe des différentes préparations que tout agent thérapeutique doit subir pour s'approprier à l'organisme.

En effet, il ne s'agit plus ici de discuter la loi des semblables, puisque c'est elle qui sert de règle et de mesure à l'art lui-même. Mais, au contraire, la loi étant posée, discutée, et, je le suppose, acceptée de vous, il importe de déterminer comme il convient de procéder pour en faire une heureuse application. Pour cela faire, nous avons à passer en revue les préceptes propres à chaque classe de maladies. Mais avant tout, une question générale se présente à examiner : c'est celle des doses infinitésimales. Je dis que cette question est la plus générale de toutes celles que soulève la pratique homœopathique; et, en effet, quelle que soit la classe de maladies que vous ayez à traiter, toujours il vous faudra recourir aux *infiniment petits* pour obtenir une guérison aussi douce que relativement prompte.

À part cette nécessité logique de commencer par l'examen des doses infinitésimales, une raison toute de circonstance m'oblige, pour ainsi dire, à en faire le sujet exclusif de cette leçon. Les petites doses sont, pour quelques uns, le côté merveilleux de la nouvelle réforme médicale; en même temps que, pour d'autres, elles en sont le côté ridicule. Il importe donc de leur enlever, autant que possible, le caractère de merveilleux dont quelques uns ont essayé de les envelopper, et de renvoyer le ridicule à ceux qui essaient de nous en flétrir. A cet effet, il convient d'établir 1° que l'état actuel de nos connaissances physiques, chimiques et physiologiques ne permet aucune objection sérieuse contre l'action des *doses infinitésimales*; 2° que cette action est un fait qui se manifeste par des symptômes tellement évidens, qu'elle ne mérite pas plus d'être entourée de ridicule que tout autre phénomène de la nature aussi inexplicable, et que cependant les savans acceptent sans difficulté.

Peut-être jugerez-vous que la discussion dont je trace les linéamens n'est qu'indirecte ; qu'il serait possible d'admettre que les sciences naturelles dont j'ai parlé n'ont aucune objection sérieuse et fondée à faire contre les doses infinitésimales, sans que pour cela on fût autorisé à croire à leur action ; et que si les savans sont dans la nécessité de consentir un certain nombre de faits inexplicables, ce n'est pas une raison pour en augmenter le nombre.

Messieurs, vous aurez raison de tenir ce langage ; et cependant vous reconnaîtrez aussi que les savans n'ont aucun droit de limiter arbitrairement la puissance de la nature aux faits qui leur sont connus ; que, du moment où un fait nouveau, si extraordinaire qu'on le suppose, est un fait, il convient de l'accepter sans murmure, quelque atteinte, prochaine ou éloignée, qu'il porte aux théories généralement admises.

Or, un fait d'observation ne s'établit que par le *de visu*. Je l'ai déjà dit, tous les raisonnemens sont impuissans à établir sa réalité. Par bonheur, je suis vis-à-vis de vous en position de prendre pour accordée l'action des doses infinitésimales, puisque la plupart d'entre vous ont observé et constaté leur puissance, sinon sur eux-mêmes, ce qui eût été désirable, au moins sur les nombreux malades qui fréquentent notre dispensaire. Eh bien ! au lieu de tenter l'impossible en cherchant à établir logiquement la réalité du fait, je la prends pour accordée, et c'est mon point de départ pour renverser les objections qu'une science vaniteuse essaie de lui opposer.

Il est de fait que toutes les substances employées en médecine jouissent de la propriété de produire des phénomènes morbides sur l'homme sain, lorsqu'après les avoir convenablement préparées, on les emploie à des doses tellement petites, qu'elles échappent au calcul lui-même, et de produire aux mêmes doses des phénomènes curatifs non moins évidens, lorsqu'elles sont appropriées à la maladie contre laquelle on les administre.

Comment se peut-il qu'une substance médicamenteuse qui n'offre plus aucune propriété physique reconnaissable, aucune qualité chimique qu'il soit possible de constater, conserve cependant assez d'action pour produire sur l'organisme les modifications profondes que l'homœopathie leur attribue?

Il est certain, messieurs, qu'au degré d'atténuation où nos médicamens sont amenés, ils n'offrent plus aucune différence de couleur, d'odeur ou de saveur. Est-ce à dire, cependant, que toujours et dans tous les cas, les propriétés physiques et chimiques dont ils sont doués ne se manifestent en aucune manière? Ce problème, qui a occupé beaucoup de partisans de l'ancienne et de la nouvelle école, fut examiné par MM. Jourdan, Pétroz et Guibourt, qui opérèrent sur le sublimé corrosif; et voici ce qu'ils ont observé : « En mettant dans un verre de montre » une goutte de sublimé corrosif à la quinzième dilution » alcoolique, et y ajoutant une quantité fort petite d'hy-» drosulfate de soude, il reste une légère couche opaque, » qui, interposée entre l'œil et un papier, présente une » teinte noirâtre manifeste, surtout sur la limite du li-

» quide évaporé. Si l'on répète l'expérience avec de l'hy-
» drosulfate de soude et de l'alcool pur, on obtient de
» même une couche opaque avec un reflet grisâtre ou
» noirâtre, qu'il faut attribuer au degré d'atténuation du
» soufre précipité; mais il est certain que cet effet est
» moins marqué que lorsqu'on emploie la solution de
» sublimé corrosif; de sorte qu'on doit conclure que la
» teinte noirâtre observée avec celui-ci est en partie due
» à la présence du composé mercuriel (1). »

C'est sans doute beaucoup d'avoir pu retrouver la présence du sublimé corrosif dans une goutte de la quinzième dilution, et j'ai peine à croire que les procédés
chimiques puissent aller plus loin. Mais quand la chimie
fait défaut à la médecine, l'observation lui prête encore
ses lumières. Consulté il y a quelque temps par un malade atteint d'un catarrhe vésical ancien, et qui me parut
être dû à une gale plus ancienne encore, je commençai le
traitement par l'administration de trois globules de la
teinture de soufre, à la trentième dilution. Cette première dose n'ayant produit aucun effet appréciable, et le
soufre me paraissant aussi bien approprié à l'état symptomatologique qu'à la cause occasionelle, j'en répétai
l'administration. Sous son influence, les mucosités abondantes que contenaient les urines du malade furent notablement diminuées, en même temps que des symptômes
d'aggravation non douteuse, et inutiles à relater en ce moment, se produisirent. Pendant plus de quinze jours que

______

(1) *Mat. méd. pure*, tom. I. Préface du traducteur.

dura l'aggravation, et que le malade supporta de vives douleurs dans la vessie et le rectum, la présence du soufre se
décela par l'irisation, et même la coloration en noir
d'un bassin d'argent dont il se sert habituellement pour
épancher ses urines. Et, chose remarquable! l'irisation
du bassin diminua graduellement d'intensité, à mesure
que l'aggravation marcha vers le déclin. La coloration en
noir du bassin par les urines, phénomène qui ne s'était
jamais présenté, bien que le malade s'en servît depuis
plusieurs années, me parut un fait de haute importance.
En effet, je ne pus l'attribuer qu'à la présence du soufre,
qui, bien qu'amené à cet état de division extrême où il
n'est plus possible de constater son existence par les procédés de l'analyse chimique ordinaire, peut cependant
encore déceler sa présence. Il serait sans doute utile pour
la science de soumettre à l'action de quelques réactifs
chimiques, les déjections des malades qui font emploi des
moyens homœopathiques, puisqu'ainsi on arriverait peut-
être à mettre hors de toute discussion le fait si longuement contesté de la présence du médicament dans les petites doses que nous administrons. Pour tout esprit raisonnable, cette démonstration n'est pas un argument
invincible; car il se peut très-bien que l'organisme humain soit un réactif plus puissant que tous ceux que la
chimie possède; et du moment où l'organisme se trouve
notablement modifié par une substance, je ne sais de quel
droit la chimie viendrait nous opposer des raisonnemens
qui, en définitive, ne prouveraient que l'insuffisance de ses
moyens. Lorsque, d'un autre côté, la chimie parvien-

drait à mettre dans toute son évidence la présence matérielle du médicament employé, cela ne prouverait rien
pour son efficacité dans le traitement des maladies ; et
pour nous, médecins, c'est la seule question intéressante.
Mais au moins nous verrions tomber ces ridicules objections soulevées par nos adversaires, lorsqu'ils renvoient
au régime et à la puissance de l'imagination les succès incontestables que nous obtenons.

Je le répète, messieurs, l'action des *petites doses* est un
fait ; leur action curative est encore un autre fait, tout
aussi incontestable que le premier. Jusqu'à quel point
ces deux faits incontestables répugnent-ils à l'état actuel
des connaissances naturelles ? Est-il possible d'élever cette
donnée, fournie par l'observation, à la hauteur d'une
théorie ? Voilà les deux questions à examiner. Les sciences
naturelles ont déjà subi tant d'évolutions progressives,
qu'il ne faudrait pas s'étonner qu'elles fussent appelées à
en décrire une nouvelle, puisqu'elles obéissent à toutes les
époques aux tendances philosophiques de leur temps. Nous
les avons vues, tour à tour, admettre et repousser des faits
et des théories qu'en un autre temps elles avaient admis ou
repoussés. La chimie, aujourd'hui si largement analytique,
était presque toute synthétique à une époque où elle s'appelait *alchimie* ; la physique, qui d'abord avait embrassé
le système de *l'émission* au mépris de la théorie des *on-
dulations*, abandonne aujourd'hui l'hypothèse de Newton
pour revenir à celle de Descartes ; la physiologie, si sin-
cèrement matérialiste au siècle dernier, tend de jour en
jour à se spiritualiser davantage. Au système de Lamarck,

généralement abandonné, se substituent graduellement les vues larges mais trop souvent nuageuses de M. Geoffroy Saint-Hilaire, qui n'est, après tout, qu'un disciple amoindri et transformé de Schelling. Nous n'aurions donc pas à nous laisser trop vivement préoccuper des difficultés que les sciences naturelles pourraient proposer, en supposant qu'elles pussent en élever de sérieuses, ce qui n'est pas, comme nous l'allons bientôt voir.

Mais est-il possible de présenter une théorie de l'action incontestable des *petites doses?* Messieurs, je ne le pense pas. Sur cette question, comme sur bien d'autres, nous sommes réduits à raconter ce que l'expérience nous a appris; et, je l'avoue, l'esprit est douloureusement affecté de son impuissance à pénétrer ce mystère.

Pour tout homme de bonne foi avec lui-même, un sentiment pénible le saisit lorsqu'il réfléchit à l'état de la thérapeutique en Europe. Trois peuples, au dix-neuvième siècle, ont produit trois vues différentes sur la manière d'appliquer les médicamens au traitement des maladies. Je ne parle point ici des principes qui les ont dirigés, mais seulement de la manière dont ils ont appliqué les principes qu'ils s'étaient créés. Sous le rapport théorique, il nous est évident que dans l'application faite au traitement des maladies des agens thérapeutiques, les trois médecins novateurs de notre temps obéirent, sciemment ou non, à la loi de spécificité. Lorsque M. Broussais consent à l'emploi de certains moyens héroïques, et qu'ils lui réussissent, nous savons qu'il ne réussit qu'autant que ces moyens sont appropriés aux états pathologiques contre lesquels il les dirige ; qu'essayant ensuite d'expliquer son action par la loi de l'irritation, il fasse du quinquina un véritable antiphlogistique pour les cas contre lesquels il l'emploie, ce n'est plus qu'un jeu de mots sans conséquence, parce qu'il n'abuse personne. Lorsque Rasori administre les drastiques, comme la gomme gutte, à des malades atteints de dyssenterie, l'émétique dans les inflammations gastriques ou pulmonaires, nous savons encore dans quels cas il réussit et pourquoi il obtient des succès. Nous pouvons donc dire que, dans la question qui nous occupe, *la loi des semblables* est, jusqu'à un certain point, hors de cause.

Mais si les succès obtenus peuvent être expliqués par la loi hahnemannienne, comment expliquer l'extrême divergence des doses employées ? D'un côté, Rasori fait usage de doses évidemment toxiques pour l'individu sain qui en ferait usage. M. Broussais, et toute la médecine française avec lui, emploient les mêmes agens à doses d'autant plus faibles, que leur action toxicologique ou pathogénétique est plus évidente ; et nous, nous employons les mêmes modificateurs à des doses si faibles, qu'elles excitent le rire de nos adversaires.

A cette difficulté, plusieurs réponses se présentent. Le mode de préparation subi par nos médicamens ajoute à leur puissance médicatrice ; d'un autre côté, les raisonnemens empruntés aux sciences physiques ne peuvent s'appliquer rigoureusement aux sciences physiologiques. S'il est vrai qu'en physique l'action d'un corps sur un autre soit en raison directe de sa marche et de la quantité de mouvement qui est en lui, en physiologie on est obligé de reconnaître que l'action d'un modificateur externe est non seulement en raison directe de son volume, considération toute secondaire, mais bien plus encore en raison directe de son degré d'*appropriation* à l'organisme lui-même. Enfin, lorsqu'on veut apprécier des faits aussi incontestables que les doses rasoriennes et hahnemanniennes, il est une troisième question à se poser. On doit se demander si, dans l'action de tous les modificateurs sur notre économie, c'est la matière dont ils sont formés qui agit sur l'organisme, ou bien la vie qui anime cette matière elle-même. Dans cette supposition, il y aurait à résoudre deux questions subsidiaires : à savoir, si la science peut, sans se compromettre, faire encore le dualisme, *matière* et *force*, comme étant deux entités distinctes ; s'il ne se pourrait pas que les doses rasoriennes, en raison de leur quantité excessive et de l'état brut dans lequel on les administre, ne laissassent pénétrer dans l'organisme qu'une très-petite quantité de cette vie médicatrice que tout agent thérapeutique porte avec lui.

En vérité, l'intelligence s'effraie et recule devant l'immensité des considérations que soulève la question des doses médicatrices ; et cependant, après les avoir agitées, elle ne peut les laisser retomber sur elles-mêmes plus obscures et plus mystérieuses qu'elles n'étaient auparavant. Dans les doctrines médicales, la théorie et la pratique, la science et l'art, ne font qu'une seule et même chose. Or, il n'est pas possible que des hommes placés à des points de vue aussi différens, et ayant une pratique aussi divergente, aient également raison ; le sort des populations se trouve donc intéressé à ce que les obscurités que j'ai signalées se dissipent.

Dans une prochaine leçon, messieurs, je vous entretiendrai du mode de préparation des médicamens homœopathiques. Pour aujourd'hui, qu'il vous suffise de savoir que les procédés employés sont : la *trituration* pour les substances minérales ; l'*expression* des sucs végétaux, pour les plantes ; puis la *succussion*, lorsque les médicamens, qu'ils soient minéraux ou végétaux, sont amenés à l'état de teinture alcoolique.

Dans l'action de broyer et de triturer un corps, quelles modifications imprime-t-on à ce corps ? Cette modification se réduit-elle à une division pure et simple, ou mieux, ne met-on pas en libre expansion les propriétés dont il est doué ? Plusieurs faits analogiques sembleraient l'indiquer. De ce nombre sont certains phénomènes d'électricité qui ne se manifestent dans les corps qu'autant que le frottement a été exercé sur eux. Mais des faits de cette nature, jusqu'à un certain point contestables, puisqu'on pourrait discuter sur l'explication, ne sont qu'indirects ; et je ne prétends pas m'appuyer sur eux, bien qu'il me serait possible de les multiplier à l'infini (1). Pour ceux d'entre vous qui contestent la réalité d'action des petites doses, je vais pa-

----

(1) On a souvent invoqué la comparaison des doses infiniment petites avec les corps impondérables et les miasmes. Cette comparaison m'a toujours paru trop mauvaise pour que je puisse en faire usage.

raître faire un cercle vicieux, résoudre la question par la question. Mais pour ceux-là, je n'ai d'autre moyen de les convaincre que de les appeler à l'expérience; et quiconque voudra voir, je m'engage à lui montrer cette action très-réelle dont il doute encore. Pour les autres, je leur demanderai comment ils expliqueraient, par la simple division au moyen du broiement et de la trituration, le changement d'état qui se produit dans certains médicamens. Hahnemann observe, avec grande raison, que « L'or, l'argent, le platine, le charbon de bois, sont sans » action sur l'homme dans leur état ordinaire. La personne » la plus sensible, dit-il, peut prendre plusieurs grains » d'or battu, d'argent en feuilles ou de charbon, sans en » éprouver le moindre effet. Mais du broiement continué » pendant une heure d'un grain d'or avec cent grains de » sucre de lait en poudre, résulte une préparation qui a » déjà beaucoup de vertu médicinale. Qu'on en prenne un » grain, qu'on le broie encore pendant une heure avec » cent grains de sucre de lait, et que l'on continue d'agir » ainsi jusqu'à ce que chaque grain de la dernière préparation contienne un quadrillionième de grain d'or, alors » on aura un médicament dans lequel la vertu médicinale » de l'or sera tellement développée, qu'il suffira d'en » prendre un grain, de le renfermer dans un flacon, et de » le faire respirer pendant quelques instans à un mélan- » colique, chez lequel le dégoût de la vie est poussé jus- » qu'au suicide, pour qu'une heure après ce malheureux » soit délivré de son mauvais démon, et retrouve du

» charme à la vie (1). » Évidemment, la trituration, dans
le cas dont parle Hahnemann, a développé dans ce corps
des propriétés qui y étaient à l'état latent. Car on ne
peut supposer que ce soit un simple phénomène d'électricité qui ait donné à l'or, non seulement une activité
qu'il ne possédait point dans son état naturel, mais encore des propriétés toutes spéciales, comme celle de ramener à l'amour de la vie le malheureux que la peine en
éloignait. On ne conçoit pas davantage comment le seul
fait de la dissociation des molécules d'un corps puisse
donner à chacune de ces molécules composantes des propriétés que l'ensemble semblait ne pas posséder; et cependant il n'est rien de plus simple. Toutes les fois que vous
modifiez l'état des corps, ils subissent certains changemens
dans leurs propriétés, et par conséquent dans leur manière
d'agir. Car la manière dont un corps agit dérive des propriétés qui sont en lui. C'est un fait reconnu en physique
que l'électricité, le calorique, l'air atmosphérique lui-
même, modifient les corps soumis à leur action; pourquoi
donc ces mêmes puissances, ainsi modifiées par le broiement et la trituration, n'auraient-elles pas sur l'économie
une action qu'elles ne possédaient point avant ces opérations? Pour concevoir ce point de doctrine, il suffit de
se rappeler les paroles de Hahnemann que je citais il n'y
a qu'un instant; et alors, de deux choses l'une : ou il faudra nier la réalité d'action des petites doses, et je ne dis-

____

(1) *Mat. méd. pure*, tom. I.

cute point devant cette négation autrement qu'en proposant à tous et à chacun de la mettre en évidence à leurs yeux, ou il faudra bien reconnaître que le *broiement*, la *trituration* et la *succussion* sont les causes de ce changement d'état des corps; changemens tels que des substances inertes, médicalement parlant, dans leur état ordinaire, jouissent d'une activité qui se prolonge pendant des jours, et même des semaines.

Eh bien! messieurs, ce changement d'état des corps médicamenteux, qui a reçu parmi nous le nom de *dynamisation*, explique, autant que le permet l'état actuel de la science, d'une part, l'action médicatrice des substances inertes dans leur état natif, et de l'autre, la nécessité de les employer à des doses très-faibles, en raison de l'énergie nouvelle qu'elles ont acquise.

On conçoit, en effet, que le mode de préparation auquel l'homoeopathie soumet les médicamens, la longue durée de cette préparation, développe à l'excès les propriétés du médicament; et cependant, pour s'en rendre un compte satisfaisant, il est nécessaire de faire plusieurs hypothèses, dont le degré de probabilité sera apprécié de chacun de vous. Je dis, messieurs, que j'abandonne à chacun de vous le soin d'apprécier la valeur des hypothèses que je vais émettre; et je vous les abandonne d'autant plus aisément, que, lors même qu'elles seraient jugées par vous n'avoir aucun fondement, le fait resterait toujours positif et réel, et qu'il s'agirait de chercher une explication meilleure. Je le répète, l'action des *doses infinitésimales* est un fait que tout le monde peut constater, et que, pour mon compte, je me charge de rendre évident à tous. Comment ce fait s'explique-t-il ?

Ici naît le débat ; et trois explications peuvent être présentées. Si, parmi vous, il existait encore des vitalistes de l'école spiritualiste de Barthez, ils n'auraient qu'à étendre aux médicamens les conceptions du principe vital lié à la matière, bien qu'essentiellement distinct d'elle, et il ne leur faudrait qu'un faible effort d'intelligence pour concevoir que la trituration, en atténuant la matière qui servirait d'enveloppe au principe vital de tout agent thérapeutique, met celui-ci en libre expansion. Mais à cette hypothèse on peut adresser toutes les objections qui, dès long-temps, ont été faites aux systèmes physiologiques proposés par les vitalistes purs. On peut dire que l'atténuation de la matière, et, permettez que je le dise, sa sublimation ne supposera aucunement qu'elle soit détruite, et qu'il est inutile de recourir à la supposition d'une entité immatérielle dont la démonstration est à jamais impossible, pour expliquer un fait dont, à la rigueur, il serait possible de rendre raison à l'aide des notions de la physique ordinaire. Ne sait-on pas, en effet, que le frottement et le broiement développent certaines propriétés des corps, et que la matière, étant divisible à l'infini, si loin qu'on pousse son atténuation, il reste toujours des particules matérielles dans le mélange. Au surplus, ces raisons, qui ont bien leur valeur, et auxquelles il serait possible d'en ajouter beaucoup d'autres, sont dominées par une question essentiellement préjudicielle. L'hypothèse de Barthez suppose l'existence d'entités immaté-

rielles ; et, en bonne logique, le savant doit renoncer de
long-temps encore, sinon à jamais, à résoudre les problèmes de cet ordre ; car il n'a aucun moyen de les discuter avec fruit.

Si on abandonne l'hypothèse spiritualiste, quelques
uns seront tentés de se jeter dans une direction opposée,
celle du matérialisme. Ils supposeront que dans l'acte de
la trituration et du broiement il se trouve un dégagement
d'électricité ; et qu'ainsi les médicamens homœopathiques
ne jouissent de l'énergie d'action dont ils sont doués que
parce qu'ils sont électrisés. Je ne pense pas qu'il soit possible de nier l'action électrique d'une manière absolue :
ce serait nier l'évidence. Mais son admission ne lève pas
toutes les difficultés ; car, quel que soit le corps soumis
au broiement ou à la trituration, le dégagement d'électricité qui s'y opère est toujours le même. Comment donc
pourrait-on expliquer qu'une modification qui est la
même dans tous les cas, développe dans chaque substance
des propriétés différentes ? Comment expliquer, par exemple, seulement à l'aide des théories électriques, que le
broiement développe dans l'aconit, la belladone, l'or,
le platine, je suppose, des propriétés aussi différentes que
celles qui les caractérisent ? Évidemment, les notions de
la physique ne suffisent point à dissiper ce mystère. C'est
qu'en effet l'action des *doses infinitésimales* est un problème complexe dont tous les élémens doivent être pris
en considération si on veut y comprendre quelque chose.
Ce problème a deux termes : 1° une action toute physique, d'une part, consistant dans la préparation du médi-

cament ; 2° une action toute physiologique, dérivant des modifications que le médicament imprime à l'organisme.

1° L'action physique, ne pouvant être raisonnablement et suffisamment expliquée par les sciences physiques et par la physiologie des écoles spiritualistes, doit être autrement conçue. Sans faire l'hypothèse d'une sorte d'entité immatérielle que la matière aurait opprimée, et dont la trituration briserait les chaînes, tout en reconnaissant que dans l'acte de triturer il doit se passer des phénomènes d'électricité, il faut admettre quelque chose de plus intime et de plus profond. Cette modification, qui échappe à toute démonstration, ne peut être conçue que comme un fait, appréciable pour nous par ses résultats.

Or, il résulte évidemment de ce fait que les propriétés des agens thérapeuthiques acquièrent par la trituration une énergie dynamique ou physiologique qu'ils n'avaient point avant elle. Je dis une énergie dynamique ; car il est évident que les propriétés physiques et chimiques des corps se perdent au lieu d'augmenter. Mais cet accroissement d'action, comment le constatons-nous ? En mettant le médicament, ainsi préparé, en contact avec l'organisme humain ; ceci nous ramène au second terme du problème.

C'est un heureux, mais parfois aussi un triste privilége de l'esprit humain, qu'il repousse comme d'instinct le fait le mieux établi lorsqu'il n'a pu s'en faire une idée ; et, dans cette révolte d'un jour de notre intelligence contre la réalité, il arrive le plus souvent que le fait devient inintelligible, parce qu'on cherche en lui ce qui n'y est pas. Lorsque nous disons que, par le fait de la trituration, les médicamens acquièrent de plus grandes vertus, nous n'entendons pas que leurs propriétés se soient accrues d'une manière absolue, mais seulement qu'ils aient été mis dans des conditions telles qu'ils soient plus aptes à influencer l'organisme humain. Aussi avons-nous donné à cette action, inconnue jusqu'aux découvertes de l'homœopathie, le nom de *dynamisation*; ce qui implique un plus haut développement des propriétés médicatrices sans qu'il soit possible de rien conclure du plus ou du moins de leur énergie absolue.

Dans toute action thérapeutique, l'effet à obtenir n'est pas toujours en raison directe de l'énergie du médicament. Il s'agit ici d'un rapport à saisir entre la substance médicamenteuse et le corps humain. Or, chacun sait qu'une substance administrée à dose trop forte, si elle est énergique, perturbe toujours le malade, et quelquefois paralyse la réaction vitale au lieu de la ranimer. Et cependant le but unique que le médecin doive se proposer, c'est de solliciter la puissance de réaction dont nous sommes doués, afin d'aider la nature en l'imitant et d'obéir à sa tendance. Il se pourrait donc que la substance, ainsi triturée ou atténuée, perdît en réalité de son énergie absolue, et devînt cependant mieux appropriée aux efforts de réaction que tente l'organisme pour se débarrasser de la maladie. Dans ce cas, celui qui repousserait le fait très-observable et très-positif de l'action des petites doses, par cela seul qu'il ne pourrait concevoir qu'elles eussent acquis plus d'énergie par leur atténuation, commettrait une faute d'autant plus grave, que sa révolte pourrait n'avoir d'autre base qu'une faute de raisonnement. C'est même pour éviter que l'esprit s'embarrasse dans une foule de questions insolubles que nous avons donné le nom de dynamisation à la modification subie par les médicamens homœopathiques. Que signifie, en effet, cette expression? Rien autre chose, si ce n'est que, dans cet état, les médicamens sont infiniment plus aptes à guérir les maladies que si on les employait à l'état brut. Quelles preuves donner de cette proposition? Est-ce au raisonnement, à la logique qu'il convient de les emprunter, ou bien à l'observation? A cette dernière, sans doute; car l'action d'un médicament, la forme sous laquelle il s'approprie le mieux à la maladie, l'ordre dans lequel il doit être administré, sont des données tout empiriques que l'expérience peut seule constater, sauf à la théorie à en fournir plus tard la loi. Mais nous luttons en ce moment pour le fait en lui-même; pourquoi donc abandonnerions-nous ce terrain si facile à suivre, pour nous jeter sur un terrain inconnu de tous, où les obscurités abondent? Pourquoi surtout voudriez-vous faire vous-mêmes des suppositions que nous repoussons, afin de vous donner plus de facilité à nous combattre?

Nous avons dit aux médecins, ce que je soutiens aujourd'hui devant vous, que les médicamens homœopathiquement préparés jouissent d'une action réelle, durable, salutaire et prompte : c'était chose à voir et à observer, et vous avez voulu comprendre. Transportant les idées que vous avez puisées dans l'étude des doctrines anciennes à l'appréciation d'une doctrine nouvelle, vous avez nié ces effets pour plusieurs raisons : 1° Parce que jamais nous n'avons de ces crises perturbatrices que provoquent vos méthodes ; et vous avez oublié que jamais nous n'avons de ces crises , parce que nous les redoutons au lieu de les rechercher ; 2° parce que nous vous avons annoncé que dans l'action de tout médicament homœopathique il y avait un phénomène d'*aggravation* qui précédait constamment ou la décroissance des symptômes ou la guérison ; et cette aggravation n'a pas été assez sensible pour que vous la reconnaissiez. Vous l'avez méconnue , parce, n'étant pas assez familiers avec la lecture de la *Matière médicale* , vous preniez pour des phénomènes sans importance des symptômes artificiels produits par le médicament , mais passagers de leur nature. Vous ignoriez aussi que tous nos efforts tendent à produire une aggravation aussi faible et aussi courte que possible. Et ainsi , vous refusiez le titre d'aggravation à une modification pathologique qu'un peu plus d'habitude vous aurait permis de reconnaître.

Or, messieurs, lorsque nous soutenons aux partisans de l'allopathie non des théories , mais des faits, et que ceux-ci nous contestent les faits tout en nous demandant des explications et des démonstrations , nous sommes bien en droit de les renvoyer à l'observation , en refusant toute discussion logique avec eux. Ce qui est vrai de la réalité du fait, l'est aussi de la manière de le concevoir. Nous avons dit que les médicamens homœopathiques étaient plus *dynamiques* , autrement dit mieux appropriés au traitement des maladies, que lorsqu'on les emploie à l'état brut ; et la critique a voulu absolument nous faire dire qu'ils étaient plus énergiques. En un mot, d'une question de rapport entre le médicament et l'organisme malade, question de pure et simple relativité, on a voulu faire une question de plus et de moins, autrement dit une question absolue. Et c'est ainsi qu'on a jeté de nouvelles difficultés sur le moyen d'arriver à comprendre et à accepter un fait aussi facile à vérifier que tout autre.

Maintenant, je vous le demande à mon tour, qu'ont à faire les sciences physiques et chimiques dans la solution du problème qui nous occupe? Quelles puissantes objections pourraient-elles fournir contre nous? Toutes leurs théories ne sont-elles pas établies sur l'action réciproque des corps *non vivans* les uns sur les autres, à la manière dont le monde savant conçoit la vie? Du moment où l'homme vient compliquer le problème, comment pourraient-elles prétendre le résoudre à elles seules? En vain direz-vous que le bon sens répugne à l'idée que plus la matière est divisée et plus elle jouit d'activité. Qu'importent ces difficultés si c'est un fait? La réalité doit-elle se plier aux formes de votre esprit, ou, au contraire, votre esprit s'élever à mesure que des faits jusque-là inconnus se produisent à la lumière? Et aujourd'hui qu'on fait sonner si haut les prétentions à la liberté de penser et de discuter, faut-il donc qu'esclaves soumis, nous courbions humblement notre front devant les dictées incomplètes de la physique ou de la chimie? N'est-ce pas plutôt à elles à se mettre en harmonie avec ce nouvel ordre de faits, à l'expliquer, et à le comprendre si elles le peuvent? Ah! messieurs, il importe vraiment aux progrès de toutes les sciences que de loin en loin de nouvelles découvertes les poussent à marcher. Il faut aussi que le savant sache quelquefois faire un acte d'humilité.

Messieurs, si vous voulez aborder par les seules armes du raisonnement la question des *doses infinitésimales*, vous n'y pourrez rien comprendre. Le raisonnement ne peut avoir pour base que des faits et des principes. Ces derniers ne sont que l'expression abstraite et abrégée du fait lui-même. Or, jusqu'ici, le fait qui nous occupe était absolument ignoré en médecine; les principes généralement admis dans les sciences que vous cultivez, les formes logiques qui ont cours parmi vous, ne peuvent donc s'appliquer rigoureusement à la question toute nouvelle que l'homœopathie présente. Ce n'est donc point à nous de reculer devant l'impossibilité actuelle de rendre raison de cette nouvelle donnée expérimentale; mais à vous comme à nous il appartient de l'accepter pour ce qu'elle est, et d'en rechercher la loi. La loi d'un fait, vous le savez, n'est autre chose que la manière dont le fait se comporte et se produit. A quelle loi peut-on donc ramener l'action des petites doses? Peut-on dire d'elles qu'elles agissent en raison directe des masses? D'après ce qui précède, vous avez pu voir que non. La masse est une considération toute secondaire à laquelle se rattachent une foule d'autres considérations beaucoup plus importantes. Ainsi il est des malades qui reçoivent une modification très-profonde et très-importante pour avoir pris un seul globule d'un médicament donné, tandis qu'il en est d'autres qui sont à peine influencés par cinq, six et huit globules pris en une seule fois ; et il en est d'autres encore qui ont besoin de prendre de plus fortes doses pour être modifiés par elles. Ce n'est donc point le volume, le poids ou la masse du médicament qui peuvent servir de mesure à l'énergie de son action.

Serait-ce le degré de dynamisation? Cette condition offre évidemment beaucoup plus de lumières. Ainsi, il est de règle générale que l'action d'un médicament homœopathique est d'autant plus douce et d'autant plus efficace que le médicament a été plus dynamisé ; c'est-à-dire qu'il se rapproche davantage de la trentième atténuation. Mais, toute générale que soit cette loi, elle est loin d'être absolue. Dans le traitement des maladies aiguës, par exemple, il est le plus souvent utile de commencer par les basses atténuations, par celles qui se rapprochent davantage de l'unité. Dans les maladies chroniques, au contraire, il est plus avantageux de commencer par les plus élevées, c'est-à-dire par celles qui se rapprochent davantage de la trentième atténuation. Mais cette loi offre encore beaucoup d'exceptions, toutes relatives au plus ou au moins de sensibilité du malade, et qui sont tellement variables, qu'il est impossible de les ramener à un principe. Que conclure de ce qui précède? Que le degré de dynamisation d'un médicament brut, en jetant de vives lumières sur l'action des petites doses, ne suffit point encore à en fournir la loi.

Il me semble que cette dernière serait trouvée si on établissait en principe général :

*Que tout médicament homœopathique agit en raison
directe de son degré d'appropriation à la maladie à laquelle on l'adresse ; et secondairement que son action est
d'autant plus* PROFONDE *et plus* DURABLE *qu'il est plus* DY-
NAMISÉ *; qu'elle est d'autant plus* VIVE *et plus* INTENSE *que
le* VOLUME *est plus* CONSIDÉRABLE.

Je vous prie, messieurs, de peser la valeur de chacune
de ces expressions. Je donne d'abord comme loi générale
de l'action des doses homœopathiques le degré d'*appropriation*, c'est-à-dire la correspondance plus ou moins
intime des symptômes du médicament avec les symptômes
de la maladie. Il semble tout d'abord qu'en m'exprimant
ainsi, je fasse une *pétition de principe*. En effet, dire
qu'un médicament agit d'autant mieux qu'il convient davantage à la maladie contre laquelle on l'emploie, semble ne rien dire. Mais si vous réfléchissez aux difficultés
de la pratique, vous verrez que dans cette formule, que
je suis prêt à abandonner si on m'en donne une meilleure,
il y a quelque chose de très-positif ; car vous savez aussi
que le degré d'appropriation d'un médicament dépend
surtout de la correspondance des symptômes caractéristiques de celui-ci avec les symptômes caractéristiques de
la maladie. Vous savez aussi que ce qui caractérise un médicament et une maladie, pour le médecin homœopathiste, c'est bien moins les altérations organiques qu'on
rencontre que des symptômes d'un autre ordre, et dont
je vous dirai quelques mots.

Messieurs, aux yeux de l'homœopathiste, un symptôme morbide caractérise d'autant mieux une maladie, qu'il se rapporte à une fonction plus générale. S'il est vrai que, pour la facilité de l'étude, il faille isoler les unes des autres les différentes fonctions vitales, il ne s'ensuit pas moins que la vie est *une*, et que chaque fonction, prise en particulier, n'est qu'une des manières d'être de l'unité vitale dont j'ai parlé. Dès lors, un symptôme morbide sera d'autant plus caractéristique qu'il sera plus général; c'est-à-dire qu'il s'adressera à un plus grand nombre de manifestations de la vie. Je m'explique. Ainsi, les changemens que les maladies impriment au moral, l'état de la constitution du sujet, les prédispositions héréditaires, les causes occasionelles de la maladie, les symptômes qui peuvent être rapportés à la perturbation des grands systèmes organiques, comme les systèmes nerveux, sanguin et lymphatique, voilà les symptômes qui évidemment sont caractéristiques de la maladie. Lorsque vous étudierez la matière médicale, vous verrez que, toutes choses égales d'ailleurs, vous préférerez la *noix vomique* pour un malade de tempérament sanguin et bilieux, et la *pulsatille* pour un individu blond et lymphatique; que, quels que soient les symptômes que présente une maladie résultant d'une violence extérieure, vous aurez recours avant tout à l'*arnica*; que, si vous soupçonnez une psore ou une syphilis héréditaires, vous recourrez aussitôt au soufre ou au mercure, etc. Voilà ce que j'ai entendu lorsque j'ai dit que la loi la plus générale de la puissance d'un médicament homœopathique était son degré d'appropriation.

J'ai voulu ensuite exprimer que la condition du degré d'atténuation et la condition de masse ou de volume lui étaient subordonnées. Lorsque vous essaierez de traiter des malades homœopathiquement, il vous arrivera souvent de rencontrer plusieurs médicamens qui *paraîtront* couvrir également bien la maladie que vous aurez sous les yeux. Cette apparence, qui d'ordinaire jette dans un embarras extrême, peut dépendre de trois causes : 1° de ce que vous n'aurez pas relevé avec un soin suffisant le tableau de la maladie ; et, dans ce cas, un nouvel examen levera tous les doutes ; 2° de ce que vous n'aurez pas fait avec assez de soin le départ des symptômes vraiment caractéristiques et des symptômes secondaires, et une plus longue expérience vous rendra cette séparation de plus en plus facile ; 3° de ce que vous n'aurez pas tenu un compte suffisant de la cause occasionelle. C'est alors que, dans le doute, vous croirez triompher de la maladie, soit en élevant, soit en abaissant le degré d'atténuation, ou en augmentant la quantité, la masse du médicament.

Si, par bonheur, votre choix s'est fixé sur un médicament convenable, vous réussirez ; mais, je vous prie, ne tirez pas vanité de vos succès, et remettez-vous à l'œuvre. Vous verrez bientôt que, dans un cas analogue, la réussite sera la même avec d'autres atténuations ou plus fortes ou plus faibles, et à des doses beaucoup moins fortes.

C'est que, messieurs, il faut le dire, parce que la bonne foi exige qu'on convienne de ses défauts, règle générale, les observations publiées en homœopathie pèchent par une base essentielle, le *diagnostic*. En général, les homœopathistes, croyant qu'il suffit de trouver un médicament pour une maladie, se bornent à relever des symptômes et à les comparer aux symptômes du médicament. Ce peut être assez pour guérir, c'est insuffisant pour enseigner soi-même ou les autres. Or, il y a cette différence caractéristique entre le médecin qui guérit sans se rendre compte de la guérison qu'il a obtenue et celui qui satisfait à ces deux conditions, que, dans le premier cas, le médecin n'est qu'un manœuvre scientifique, et que, dans le second, il est savant. C'est un premier progrès sur lequel j'ai depuis long-temps appelé l'attention des médecins homœopathistes. Je les ai engagés, comme je m'en suis imposé la loi à moi-même, à établir sévèrement leur diagnostic. Et dans les travaux que j'ai faits sur ce point, travaux qui, l'an prochain, feront la matière de mon enseignement, je suis arrivé aux résultats suivans :

La dose du médicament homœopathique peut être aussi faible que possible lorsque le médicament est bien approprié. Le degré de dynamisation auquel il convient de l'employer varie selon une foule de circonstances que j'indiquerai rapidement.

Les maladies aiguës étant, comme le dit Hahnemann, de brusques changemens dans l'harmonie de la vie, c'est rapidement aussi que leur guérison doit être obtenue. Par conséquent, le médecin doit se proposer de modifier avec promptitude et vivacité la maladie. A cet effet, les basses dynamisations et les doses un peu fortes répondront bien mieux à son attente que les dynamisations élevées et les petites doses. Cependant il arrive quelquefois que , dans ce cas même, les hautes atténuations à doses très-faibles réussissent également. Mais, dans ce cas, j'ai toujours vu que la maladie aiguë s'entait sur une maladie chronique , souvent assez peu intense pour qu'elle fût méconnue. Cela explique la réussite dont je viens de parler, parce que , plus la dynamisation d'un médicament est élevée, et plus son action est profonde et durable, et la réciproque est également vraie. De là vient que, dans les maladies chroniques , il faut toujours recourir à ces hautes atténuations qui pénètrent l'organisme jusqu'en ses profondeurs et le modifient d'une manière lente, mais intime.

J'aurai , messieurs, à traiter devant vous , de toutes les questions de la pratique homœopathique , celle qui est la plus controversée entre nous : je veux parler de la répétition des doses. Mais je veux la traiter avec détail ; j'en ferai donc le sujet de la prochaine leçon.

N. B. Cette leçon n'a soulevé aucune objection. On le concevra facilement. Renonçant à expliquer l'action des petites doses , puisque je les considère comme un fait à constater avant d'en rechercher l'explication, ceux qui avaient vu n'avaient rien à contredire ; pour ceux qui n'avaient point observé , il ne leur restait qu'à expérimenter. Toute la conférence s'est donc bornée à ces phrases vagues et insignifiantes : On ne conçoit pas qu'un médicament acquière une nouvelle activité par la trituration et la division , objection qui fut *modulée* dans tous les modes et sur tous les tons. Mes réponses n'ont été qu'une répétition avec variantes de cette autre phrase : *Ce que vous ne concevez pas existe, voyez, et ne vous étonnez pas que dans la nature il y ait plus de choses à concevoir que nous n'en avons compris : le champ est sans limites.*

LEÇONS

DE MÉDECINE

HOMŒOPATHIQUE.

14ᵉ LEÇON. — 19 mai 1835.

SOMMAIRE.

SUJET DE CETTE LEÇON. — Répétition des doses homœopathiques. — Position de la question. — Controverses élevées en Allemagne à ce sujet. — État de la question. 1° Une dose ne doit être répétée qu'autant que la première a épuisé toute sa sphère d'action. — Le même médicament doit-il être répété à la même atténuation? — Discussion à ce sujet. — Conclusion sur la répétition des doses.

MESSIEURS,

Vous avez pu voir dans la dernière séance que toutes les discussions élevées à propos de la réalité ou de la non-réalité d'action des petites doses, viennent se briser contre le fait. Vous ne devez donc pas vous étonner qu'au sein de l'école homœopathique cette question ait donné lieu à très-peu de commentaires. Mais si, en revanche, vous voulez avoir le tableau d'une controverse toujours nouvelle, malgré les nombreuses discussions qu'elle a engendrées, il faut vous occuper de la *répétition des doses homœopathiques* et de leur mode d'administration.

La répétition des doses est, après leur plus ou moins d'homœopathicité, le fait capital de la thérapeutique homœopathique. Faut-il donc s'étonner qu'il ait donné lieu à une foule de variations parmi les praticiens ?

C'est sans doute un grand point d'arriver à saisir dans une maladie et dans un médicament les symptômes caractéristiques qui les distinguent ; mais il faut encore savoir avec une égale précision dans quelles conditions et sous quelle forme il convient d'administrer un médicament pour qu'il produise l'effet qu'on a droit d'en attendre.

Vous le savez : ce n'est rien pour le praticien allopathiste de pouvoir ramener un tableau de symptômes à l'une de ces grandes catégories appelées *névroses, fièvres, inflammation*, *sub-inflammation* ou autre, dont le nom m'échappe en ce moment ; car chacune de ces dénominations n'indique autre chose, si ce n'est que les *antiphlogistiques*, les *fébrifuges* et les *antispasmodiques* seront les moyens auxquels il faudra recourir pour vaincre la maladie. Et lorsque vous avez fait choix de l'un des agens thérapeutiques ainsi classés par vous, à tort ou à raison, vous n'avez rien encore. Tout le secret de la pratique consiste dans la manière dont vous emploierez l'agent que vous aurez choisi. Supposez qu'il s'agisse d'une inflammation et que vous ayez fait choix de la saignée; le succès ou l'insuccès du traitement ne dépendra-t-il pas du lieu où l'évacuation sanguine aura été faite, de l'époque de la maladie, de la quantité de sang qui aura été tirée, du plus ou moins d'insistance que vous aurez mis dans l'emploi de ce moyen?

Appliquez le même raisonnement à l'homœopathie, et vous jugerez de l'importance de la controverse dont je vous entretiens. Lorsque le médecin homœopathiste a soigneusement relevé le tableau des symptômes, et que par un travail assidu, il est arrivé à déterminer le plus ou moins d'homœopathicité des agens qui sont en correspondance avec la maladie dont il s'agit, il lui reste, comme à vous, à déterminer le mode d'administration le plus convenable pour que la maladie guérisse de la manière la plus prompte et la plus durable, mais aussi la plus douce; car si jamais une maladie traitée homœopathiquement ne peut guérir à moins que le médicament employé ne soit en parfaite correspondance avec la maladie elle-même, le succès dépend aussi du mode d'administration qui rend le médicament plus ou moins susceptible de s'approprier à l'organisme, comme vous allez voir.

Tout médicament est un modificateur qui jouit de son action propre. Le moment où il la déploie sur l'organisme a reçu parmi nous le nom d'*action primitive* ou de *phénomène d'aggravation*. Il faut de toute nécessité que cette action se produise pour que la guérison s'opère; mais s'ensuit-il que la guérison soit d'autant plus assurée et d'autant plus prompte que l'aggravation a été plus sensible? L'expérience prouve le contraire. Lorsque vous observerez avec soin des malades soumis à notre méthode thérapeutique, vous verrez, en effet, que ceux qui ressentent le plus vivement l'aggravation dont je parle, sont précisément les malades chez lesquels l'amélioration est le moins prononcée et d'une plus courte durée. Vous remarquerez en outre que les aggravations très-fortes se produisent constamment chez des malades atteints de maladies chroniques continues, qui le plus souvent ont fait abus de moyens héroïques, et dont la sensibilité native est fort exaltée. Il semble que les sujets auxquels je fais allusion aient perdu beaucoup de leur réaction vitale, et qu'ils se trouvent déprimés par l'action pathologique du médicament employé sans avoir puissance de réagir contre lui. Loin donc de battre des mains lorsqu'une pareille circonstance se produit, il faut toujours vous en alarmer, et vous dire que de semblables malades peuvent être améliorés par l'homœopathie, mais que leur cure radicale offre peu de chances de succès. Et même, pour arriver à leur rendre cette amélioration qui leur donnera une existence supportable, il vous faudra étudier soigneusement le degré de leur sensibilité et rechercher un mode d'administration qui soit en harmonie avec les besoins de leur organisation.

J'ai eu trop d'occasions d'observer les inconvéniens d'une trop forte aggravation pour ne pas vous en entretenir avec détail. Je l'ai observée dans les maladies aiguës; mais alors si elle se produit au début du traitement, comme le malade jouit encore d'une grande puissance de réaction, il

n'y a point à vous en alarmer ; si forte que soit l'aggravation, l'organisme en triomphera promptement ; et si ,
comme il arrive fréquemment, l'aggravation produite vous
donnait quelques inquiétudes, bientôt elles seraient cal-
mées par l'emploi des *antidotes*, tout-puissans dans cette
circonstance. Si , au contraire , l'aggravation très-forte se
manifeste dans une maladie aiguë qui marche à une issue
funeste, et que le malade soit appauvri par une diète prolongée et par la durée de la maladie, et par des traitemens antérieurs ; dans ce cas , vos inquiétudes seront très-
légitimes , et l'action des antidotes nulle ou à peu près.

Appelé à donner des soins à un vieillard atteint d'une
espèce de *fièvre carotique*, je me crus autorisé à lui administrer, entre autres médicamens , l'*opium* et le *metallum
album*. Ce dernier médicament déploya sur lui son action
avec une énergie extraordinaire, sans que le malade ré-
agît contre lui, ni que la maladie s'amendât le moins du
monde. Lorsque le médicament eut parcouru toute sa sphère
d'action, le malade ne fut pas mieux, et il mourut quelque
temps après. Il en fut de même d'une femme affaiblie par
une maladie aiguë qui n'avait pas duré moins de trois mois.
Cette malade, âgée de quarante-cinq ans , présentait pour
symptômes une fièvre intermittente quotidienne, accompagnée de vomissemens bilieux considérables ; elle était
arrivée à un point où l'eau sucrée elle-même était rejetée
presque aussitôt. De fortes doses de china, administrées allopathiquement, avaient réussi à faire taire les symptômes
de fièvre intermittente ; mais aussi, sous leur influence, les
vomissemens étaient devenus plus abondans, et la faiblesse

faisait des progrès journaliers. Alors, je fus appelé. Comme les vomissemens se manifestaient surtout lorsque la malade se levait sur son séant, et lorsqu'elle changeait de côté dans son lit, je donnai la *bryone*, qui ne produisit qu'un effet palliatif. Un nouvel examen des symptômes m'engagea à donner deux globules d'arsenic ; mais il était trop tard. Des symptômes nouveaux, dus évidemment à l'action de ce médicament, et parmi eux une prostration extrême survenue avec une effrayante rapidité, me convainquirent qu'il aurait mieux valu abandonner la maladie à elle-même que solliciter une puissance de réaction qui déjà n'existait plus. En vain ai-je fait appel aux antidotes, le médicament n'en parcourait pas moins sa sphère d'action comme auparavant.

Ce fait, si frappant pour moi, fut l'objet de beaucoup de réflexions. Je me demandai si, lorsque les médecins homœopathistes disputent entre eux sur la puissance ou l'impuissance des antidotes, la conciliation entre des opinions aussi discordantes ne se trouverait pas dans l'époque de la maladie où l'antidote a été administré. A propos de ce fait, je me suis, en outre, posé la question suivante : Dans toute maladie, il est un terme où la puissance de réaction vitale devient nulle ou à peu près. Or, tout médicament homœopathique, répondant directement à la maladie à laquelle on l'adresse, ne peut être utile qu'à deux conditions : 1° qu'il ajoutera passagèrement aux symptômes de la maladie; 2° que l'organisme réagira contre lui. Si l'un de ces deux termes manque, si la réaction vitale est en défaut, il ne restera donc que l'aggravation due au médicament. Et comme elle est de même ordre que la maladie elle-même, n'adviendra-t-il pas qu'alors la médication aggraverait inutilement le malade? Jamais, je l'avoue, cette considération ne s'est présentée à moi plus évidente que dans le cas suivant :

Une femme de cinquante ans, portière, se présenta au dispensaire que je dirige avec un cancer à l'utérus. Les ovaires formaient une tumeur dure, bosselée, douloureuse au toucher et accompagnée de douleurs élançantes et tiraillantes lors même qu'on ne presse pas sur elles. Le vagin, épais, calleux, offrait la consistance du marbre. Le toucher pratiqué par l'anus montrait des bosselures et des inégalités dans la région postérieure du corps de l'utérus, et ces bosselures et ces inégalités se retrouvaient aussi à la partie antérieure du corps. Le tableau des symptômes de la maladie dont il s'agit ne pouvait laisser le moindre doute sur son issue funeste. Je ne fais pas mention en ce moment des autres symptômes, par la raison que l'observation dont il s'agit sera publiée ailleurs, et que d'ailleurs je ne vous entretiens de ce fait que pour confirmer l'opinion que j'ai avancée. Des médicamens très-divers furent administrés à cette malade. La belladone fut donnée la première, puis le conium, l'arsenic et d'autres encore. Voyant que la maladie allait de mal en pis, je jugeai à propos d'apprécier ses progrès, et à deux reprises différentes, dans un espace de quinze jours, je touchai la malade et lui appliquai le *speculum uteri*. Dans l'intervalle qui s'écoula entre le premier et le second examen, et sous l'influence du *kali-carbonicum*, la maladie avait fait d'immenses progrès. La désorganisation avait marché avec une inconcevable rapidité. Dès lors, je crus qu'il convenait de se borner à des moyens essentiellement palliatifs dans une maladie qui était absolument au dessus des ressources de l'art, et je revins à des médicamens moins directement curatifs.

Dans les cas différens que je viens d'énumérer, et, pour mieux dire, toutes les fois que la maladie est trop avancée pour que la *réaction vitale* s'opère avec certitude, et à plus forte raison lorsque son impuissance est devenue manifeste, n'est-ce pas le cas où des *moyens indirects* qui jamais ne seront curatifs peuvent être employés, puisqu'il ne s'agit plus que de soulager le malade?

Quoi qu'il en soit de ce problème trop vaste pour trouver son entier développement dans le cours de cette année, trop difficile pour que je vous propose sur lui une solution bien arrêtée; vous pouvez juger, messieurs, de l'importance que présente la question de la *répétition des doses et de leur mode d'administration.* Et maintenant, résumons en peu de mots les controverses élevées à ce sujet au sein de l'école homœopathique, et tâchons d'arriver à une solution satisfaisante. Un mot encore cependant avant d'abandonner la question que j'ai posée.

J'ai dit que la question de savoir si dans les maladies désorganisatrices qui touchent à une funeste terminaison, il pouvait être utile de faire emploi de moyens indirects, ne pouvait recevoir son entier développement cette année. Et, en effet, elle touche à tant d'autres points de pathologie et de thérapeutique, qu'il me faudrait sortir absolument des bornes que je me suis tracées. J'aurais à rechercher quand et dans quelles conditions la réaction vitale est en défaut, à quels signes son impuissance peut être reconnue. A cet égard, je ne connais aucune loi générale qui résume tous les cas particuliers. Il me faudrait donc passer chacun d'eux en revue, et ce ne peut être l'objet d'une exposition générale, mais bien du cours spécial de *pathologie et de thérapeutique* qui nous occupera l'an prochain. J'ai dit aussi que ce problème était trop difficile pour que j'osasse vous présenter sur lui une solution arrêtée; et la difficulté provient des points de contact qui l'unissent aux méthodes allopathiques. L'homœopathie se propose la guérison des maladies par voie de similitude, c'est-à-dire par des moyens directs, c'est-à-dire encore par des agens qui soient en parfaite concordance avec les symptômes de la maladie. L'homœopathie démontre encore que les moyens indirects, c'est-à-dire qui ne sont qu'en correspondance imparfaite avec les symptômes morbides, sont le propre des méthodes allopathiques. Il semblerait donc, qu'admettre qu'il y ait des cas où ces moyens puissent être utiles, serait faire une concession aux méthodes allopathiques, et, je l'avoue, c'est se placer sur un terrain glissant et difficile à tenir.

Dans la dernière édition de l'*Organon*, Hahnemann a dit : « Ce n'est que dans des cas extrêmement pressans, où » le danger que la vie court et l'imminence de la mort ne » laisseraient point le temps d'agir à un médicament ho- » mœopathique et n'admettraient ni des heures ni par- » fois des minutes de délai; dans des maladies survenues

» tout à coup chez des hommes auparavant bien portans,
» comme les asphyxies, la fulguration, la suffocation, la
» congélation, la submersion, etc., qu'il est permis et
» convenable de commencer au moins par ranimer la sen-
» sibilité et l'irritabilité à l'aide de palliatifs, tels que de
» légères commotions électriques, des lavemens de café
» fort, des odeurs excitantes, l'action progressive de la
» chaleur, etc. Dès que la vie physique est ranimée, le jeu
» des organes qui l'entretiennent reprend son cours régu-
» lier, parce qu'il n'y avait point ici de maladie, mais
» seulement suspension ou oppression de la force vitale,
» qui d'ailleurs se trouvait par elle-même dans l'état de
» santé (1). » Ne pourrait-on se demander, dans le cas de
maladies évidemment incurables, s'il n'y a pas quelque
chose d'analogue à la suspension et à l'oppression de la
force vitale dont parle Hahnemann ? Mais quelle que soit
l'explication à laquelle on s'arrête, n'est-il pas vrai que,
bon gré mal gré, il n'est point ici de moyen curatif à chercher, puisqu'il n'en saurait exister contre une maladie
décidément incurable ? Mais, je le répète, la question est
difficile. J'ai dû et voulu l'indiqner ; l'an prochain je la
résoudrai comme je la conçois, avec cette liberté de pensée et de parole que j'ai mise dans tout le cours de mon
enseignement, liberté qui ne redoute ni de paraître d'un
exclusivisme forcené aux yeux de ceux d'entre vous qui

____

(1) *Organon*, deuxième édition de la traduction de M. Jourdan, pag. 163.

sont encore enchaînés par les doctrines allopathiques, ni d'avouer où est la limite de notre méthode thérapeutique.

Je vous disais en commençant, messieurs, que la question de la répétition des doses et de leur mode d'administration avait été le sujet de longues controverses en Allemagne. En effet, il n'est pas un adepte de la nouvelle doctrine que cette question n'ait préoccupé; et je dirai presque qu'il n'en est aucun qui n'ait proposé sa solution. À cet égard, toute la pensée d'Hahnemann se trouve résumée dans ces phrases : « Dans les préeédentes éditions de » l'*Organon*, j'ai recommandé, dit-il, de laisser une seule » dose d'un médicament homœopathique bien choisi pro- » duire tout son effet avant de la répéter ou d'en donner » un nouveau. Cette doctrine était fondée sur l'expérience, » qu'en donnant une dose plus forte d'un médicament, » même bien choisi (ainsi qu'on le propose depuis quel- » que temps par une marche rétrograde), ou bien en » donnant plusieurs petites doses à de courts intervalles, » on n'obtenait presque jamais de ce médicament toute » l'amélioration possible dans le traitement des maladies, » et surtout des maladies chroniques. En procédant ainsi, » non-seulement la force vitale ne peut passer tranquille- » ment du désaccord produit par la maladie naturelle au » changement que lui imprime la maladie médicamen- » teuse semblable, mais encore elle éprouve un tel orage » et un tel bouleversement par l'effet d'une forte dose ou » de plusieurs petites doses réitérées, quoique choisies » homœopathiquement, que, dans la plupart des cas, la

» réaction, loin de contribuer à la guérison, est plus
» nuisible qu'utile (1). »

Ainsi, l'opinion de Hahnemann sur la répétition des
doses repose, d'une part, sur son expérience personnelle,
que nul ne peut contester, parce que nul n'a moyen de la
vérifier; et sur la théorie du dynamisme vital, sur la nécessité de laisser réagir l'organisme autant que possible
contre l'action primitive et artificielle du médicament.
Pour ne nous occuper ici que de la base rationnelle donnée par Hahnemann à l'opinion qu'il défend, nous dirons
qu'elle est en parfaite concordance avec la théorie elle-
même, et qu'il ne suffit point de produire des cas de guérison obtenus en suivant une marche différente, pour que
la manière de voir et d'agir de Hahnemann soit en rien
infirmée; qu'il faudrait encore dire comment les choses
se sont passées dans les guérisons dont on argue. N'est-il
pas vrai que s'il est des malades chez lesquels l'action
primitive des médicamens se déploie pendant des semaines
entières, il en est d'autres chez qui elle s'épuise avec une
grande rapidité comparative ? La question n'était donc pas
ici une affaire de chiffres ou de nombre de jours, mais
un point de physiologie. Par malheur, ceux qui ont voulu
sortir des limites de la loi posée par Hahnemann, ne sont
que très-rarement entrés dans le détail des faits. Le plus
souvent ils se sont bornés à annoncer le résultat; moins
occupés, en général, d'établir une opinion positive et de
la faire triompher que d'élever des doutes sur la loi éta-

(1) *Organon*, déjà cité.

blie, ils ont oublié de donner les moyens de vérifier leurs assertions. C'est l'usage presque instinctif de ceux qui cherchent et doutent faute d'avoir approfondi toute l'étendue d'un sujet.

Depuis long-temps, en France, nous connaissons les débats qui se sont élevés à cet égard entre les homœopathistes allemands, et depuis long-temps aussi nous avons essayé d'en vérifier la valeur. Pour mon compte, je crus d'abord que Hahnemann avait été trop rigoureux, et que même dans les maladies chroniques il convenait de répéter, au moins une fois chaque semaine, le même médicament, ou au moins passer à l'administration de médicamens différens. J'inclinais vers cette manière d'agir en raison du long intervalle pendant lequel on laissait un malade sans agir sur sa maladie au moins d'une manière apparente, et par un reste de sympathie ou plutôt d'habitude allopathique. Cependant, l'autorité de Hahnemann fut toujours d'un si grand poids à mes yeux, que je résolus d'examiner par moi-même et d'examiner de manière à n'être ni la dupe des principes enseignés, ni la dupe de ma jeune expérience en homœopathie. A cet effet, j'obligeai mes malades, tant en ville qu'au dispensaire, à écrire chaque jour le récit des symptômes par eux éprouvés. Depuis un an que j'en agis ainsi, j'ai eu un assez grand nombre de faits pour me convaincre de la longue et très-longue action des médicamens homœopathiques. Mais, d'un autre côté, le résultat de mon expérience personnelle m'a convaincu de l'impossibilité d'établir aucune règle aussi fixe que celles qui ont été données. Ce n'est véritablement ni au premier ni au quatorzième jour qu'il convient de s'arrêter pour la répétition des doses. La sensibilité des malades varie tellement, la force de réaction vitale est si différente chez chacun d'eux, que toute désignation faite par un chiffre ne peut qu'égarer le praticien. Mais puisque j'en suis à parler de mes observations personnelles, je dirai encore que la longue durée de l'action primitive d'un médicament, lors même que l'aggravation est peu prononcée, m'a paru être en raison inverse de sa puissance curative. Je m'explique.

J'ai remarqué qu'en général plus une maladie chronique (car c'est surtout de ces dernières qu'il peut s'agir ici) était ancienne, profonde et étendue, et plus aussi l'action primitive du médicament était longue, et la réaction vitale ou l'amélioration de courte durée. Cela se conçoit. Les conditions que je viens d'assigner ont toutes pour résultat d'affaiblir le malade et par conséquent de diminuer la force de réaction de l'organisme. Or, il n'y a que cette réaction qui soit curative, et lorsqu'elle jouit d'une grande énergie, elle la manifeste bientôt par ses efforts à diminuer la maladie artificielle que le médicament a puissance de produire. Mais du moment où la force de réaction vitale ne répond plus à l'appel du médecin, toute *médication indirecte* peut avoir un avantage réel, ne serait-ce que pour faire une utile diversion à l'ennemi qui menace le malade et prolonger encore ses jours, chose si importante, lorsqu'il ne reste aucun espoir de lui sauver la vie.

Quoi qu'il en soit, et à part ces cas extrêmes devant lesquels les principes de toutes les doctrines doivent néces-

sairement fléchir, dans tous les cas curables, la loi posée
par Hahnemann me paraît vraie dans sa rigueur. Ce n'est
pas l'avis de tous les praticiens allemands. Ainsi, le docteur Schmid pose en principe que, « considérée dans les
» cas particuliers, la répétition se règle d'après la mar-
» che des maladies. Dans les affections aiguës, continue
» le même médecin, où la force médicatrice agit sans cesse,
» et par cela même se fatigue aisément, elle réclame des
» secours plus fréquens et plus prompts. Il est des mala-
» dies rapides et orageuses où le moyen approprié doit
» être répété tous les quarts d'heure..... Dans les affec-
» tions chroniques, ajoute-t-il, où la lutte est moins vive
» et moins dangereuse, la répétition des médicamens peut
» être faite à de plus grands intervalles. Les aggravations
» qui surviennent doivent être considérées comme des
» maladies aiguës et n'apportent aucune différence dans
» l'époque des répétitions. Aussi est-il bien clair qu'en
» général nous tardons trop à répéter les remèdes ; car il
» est de fait que les maladies ainsi traitées, quoique avec
» les moyens appropriés, ne guérissent qu'après des an-
» nées, tandis qu'avec des médicamens plus forts et plus
» souvent répétés, elles guériraient souvent en six mois.
» Lorsqu'on administre une nouvelle substance dans une
» maladie chronique, il faut souvent que ce moyen com-
» mence par mettre en jeu la force médicatrice, si sou-
» vent inactive et assoupie, et cette circonstance oblige à
» le répéter d'abord à des époques plus rapprochées. Une
» fois la force médicatrice en action, la répétition n'est
» plus nécessaire que quand elle retombe dans l'inertie ;

» ou marche avec trop de lenteur, avec trop peu d'énergie.

» Voilà pourquoi dans une maladie chronique je donne
» d'abord le médicament une fois par jour, souvent même
» deux fois; après quoi, suivant les circonstances, je mets
» une distance toujours croissante entre les répétitions,
» jusqu'à ce qu'un nouveau moyen devienne néces-
» saire (1). »

Comme vous en pouvez juger messieurs, l'opinion du docteur Schmid ne diffère point de celle de Hahnemann en ce qui touche les maladies aiguës; mais elle s'en écarte essentiellement pour ce qui est des maladies chroniques.

C'est d'abord une manière de voir assez étrange que de considérer les aggravations homœopathiques comme des maladies aiguës qui viennent se jeter à la traverse d'une maladie chronique. Evidemment, il y a ici abus de mots, autrement toute aggravation de symptômes serait une maladie aiguë, et alors il n'y aurait plus aucun moyen de s'y reconnaître. Mais jamais il n'est permis de qualifier du titre de maladie nouvelle une simple exagération de symptômes précédemment existans. Quant au mode d'administration adopté par le docteur Schmid, il n'a rien qui soit en opposition avec la loi posée par Hahnemann. Lorsque le vénérable fondateur de l'homœopathie a enseigné que le même médicament ne devait point être répété tant que la première dose administrée n'avait pas épuisé sa sphère d'action, il a sous-entendu que cette action s'é-

(1) *Arch. de la méd. homœopath.*, tom. III, pag. 124 et 125.

tait manifestée. Il est donc bien évident que c'est toujours se conformer à la loi que de répéter son administration, lorsqu'on est assuré de l'homœopathicité du médicament employé, tant que celle-ci ne décèle point son action. En France et en Allemagne, il n'est aujourd'hui aucun praticien qui ne se conforme à ce précepte.

Dans le cours d'un traitement homœopathique, nous nous proposons tous de venir en aide à la force vitale qui, par sa nature, tend constamment à se débarrasser de la maladie. Au début, nous cherchons donc à la solliciter, à la réveiller, à la mettre en action ; mais afin d'éviter des aggravations trop fortes, nous voulons aussi l'abandonner à elle-même du moment où elle a répondu à notre appel. Pour cela il nous faut une action douce, mais soutenue. C'est pourquoi nous commençons toujours par administrer nos médicamens en dissolution à la dose de sept à huit globules, et quelquefois plus, dans autant de cuillerées d'eau qu'il y a de globules, et nous en faisons prendre une cuillerée par jour, jusqu'à production d'un effet bien manifeste. Alors nous arrêtons l'administration du médicament jusqu'à ce que son action cesse de se manifester par aucun symptôme primitif ou secondaire ; et nous procédons ainsi jusqu'à la fin du traitement. L'opinion du docteur Schmid, qui dans son énoncé semble vouloir s'éloigner de la loi indiquée par Hahnemann, revient donc, en dernière analyse, à cette dernière ; car si on néglige l'abus de langage qui le porte à confondre deux faits aussi distincts qu'une maladie aiguë et une aggravation de symptômes, toute sa théorie revient à donner un médicament aussi long-temps qu'il ne manifeste point son action, et à attendre que cette dernière soit épuisée avant de passer à un autre ou de répéter le même remède.

Que penser maintenant des préceptes avancés par le docteur Hering, de Philadelphie ?

Hering est un de disciples les plus zélés de l'homœopathie, un des hommes dont les travaux ont eu le plus de retentissement en France. Nous ignorions encore les travaux de Stapf, de Gross et de tant d'autres aussi distingués, que les idées de Hering étaient déjà connues.

Dans un mémoire sur la *répétition des remèdes homœopathiques*, le docteur Hering embrasse la question d'une manière beaucoup plus étendue que ne l'ont fait la plupart des médecins allemands. Les conclusions de son mémoire se ramènent aux trois chefs suivans.

1° « On peut répéter les doses quand aucune réaction » n'apparaît, aussitôt qu'on en est convaincu, que ce soit » le second jour ou quelques jours plus tard. » Ce premier précepte est en tout point conforme à la loi hahnemannienne, et je ne vois aucune utilité d'y insister.

2° « On peut réitérer les doses quand l'aggravation est » trop forte, mais alors tout au plus une seconde fois. Il » convient en pareil cas de donner un antidote entre les » deux doses. » Hering suppose ici qu'un médicament est ou peut être son antidote à lui-même. L'expérience peut seule prononcer sur ce point que je signale à votre attention en vous invitant à le vérifier, et qui est d'une assez haute importance pratique pour qu'aucun de vous ne le laisse passer inaperçu. Pour ce qui me concerne, j'ai trop peu d'expérience à cet égard pour avancer une opinion.

3° « On doit encore recourir à la répétition lorsque la » réaction ne se manifeste pas assez long-temps et semble » n'être que palliative. Une seconde dose donnée le jour » suivant, suffit également dans la plupart des cas. » Ce précepte est exprimé en termes trop ambigus pour ne pas nécessiter un commentaire, et je l'emprunterai à l'auteur lui-même. Il suppose qu'il arrive quelquefois « que la » première dose ne produit aucun effet le premier jour; » que la seconde n'excite, le deuxième jour, qu'une lé- » gère opposition qui disparaît le lendemain ; et que la troi- » sième dose, donnée le quatrième jour seulement en comp- » tant depuis le commencement, produit une réaction plus » longue et plus continue. Quand cela n'a pas lieu, on » obtient sûrement ce résultat par une quatrième dose ad- » ministrée le septième jour (1). » Ici encore, messieurs, je ne vois rien qui soit contradictoire au principe de Hahnemann dont j'ai rappelé les termes ; car si, par hypothèse, il arrivait (et la pratique vous montrera qu'il en est souvent ainsi) que la première dose suffit, quelle nécessité y aurait-il d'en venir à une seconde, à une troisième, etc. ?

J'insiste sur tous ces points pour vous prémunir contre les écarts dans lesquels sont tombés beaucoup d'homœopathistes allemands. Pour avoir présenté une même pensée sous une forme différente, souvent il leur arrive de

______

(1) *V.* le mémoire de Hering placé en tête de la trad. du *Précis des médicamens antipsoriques*, par le Dʳ Bœnninghausen.

se croire arrivés à une idée nouvelle ou différente de celles qui étaient déjà en circulation. Ce n'est pas leur seule erreur ni l'unique source des discussions interminables qui prennent naissance en ce pays et qui semblent s'aviver à mesure qu'elles cheminent.

Un principe, vous le savez, pour être un en lui-même, peut recevoir des applications différentes sans en recevoir la plus légère atteinte ; et parce que, dans la question qui nous occupe, il est arrivé que pour obtenir une réaction morbide il a fallu répéter le même médicament une, deux et trois fois, on a cru être arrivé à une nouvelle découverte, tandis qu'on avait trouvé tout simplement une manière encore inusitée d'appliquer la loi. En France, de semblables discussions seraient bientôt conduites à fin ; cela tient à la différence du génie des deux nations. Puissant par la profondeur et l'élévation de la pensée, l'Allemand vit facilement avec ses seules idées ; il lui suffit d'être ou de se croire en possession de la vérité. Il lui importe assez peu de trouver un public qui réponde à ses opinions et les accueille, lorsqu'il est parvenu à se satisfaire ; il ne lui en faut pas davantage. Le Français, au contraire, éprouve le besoin incessant de sentir qu'on fait écho à ses opinions. A tout prix, il lui faut un public qui dise comme lui et applaudisse à sa parole. Si le besoin d'entendre sa parole répondue pousse quelquefois le Français à ne pas donner un assez libre essor à sa puissance d'invention, vu qu'il ne consent jamais à prendre une position excentrique qui, pour un seul jour, le séparerait de tout un public ; d'un autre côté, il puise dans la tendance invincible de sa nature cette ardeur de prosélytisme qui le distingue à un si haut degré. Et si l'Allemand, que rien n'arrête, trouve dans la liberté absolue qu'il donne à sa pensée des vérités qui nous seraient restées long-temps encore inconnues, par l'espèce d'isolement où il se complaît, il arrive qu'un long temps s'écoule avant que sa découverte reçoive l'accueil qu'elle mérite. Et l'isolement dont je parle le rend souvent pointilleux; car le propre de l'homme qui vit seul est de s'absorber dans l'examen des différences et des petits détails qui toujours font perdre de vue l'ensemble. De là les discussions dont j'ai parlé.

Enfin, messieurs, je conclurai, relativement au travail du docteur Hering, que les différens modes qu'il propose ne s'écartent aucunement de la loi proposée par Hahnemann; qu'ils ne sont, par rapport à elle, que des moyens différens d'entendre et d'appliquer un même principe. Pensez, je vous prie, à cette distinction, et vous y trouverez la raison de beaucoup d'inutiles discussions. Il en est souvent des médecins comme des métaphysiciens. Ces derniers, comme vous savez, après mille et une controverses, finissent le plus souvent par revenir au point de départ, et s'ils eussent voulu préciser un peu les termes de la discussion, ils seraient restés d'accord. Rien n'est plus facile que d'alimenter une controverse lorsqu'on se tient dans les termes abstraits ou généraux, et c'est ce qui arrive généralement à l'école homœopathique. Hahnemann donne la loi de la répétition des doses : cette loi consiste à laisser un médicament déployer toute sa sphère d'action avant d'en répéter l'administration ou de passer à un autre

médicament. Cherchant à préciser sa pensée, Hahnemann
indique pour quelques médicamens le huitième et le
dixième jour. On se met à l'œuvre, et on voit qu'en sor-
tant des limites tracées par Hahnemann, on guérit encore; on se rappelle les faits, d'ailleurs remarquables,
publiés par le docteur Ægidi, et on semble en conclure
que la loi est fausse, que Hahnemann a été trop rigoureux et trop absolu, qu'en suivant ses préceptes les cures
homœopathiques traînent trop en longueur, puis on termine par cet argument banal, que d'épaisses ténèbres en-
veloppent encore cette question; et cela dit, on attend.
On ne semble pas apercevoir que les obscurités dont on
se plaint dépendent exclusivement de ce qu'on n'a pas su
préciser les termes du problème, de ce qu'on s'est con-
tenté d'élever des doutes sans les résoudre. La répétition
des doses m'a beaucoup occupé et beaucoup tourmenté, je
vous l'avouerai, messieurs. Ce n'est même que dans ces
derniers temps que je suis arrivé à entrevoir le moyen
d'en finir avec les obscurités qu'elle présente. En peu de
mots, voici ce moyen et les idées qui m'y ont conduit.

Je me suis dit qu'il ne fallait jamais, dans les
sciences, douter de la bonne foi de qui que ce soit;
que du moment où des hommes comme Ægidi, Hering et tant d'autres avaient obtenu des succès en procédant autrement que le maître ne procède, cette différence ne pouvait trouver que deux modes d'explication.
Ou Hahnemann avait posé comme loi générale un principe qui ne s'appliquait qu'à certains cas ou à certaines
individualités déterminées; ou bien, sans cesser d'être

vraie, la même loi était susceptible d'applications différentes. Dans l'une et dans l'autre supposition, il restait à
rechercher les cas où chacun de ces modes était applicable, et à les préciser avec rigueur. Mais dans cette recherche il fallait tenir compte de tout; et lorsque je songe à
la quantité de conditions mises en oubli par ceux qui ont
examiné la question qui nous occupe, il me semble utile
de les rappeler sommairement.

La loi posée par Hahnemann se déduit d'une longue
expérience et d'une masse imposante de faits. Les contradictions qui se sont élevées ne reposent que sur des faits
exceptionnels, ne prouvant autre chose si ce n'est qu'on
a obtenu des guérisons en suivant une autre marche. Mais
guérir un malade n'est pas tout : il faut encore s'assurer
que les conditions de la guérison sont les meilleures, celles
qui l'exposent le moins aux rechutes ou à des transformations de la même maladie. Qui donc a jamais soutenu
qu'il n'y eût qu'un seul moyen d'arriver au but? Ne savons-nous pas que l'allopathie guérit aussi dans beaucoup
de cas? Et si nous n'avions d'autre prétention à élever
contre elle que nos guérisons dans les cas où elle guérit
et même dans certains cas où toute guérison lui est impossible, elle pourrait ne voir dans nos doctrines qu'un
moyen de plus à ajouter à ceux qu'elle possède déjà. Aussi
allons-nous plus loin en disant que nos guérisons sont plus
certaines, plus promptes, plus douces et plus durables
que les siennes. Ce sont ces conditions qui font surtout
la valeur de l'homœopathie par rapport à l'allopathie. Je
voudrais bien que ces conditions fussent remplies par ceux

qui ont pratiqué la répétition des doses autrement que
Hahnemann ne l'a enseigné, et j'avoue que sous tous ces
rapports aucun ne m'a satisfait. Je concède facilement à
chacun d'eux d'être parvenu à guérir leurs malades, si
par guérison on veut entendre la disparition des symptômes. Mais je leur demanderai si leurs guérisons ont été
exemptes des aggravations si formidables qu'on rencontre
quelquefois, si elles ont été durables et à l'abri de tout
accident, si elles n'ont pas entraîné de plus longues convalescences.

Je sais combien il est difficile d'arriver sur tous ces
points à une solution qui satisfasse, lorsqu'on se borne à
la pratique particulière. Toute riche que soit cette dernière en enseignemens individuels, elle offre l'inconvénient de résultats que personne n'est appelé à contrôler.
Aussi, ai-je pensé que le seul moyen de sortir de cette difficulté consistait à procéder publiquement. A cet effet, je
viens de diviser tous les malades qui fréquentent mon dispensaire en autant de catégories qu'on a proposé de modes
différens d'administrer et de répéter les doses homœopathiques. Je n'ai point encore de résultats qui autorisent
une conclusion; mais j'espère y arriver.

Voilà le moyen qui m'a semblé le plus convenable pour
lever une difficulté pratique qui divise les homœopathes et
en arrête plusieurs. Tels sont les motifs qui m'ont dirigé;
car, messieurs, je ne saurais trop m'appesantir sur ce
fait, qu'en médecine le résultat est ce qui prouve le moins.
Lorsqu'on vous annonce une guérison sans vous dire comment et à quelles conditions elle a été obtenue, considé-

rez le fait comme nul, quelque extraordinaire qu'il soit.
En médecine, on a fait d'étranges abus du langage, et le
mot de guérison est celui dont on a le plus abusé ! Lorsque l'allopathie poursuit son malade à force d'évacuations sanguines, et que celui-ci échappe à la mort, à travers les longueurs d'une interminable convalescence, on
appelle ce triomphe de la force vitale sur l'art de guérir
une guérison. Lorsqu'à l'aide de moyens violens et perturbateurs on fait taire les symptômes d'une maladie chronique pour un temps plus ou moins long, c'est encore du
nom de guérison qu'on décore cette funeste palliation. Et
le malade fait écho avec le médecin ! Souvent même il
arrive que le malade sollicite de lui-même ces moyens
perturbateurs qui semblent aller si droit au but. Rien ne
vous frappera autant, lorsque vous serez jeté dans la pratique, que l'insouciance du malade pour sa propre santé ,
et vous verrez alors combien les vices de notre siècle sont
profonds, combien instinctivement ils se sont réfléchis
dans la vie individuelle. Le reproche le plus général et le
mieux fondé que les moralistes adressent à notre temps,
c'est de spéculer dans le présent d'une manière trop exclusive, sans vue d'avenir, sans garder souvenir du passé.
Cette concentration de tous nos désirs sur le moment actuel, vous montrera le malade demandant toujours
prompte guérison, se riant des conséquences de sa demande. Souvent vous le verrez préférer une méthode à une
autre, par cela seul qu'elle abrége pour lui les jours d'attente. Pleins d'enthousiasme, de désir de bien faire,
comme on l'est toujours au début d'une carrière honora-

ble, vous gémirez sur ce mépris que l'homme a de lui-
même, sur cette facilité qu'il met à escompter les années
que la Providence lui réservait au profit de ses douleurs
d'aujourd'hui. Il vous appartiendra, messieurs, comme
nous l'essayons chaque jour, de relever votre semblable
de cette sorte d'abrutissement moral qui concourt si puissamment à entretenir vos doutes sur la valeur respective
des différentes méthodes thérapeutiques.

Quoi qu'il en soit de cette discussion un peu longue en
raison de son importance, il me reste deux points à examiner : 1° A quelque époque que vous répétiez l'administration d'un même médicament, convient-il ou non d'administrer les mêmes atténuations? 2° Dans le cours d'un
traitement homœopathique, est-il des médicamens qui
puissent être administrés à titre d'*intercurrens*, et ces médicamens jouent-ils ici le rôle d'*adjuvans*?

Sur le premier point, voici ce que l'expérience nous
enseigne. Il n'est point de loi générale qui puisse servir
de guide dans tous les cas pour le choix des atténuations
à employer. Leur degré devant toujours être en rapport
avec la sensibilité du malade, le tact du praticien peut
seul le déterminer en cette circonstance. Mais s'il a jugé
convenable de commencer par une haute atténuation, et
que le cas se présente où le même médicament doive être
répété, il devra faire choix d'une plus basse atténuation,
ainsi que je l'ai dit dans ma dernière leçon ; et réciproquement, s'il a commencé par une basse atténuation. La
raison de ce fait, c'est qu'il importe beaucoup au succès
d'un traitement homœopathique de ne pas laisser la force

vitale s'habituer à un même mode , à un même degré de modification spécifique; et qu'il est d'expérience que l'organisme ne ressent que difficilement les effets d'une action répétée toujours identique à elle-même. A ces variations dans la quantité de la modification imprimée à l'organisme, il faut joindre des variations dans la qualité des mêmes modifications. Ces dernières variations se rapportent aux *médicamens intercurrens.*

On donne ce nom à tout médicament *apsorique* qui se trouve en *similitude* de symptômes avec la maladie et qui cependant ne répond pas à la cause occasionelle de la maladie , comme la psore, la syphilis ou la sycose, ou bien à tout médicament répondant à l'une des indications principales.

Mais, messieurs, il est un autre point de la répétition des doses homœopathiques qui mérite toute notre attention. En supposant que dans le traitement d'une maladie chronique vous ayez tout d'abord administré le médicament qui est en parfaite homœopathicité avec le tableau des symptômes , convient-il toujours de répéter le même médicament, et doit-il être administré de nouveau au même degré d'atténuation que précédemment?

Lorsque nous disons que la doctrine homœopathique est la seule *médecine directe*, la seule qui traite les maladies par voie de spécificité, il semblerait que pour chaque état morbide il ne doive y avoir qu'un seul agent thérapeutique qui y corresponde. L'allopathie ne possède qu'un petit nombre de spécifiques ; mais ils se suffisent à eux-mêmes : car seuls ils ont puissance de triompher de la maladie ou de la prévenir. C'est le cas du mercure pour la syphilis, du quinquina pour la fièvre intermittente, du virus vaccin pour la variole, de la belladonne pour la scarlatine lisse de Sydenham. Tout le secret de la pratique homœopathique devrait donc consister à trouver ce spécifique et à le répéter autant de fois qu'il serait nécessaire, c'est-à-dire jusqu'à entière disparition des symptômes.

C'est le cas, en effet, pour les maladies à caractère fixe et nettement appréciable. Ainsi, pour vous comme pour nous, le mercure suffit à la guérison des syphilis primitives, le mercure et l'or et quelques antipsoriques suffisent à la guérison des syphilis secondaires. La belladonne, dont je parlais tout à l'heure, suffit également pour guérir et même prévenir la scarlatine de Sydenham, le china au traitement de certaines espèces de fièvres périodiques, et ainsi de quelques autres états pathologiques. Mais ce ne sont là que des exceptions dans l'état actuel de l'homœopathie. Plaise à Dieu que ces exceptions deviennent la règle !

Si dans le traitement de la gale le soufre est toujours utile, il est rare qu'il suffise constamment pour une cure radicale ; à plus forte raison, est-il insuffisant dans les nombreuses maladies chroniques qui reconnaissent pour cause une infection psorique. Alors, comme quelques-uns d'entre vous le savent déjà, au soufre, toujours utile au début d'un traitement antipsorique, il faut faire succéder un médicament qui couvre, aussi parfaitement que possible, les symptômes existans ; et alors aussi, ce médicament doit être changé aussitôt que, par l'effacement de certains symptômes, ce médicament a cessé de correspondre au tableau de la maladie. C'est là ce qui nous a fait dire que l'homœopathie ne reconnaissait point de spécifiques de maladie, mais seulement des spécifiques de groupes de symptômes. Ce n'est pas tout encore. Il arrive presque toujours que dans le traitement des maladies, soit aiguës, soit chroniques, il se rencontre plusieurs médicamens dont l'un répond exactement au tableau symptomatologique de la maladie, et dont l'autre s'en rapproche sans lui correspondre précisément. Dans ce cas, si on alterne l'un avec l'autre ces deux médicamens, tous deux sont utiles. Il semble qu'ils soient en aide l'un à l'autre, et que tous deux convergent vers une même fin. Le second de ces médicamens, qui, dans la thérapeutique homœopathique, a reçu le nom d'alternant, semble jouer un rôle analogue, sinon semblable, à celui qu'en allopathie vous attribuez aux adjuvans. Non qu'il ajoute à l'action du médicament principal, mais en ce qu'il semble la compléter ; je vous prie de saisir la différence. Vous admettez, en allopathie, que les *adjuvans* ont une action identique au médicament principal, tandis que nous considérons les *alternans* comme ayant leur action propre se rapprochant beaucoup de celle de l'agent direct, sans être identique avec elle.

Messieurs, sur la première question que j'ai posée, il est permis de faire deux hypothèses également probables. On peut dire, comme je l'ai moi-même avancé, que la spécificité en homœopathie ne s'adresse qu'à des groupes

de symptômes, et que ceux-ci venant à varier, le médicament doit varier à son tour. Dans cette première supposition, tout spécifique se suffit à lui-même, mais il ne
suffit qu'autant que le tableau des symptômes ne varie
point dans le cours de la maladie. En effet, lorsque les
choses se passent ainsi, il n'existe aucune raison de changer de médicament, et celui-ci doit être répété. Dans les
maladies fixes, comme la syphilis, par exemple, sous
l'influence du mercure, les symptômes s'amendent, perdent de leur intensité, sans qu'aucun d'eux s'efface entièrement. De là la nécessité de ne point changer de médicament, puisque ce changement ne peut être autorisé qu'autant qu'il y a quelque variation, non dans l'intensité,
mais dans les caractères de la maladie. Mais alors la répétition du médicament ne doit pas se faire au même degré
d'atténuation. On croit, en effet, avoir remarqué qu'en
répétant la même action thérapeutique, on obtient deux
effets qui se neutralisent réciproquement ; tandis que le
changement dans le degré d'atténuation imprime à la
guérison une marche rapide et sûre. On dirait que dans
l'œuvre d'une guérison, la force vitale veut être diversement sollicitée à réagir contre la maladie.

Mais enfin, on peut faire une seconde hypothèse. On
peut dire que le caractère de fixité reconnu pour certaines
maladies, sera ultérieurement reconnu et constaté pour
les autres ; qu'ainsi, les guérisons homœopathiques seront
de plus en plus rapides et certaines à mesure qu'on arrivera à saisir dans le tableau mouvant des symptômes d'une
maladie le caractère fixe et invariable qui la constitue de

son origine à sa terminaison. Nous est-il permis de nourrir une semblable espérance?

Si vous réfléchissez, messieurs, que nous considérons la scarlatine lisse de Sydenham comme l'une de ces maladies dont le caractère est fixe, de vous-mêmes vous résoudrez la difficulté. Toutes les maladies de cet ordre se ressemblent véritablement par un point, *l'éruption cutanée* et la forme de cette éruption. Sous tous les autres rapports, elles offrent ou peuvent offrir des caractères différentiels à l'infini. Pourquoi donc n'en serait-il pas de même pour toutes les maladies ou au moins pour le plus grand nombre d'entre elles? Cette vue offre un vaste champ aux recherches d'anatomie pathologique, en même temps qu'elle permet d'entrevoir une époque où la pratique de notre art sera dépouillée des difficultés indicibles que nous rencontrons au lit du malade.

Pour vous dire toute ma pensée à cet égard, je crois qu'ici se trouve le point de conciliation entre l'école anatomo-pathologique et nous. Vous nous ferez bien l'honneur, je pense, de ne pas supposer que nous soyons assez dépourvus de sens pour nier la valeur d'avenir qui est dans l'anatomie pathologique. Le seul reproche que j'aie adressé aux partisans de cette école ne s'adresse point à la chose en elle-même, mais aux conséquences forcées qu'ils ont voulu en tirer. Celui qui essaiera de compléter l'un par l'autre le diagnostic homœopathique et le diagnostic des anatomo-pathologistes aura bien mérité de la science, et par conséquent de l'humanité. Pour cela, il suffit de comprendre qu'un état pathologique n'est réellement connu qu'autant qu'on a saisi tous les caractères qui le constituent ; que de ceux-ci, il en est de *fixes* et de *variables;* que le caractère fixe d'une maladie est surtout, mais non *exclusivement,* fourni par la lésion de texture à laquelle se rattache une lésion de sensation et d'action, non moins fixe que la lésion de texture. Cette indication recevra tous ses développemens dans mon cours de l'an prochain. Mais je le signale dès aujourd'hui, afin que vous sachiez vers quel point s'achemine l'homœopathie en France.

LEÇONS

DE MÉDECINE

HOMŒOPATHIQUE.

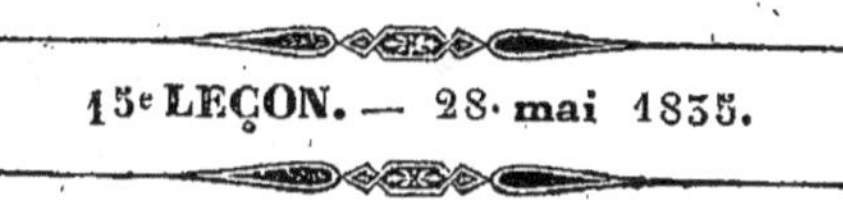

15e LEÇON. — 28 mai 1835.

SOMMAIRE.

SUJET DE CETTE LEÇON. — Mode de préparation des médicameus homœopathiques, et mode d'administration. — 1° Le mode de préparation des médicamens homœopathiques offre deux espèces de différences : les unes relatives au règne auquel ils appartiennent ; les autres relatives à leur nature. — *A.* Préparation des médicamens minéraux. — *B.* Préparation des médicamens végétaux. — *C.* Préparation des médicamens empruntés au règne animal. — Différences du mode de préparation des médicamens *apsoriques* et des médicamens *antipsoriques.* — 2° Plusieurs modes d'administration sont généralement usités en homœopathie. — On donne les médicamens en teinture pure ou étendue d'eau ; en globules, à l'état sec ou à l'état de dissolution aqueuse. — Considérations théoriques

et observations pratiques sur la valeur respective de chacun de
ces modes d'administration. — De l'olfaction. — CONCLUSION.

MESSIEURS,

Il faut nous résoudre aujourd'hui aux ennuis d'une
séance qui n'offre que peu d'attrait. Si dans cet exposé
général de la doctrine homœopathique je me vois forcé
de glisser rapidement sur des questions importantes, au
moins n'en dois-je négliger aucune. Le mode de préparation et d'administration des médicamens homœopathiques,
est du nombre de ces leçons qui ne permettent ni considérations nombreuses ni développemens abondans. Le
technique ici l'emporte sur le raisonnement. Cependant,
je ne dois pas plus vous laisser ignorer les procédés suivis
en homœopathie dans la préparation des agens thérapeutiques, que je n'ai passé sous silence les différentes par-
ticularités qu'exige l'application pratique. Sans doute,
ces détails sur la valeur des moyens de notre doctrine
n'ajoutent que fort peu de choses aux principes en eux-
mêmes ; mais ils donnent plus de précision et de fixité à
l'application ; ils rendent la pratique plus facile et plus
heureuse. D'ailleurs, nous avons, jusqu'à un certain
point, à nous rendre compte des précautions indiquées
dans le mode de préparation des médicamens ; car on ne
se résout à tenir un compte exact de ces minuties qu'autant qu'on a compris leur indispensable nécessité.

Je ne veux point insister avec vous sur certaines précautions qu'exige la préparation de tous les médicamens,
à quelque règne qu'ils appartiennent, à quelque ordre

d'agens thérapeutiques qu'ils soient empruntés. Il me semble, en effet, à peu près inutile de vous dire que toute préparation homœopathique doit être exécutée dans un lieu où la température ne soit pas au dessus de celle qui règne dans les appartemens, de soustraire les substances que vous préparez à l'action des rayons solaires, et que l'atmosphère ne soit chargée d'aucune odeur, d'aucun gaz, d'aucune émanation méphitique, ni des émanations d'aucun agent médicinal. Hartmann, qui insiste beaucoup sur ces conditions générales, vous fournira tous les détails que je néglige à dessein. Mais il me semble que toutes ces choses se devinent du moment où on réfléchit que les substances homœopathiques ne jouissent de leur extrême susceptibilité d'affecter l'organisme qu'en raison de leur grande facilité à être modifiées elles-mêmes par tout ce qui les entoure. Dès lors, il ne restera plus qu'à conclure que si les précautions hygiéniques doivent être sévèrement observées pour que rien ne vienne troubler l'action des médicamens, les mêmes précautions doivent être prises, quant au lieu dans lequel on prépare un médicament, afin que ses vertus n'en soient ni diminuées ni altérées. Je ne veux point insister non plus sur les autres précautions conseillées par les auteurs de *pharmacopées*, mais seulement les rappeler sommairement, afin d'en apprécier la valeur.

Vous dire, messieurs, qu'il convient de toujours s'entourer des soins de propreté les plus minutieux; qu'ainsi tout linge qui aura servi à exprimer un suc végétal ne doit jamais être employé de nouveau, quelque bien lavé qu'on le suppose ; qu'un flacon ayant contenu la dilution d'un médicament ne doit non plus être employé de nouveau avec quelque soin qu'on l'ait nettoyé ; ce sont là autant de conditions qui ressortent évidemment des considérations précédentes.

Mais Hartmann, que j'ai déjà cité, veut à toute force que dans tout médicament administré sous forme de dissolution on se serve exclusivement d'eau distillée. Il veut aussi que l'alcool employé dans les préparations soit aussi pur que possible. Sans doute, il serait absurde de nier l'utilité de ces deux moyens ; et cependant, dans mainte circonstance, on est forcé de les négliger. Il nous arrive chaque jour à tous de faire prendre des médicamens dans l'eau ordinaire, c'est-à-dire, simplement filtrée à travers un filtre ou de pierre ou de sable, sans que cependant la vertu du médicament s'en trouve altérée. Il nous arrive même d'ajouter à la dissolution quelques gouttes d'eau-de-vie ou du rhum ordinaire, et nous n'avons pas remarqué que l'action du médicament en fût plus incertaine. Voici le fait pris en lui-même. Sans infirmer en quoi que ce soit les conseils donnés par le docteur Hartmann, il semblerait indiquer que ces conditions ne sont pas d'une nécessité aussi rigoureuse qu'on l'avait pensé. C'est au moins l'opinion vers laquelle on incline en présence des faits ; mais ici encore il faut savoir distinguer. En homœopathie, nous procédons sur des infiniment petits, et les substances que nous employons sont amenées à un degré de susceptibilité que je dirai également infini. Dès lors, la plus légère influence doit nécessairement contrarier et affaiblir les vertus des substances employées, alors même que cette influence ne va pas jusqu'à les anéantir. Il en est donc ici des mille petites précautions dont il faut s'entourer dans la préparation des médicamens homœopathiques, comme des rigueurs du régime. Sans doute, il en est beaucoup parmi ces dernières que chacun de nous a été tenté de considérer comme trop rigoureuses et par conséquent inutiles. Et cependant, en y réfléchissant mieux et en observant avec plus de soin, on verrait que si leur oubli ne va pas jusqu'à compromettre le succès du traitement, il rend toutefois la guérison plus lente et plus incertaine. Or, jusqu'ici toute la question entre l'homœopathie et l'allopathie s'est réduite à ces termes : *L'homœopathie guérit-elle ou ne guérit-elle pas? Les succès que l'homœopathie revendique, doivent-ils être ou non attribués au régime?* Dès lors, on a cru trouver la supériorité de l'homœopathie dans ce fait, qu'elle guérissait encore malgré les infractions dans le régime. Mais lorsque ce premier moment sera passé, lorsque nous n'en serons plus à lutter pour l'efficacité de la méthode et des moyens homœopathiques, une autre question se posera. Nous aurons à nous demander à quelles conditions on guérit le plus promptement et le plus sûrement, et alors l'utilité, sinon la nécessité, de la stricte observation du régime nous redeviendra évidente ; il en est de même de tout ce qui est relatif à la préparation des médicamens.

Si maintenant nous nous occupons de ce qui concerne chaque classe de médicament, nous rappellerons les principes suivans : Pour ce qui est des végétaux, il est de

principe général d'employer des substances fraîches et
récoltées pendant que la plante est en fleurs. On en exprime le suc qu'on mêle aussitôt avec une égale quantité
d'alcool. Au bout de vingt-quatre heures, on décante le
liquide clair qui surnage au dessus du dépôt fibrineux, et
ainsi on obtient le suc pur du végétal. A l'exception de
quelques substances que je n'ai point à indiquer ici, on
se sert habituellement en homœopathie de la plante tout
entière. Ce n'est point comme en allopathie, où on opère
ou sur les fleurs, ou sur les feuilles, ou sur les fruits, ou
sur la racine. Mais quant aux végétaux exotiques que nous
ne pouvons obtenir qu'à l'état sec, il convient de se les
procurer à l'état brut, de les priver de l'humidité qu'elles
peuvent contenir et de les réduire en poudre. Arrivés à
cet état, il est possible de les soumettre au broiement et
à la trituration, dont nous parlerons bientôt, pour que
chacune d'elles devienne soluble dans l'alcool. Une fois
cette première dissolution obtenue, on procède aux diverses atténuations de la manière que j'indiquerai. Les
mêmes conditions sont applicables aux substances végéta-
les étrangères qu'on ne peut se procurer qu'à l'état sec;
à peine en est-il quelques unes qui exigent de l'éther pour
leur première dissolution.

Quant aux métaux, ils exigent un mode de préparation
spécial. Voici comme Hartmann s'exprime à ce sujet.
« On dissout les métaux acides, ou lorsqu'on ne peut se
» les procurer en feuilles extrêmement minces, comme
» celles d'or, d'argent et d'étain, on les divise en frottant
» sous l'eau un petit morceau de leur régule chimique-

» ment pur contre une bonne pierre à rasoir, jusqu'à ce
» qu'on ait obtenu une suffisante quantité de poudre mé-
» tallique. L'atténuation au moyen de la lime ne convient
» point, parce que, suivant la remarque de l'anglais
» Wells, un métal peut acquérir les vertus d'un autre
» contre lequel on le frotte; ce qui serait absolument
» contraire à la préparation des médicamens homœopa-
» thiques (1). »

Ceci étant bien entendu, voici maintenant le mode de
préparation conseillé par Hahnemann, tel qu'il se trouve
exposé dans le traité des *maladies chroniques*, où le docteur Hartmann a puisé la description qu'il en donne.

« On prend un grain de ces substances (une goutte de
» mercure coulant, de pétrole, etc.), on le met sur envi-
» ron le tiers de cent grains de sucre de lait pulvérisé,
» dans une capsule de porcelaine non vernissée; on mêle
» un instant le médicament et la poudre ensemble avec
» la spatule d'os ou de corne, et on broie le mélange avec
» une certaine force, pendant six minutes; puis on dé-
» tache la masse du fond de la capsule et de la molette,
» afin de la rendre bien homogène, et on continue à la
» broyer pendant six minutes encore avec la même force;
» puis, pendant quatre autres minutes, on la détache de
» la capsule et de la molette; après quoi, on y ajoute le
» second tiers du sucre de lait; on remue le tout un in-
» stant avec la spatule; on broie pendant six minutes avec
» la même pierre, et on détache pendant quatre minutes,

______

(1) *Pharmacopée homœopathique*, par Hartmann.

» on rebroie pendant six , et on détache de nouveau pen-
» dant quatre environ ; cela fait, on ajoute le dernier
» tiers du sucre de lait, on mêle en remuant avec la spa-
» tule, on broie avec force pendant six minutes, on dé-
» tache pendant quatre, on rebroie pendant six, et on
» détache enfin avec soin. La poudre, ainsi obtenue, est
» conservée dans un flacon bouché qui porte le nom de
» la substance avec la suscription $\overline{100}$, indiquant que le
» remède est à la centième puissance (1) ». La même
opération se répète pour chaque nouvelle atténuation,
qui exige, ainsi que vous l'avez vu, six fois six minutes
de broiement , et six fois quatre minutes de grattage, autrement dit, une heure pour chaque atténuation. Tous
les médicamens amenés à la millionième puissance , c'est-
à-dire à la troisième atténuation, sont solubles dans l'alcool, et ramenés ainsi à la forme liquide, ils sont con-
servés pour l'usage.

Telle est, messieurs, l'opération fondamentale de toute
préparation homœopathique, celle qui développe dans
les médicamens minéraux, et surtout dans les médicamens antipsoriques, les propriétés dont ils sont doués et
qui nous ont souvent étonné autant que vous-mêmes.
Comme vous le voyez, cette opération est délicate jusqu'à
la minutie, et cependant il est facile d'en sentir l'importance. Le broiement et la trituration sont, en homœopathie, le grand moyen de modifier en les développant les
propriétés des agens thérapeutiques. Mais comme chaque

(1) *Loco citato.*

substance est mêlée à du sucre de lait, et que tout le secret
de l'atténuation consiste à obtenir un mélange intime et
parfait de sucre de lait avec le médicament, de là la nécessité de détacher de temps à autre le mélange et de la
molette et de la capsule; qu'ensuite il soit indispensable
de triturer et de détacher exactement pendant le nombre
de minutes assigné; à quoi bon venir contester sur ce
point? C'est là un fait d'expérience qu'il faut accepter
comme il a été donné; le contredire, serait tomber dans
des arguties indignes de la gravité de la question.

Quoi qu'il en soit, une fois que par la trituration un
médicament a été élevé à la millionième puissance, à
quelque règne et à quelque classe qu'il appartienne, il devient soluble dans l'eau et dans l'alcool. Les sucs des végétaux frais s'y dissolvent immédiatement; mais les végétaux exotiques et les médicamens empruntés aux règnes
minéral et animal, ont besoin d'être élevés à cette puissance pour devenir solubles. Toutefois, ils ne sont que
rarement convenables à l'usage homœopathique dans cet
état; ils veulent encore être soumis à un nouveau mode
de division, c'est ce qu'on nomme les *dilutions*. Elles
s'opèrent en prenant une goutte du médicament à la
troisième puissance, et en l'ajoutant à 99 gouttes d'alcool. Le mélange une fois opéré, on bouche le flacon et
on lui imprime deux secousses légères, non seulement
pour que le mélange devienne fort intime, mais encore
dans le but d'élever le degré de dynamisation. On répète
la même opération autant de fois qu'il est nécessaire pour
amener le médicament au degré de dilution où on veut

l'employer. L'expérience semble avoir prouvé que dans le traitement des maladies chroniques le degré d'atténuation le plus convenable était le trentième, et que dans les maladies aiguës il était préférable de se rapprocher de l'unité. J'ai déjà indiqué en le développant ce point de pratique, auquel j'ajouterai quelques nouvelles considérations.

Il est de fait que toutes les fois qu'on s'est arrêté à un médicament en parfaite correspondance avec la maladie, toujours on obtient d'excellens effets de la trentième atténuation. Mais il me semble également que si, prenant en considération la sensibilité du malade, on donne ou la vingt-quatrième ou la dix-huitième dilution, il arrive encore qu'on touche le but, sinon d'une manière plus sûre, au moins avec plus de promptitude. Dès lors, l'expérience, à laquelle nous devons tous nous en référer pour ces difficultés pratiques, fournira à celui qui ne saura ni l'interroger, ni l'interpréter, des réponses souvent contradictoires, qui, au lieu de jeter de la lumière, ne feront qu'accroître les ténèbres. Sans aucun doute, dans les sciences rien ne doit être abandonné au génie de chacun; j'aimerais mieux dire au caprice individuel. Le devoir comme la mission du savant sont de savoir se rendre compte de tout ce qu'il observe, en trouver la loi; de même que le devoir du praticien est de s'expliquer la valeur des moyens qu'il emploie. Mais ils ne le peuvent qu'autant qu'ils auront une méthode bien assurée; et si les homœopathistes qui ont discuté les principes de la nouvelle doctrine et qui ont mis en question une foule de points qui semblaient résolus, avaient songé à assurer et leur méthode logique et leur méthode d'observation, les discussions dont j'ai retracé une esquisse dans une précédente leçon ne seraient point survenues. Pour conclure à cet égard, je dirai que le choix du degré d'atténuation auquel un médicament doit être employé est un fait absolument individuel, jusqu'au jour où nous serons assez fins observateurs pour découvrir et formuler la loi d'action de chacunes d'elles (1).

(1) Puisque j'ai abordé cette discussion, j'irai plus loin.

L'homœopathie me paraît être, en France, dans l'un de ces momens de crise qui présagent pour elle un progrès immense et prochain. On y a soumis à un examen sévère et à une critique qui ne l'est pas moins, les différens principes de la doctrine homœopathique. Ce ne sont pas les allopathes qui en ont agi ainsi; ils ne savent de l'homœopathie que le nom : comment auraient-ils pu lui faire une objection qui ait le sens commun ? Ce sont les homœopathes, devenus pour eux-mêmes d'austères censeurs. Ils n'ont pu échapper à l'esprit de défiance, qui est le caractère de notre temps et de notre pays; et tout en admettant les principes de Hahnemann pour vrais, ils ont cherché le point où ils cessent d'être vrais. Les publications qui se sont faites de plusieurs travaux allemands où on discute à perte de vue sur l'alliance de l'homœopathie et de l'allopathie, sur les doses, leur répétition et leur force, sur la valeur du principe de dynamisation, et même sur la matière médicale, ont encouragé leurs recherches, je ne veux pas dire leurs doutes. D'autres ont eu la faiblesse de s'en alarmer. Ainsi, un critique énergique se plaint, dans l'un des derniers numéros de la *Bibliothèque homœopathique*, qui se pu-

Dans le mode de préparation des médicamens homœopathiques, les succussions contribuent aussi à développer leurs vertus. Les négliger, serait donc s'exposer à obtenir de mauvais résultats. Mais quelle explication donner de ce fait? Pour moi, je n'en connais aucune, et je me borne

blie à Genève, de ce qu'en France nous avons laissé publier l'examen de l'*Organon* fait par le docteur Griesselich, et de la publication de quelques autres travaux. Je ne veux point en ce moment répondre comme je le devrais à l'observation personnelle qu'il m'adresse, mais seulement faire remarquer à notre confrère qu'il n'a pas compris l'utilité de ces travaux. Il en est des convictions scientifiques comme de la foi religieuse. L'une et les autres ont besoin d'être éprouvées. Le travail du docteur Griesselich m'a paru d'une fort maigre importance; le mémoire des docteurs Beauvais et Simoneau ne me semblé prouver aucunement ce qu'il annonce; mais il est bon qu'on essaie de renverser l'édifice, afin qu'il soit prouvé qu'il résiste aux attaques qu'on peut lui porter. Soyons donc assez sûrs de nous-mêmes et comptons assez sur le bon sens humain pour ne pas ainsi prendre l'alarme. N'y a-t-il pas d'ailleurs un enseignement à tirer de toutes ces discussions? Si elles n'ont aucune valeur comme critique, ne sont-elles pas l'expression d'autant de *desiderata* qu'offre l'homœopathie et sur lesquels il nous faut méditer? Dans l'un des prochains numéros des *Archives* je reprendrai cette discussion en sous-œuvre, et je me propose de m'expliquer sur les qualités de *pureté* et d'*impureté* attachées à la conduite pratique de quelques homœopathistes. Cette question est aujourd'hui la seule importante parmi nous. De sa solution dépendent tous les progrès à venir de l'homœopathie.

à le constater. C'est un fait, que les médicamens acquièrent, je ne dis pas plus d'énergie, mais un plus haut degré d'appropriation à mesure qu'ils sont plus dilutionnés, et cela dans une mesure relative. La limite de cette mesure paraît être jusqu'ici la trentième atténuation. Pour reconnaître cette vérité pratique, nous ne pouvons, messieurs, que vous renvoyer à l'expérimentation clinique. Dans toutes les modifications que le mode de préparation fait subir aux médicamens homœopathiques, il se passe des phénomènes si mystérieux et si profonds, si intimes, tellement moléculaires, que l'esprit humain n'y saurait encore apercevoir autre chose que le résultat.

Du mode de préparation des agens thérapeutiques, il convient maintenant de passer à leur mode d'administration. Déjà vous savez qu'il est pour l'homœopathiste certaines règles invariables dont il ne s'écarte jamais. De ce nombre sont les suivantes.

1° Jamais il n'administre qu'une seule substance à la fois. Tout mélange de deux ou plusieurs médicamens est sévèrement proscrit à ses yeux, par la raison toute simple que pour lui chaque médicament jouit de propriétés absolues qui peuvent être contrariées dans leurs effets par une autre substance, sans que celle-ci ait jamais puissance de lui servir d'adjuvant. Cette proposition vous semblera hardie dans son énoncé. Mais si vous réfléchissez que toutes les substances dont les propriétés empiriques vous sont bien connues, que tous les médicamens, en d'autres termes, employés par vous à titre de *médicamens héroïques*, sont toujours prescrits seuls, vous comprendrez que nous, qui n'employons de médicamens que lorsque leurs propriétés nous sont nettement connues, ayons généralisé ce fait, et l'ayons élevé à la hauteur d'une loi. Descendez, je vous prie, à l'examen de vos formules composées, et dites quel cas vous faites de vos adjuvans, ce que vous attendez des eaux aromatiques que vous employez à titre d'excipient. Vous n'en attendez rien. Ils sont là comme autant de petits mensonges plus ou moins heureux, plus ou moins habiles, plus ou moins licites qui vous servent à dissimuler le dégoût de vos prescriptions. C'est la feuille d'or dont vous enveloppez vos pilules, le miel dont, selon l'expression du Tasse, vous frottez les bords du vase pour dissimuler le remède. Et, chose étrange! il s'est trouvé en France, de tous les pays du monde celui qui a fait à la polypharmacie la guerre la plus vive, et qui a reproché à l'Allemagne avec le plus de sévérité son obstination à conserver une direction aussi mauvaise, des hommes qui ont reproché à un Allemand d'avoir courageusement étouffé la polypharmacie aux lieux où elle recevait encore une sorte de culte!

2° Les formes sous lesquelles un médicament est administré par nous, sont de trois espèces. *A.* Nous les donnons à l'état de teinture alcoolique pure ou étendue dans un liquide dépourvu de toute propriété médicatrice. *B.* Ou bien à l'état de globule, soit écrasé dans du sucre de lait, soit dissous dans un peu d'eau. *C.* Chaque dose de médicament peut être prise en une seule fois, ou bien dissoute dans une quantité suffisante de liquide pour qu'il en soit pris une cuillerée pendant huit, dix et douze jours

consécutifs. Apprécions la valeur de chacun de ces modes
d'administration.

Les cas dans lesquels on emploie les médicamens à l'é-
tat de teinture alcoolique pure ou étendue d'eau, sont
peu nombreux. Cependant, dans les maladies aiguës, il
est quelquefois et même assez souvent utile de recourir à
ce mode d'administration. Il faut également s'en servir
chez les sujets doués de peu d'impressionnabilité de la part
des médicamens et d'une grande force de réaction vitale.
Mais dans la vie civilisée que nous menons, où tant de
causes d'affaiblissement nous entourent, ces exemples sont
peu nombreux.

Je dois, à ce sujet, vous prémunir contre une faute
que beaucoup ont commise, à laquelle sont exposés tous
ceux qui débutent, et à laquelle, je le crois aussi, aucun
n'a complétement échappé. Lorsque certains succès plus
ou moins éclatans auront couronné vos premiers efforts,
bientôt vous éprouverez quelques revers. Vous aurez des
guérisons qui se feront long-temps attendre, et même des
maladies qui sembleront vous résister. Cependant, vous
aurez apporté tous les soins dont vous êtes capable à déterminer les médicamens appropriés. Alors, sans douter
de la doctrine, ni des principes sur lesquels elle repose,
tout en adoptant ses moyens, vous inclinerez à croire que
Hahnemann a été trop rigoureux sur le fait de l'exiguité
des doses. Pensant avoir bien choisi le médicament, vous
abandonnerez les globules pour en venir aux teintures.
Mais à mesure que vous aquerrez plus d'expérience,
vous reviendrez au mode prescrit par Hahnemann, si non

dans tous les cas, au moins dans le plus grand nombre ; et vous jugerez que vos insuccès du passé tenaient, non à la faiblesse des doses, mais au défaut d'homœopathicité du médicament.

En Allemagne et en France, on a souvent voulu sortir, sous ce rapport, des limites fixées par Hahnemann. Pour mon compte, j'ai souvent entendu vanter les succès prompts et éclatans obtenus par ce mode d'administration. Sans nier aucunement des faits dont je n'ai pas été témoin, sans accorder une valeur absolue à des moyens qui sont nécessairement relatifs à une foule de contingences difficiles à apprécier, je crois qu'on a été beaucoup trop loin. Je ne connais pas un seul exemple bien constaté de guérison obtenue par un médicament administré à la dose d'une ou plusieurs gouttes de teinture alcoolique et qui ait résisté au même médicament donné sous forme de globules. Je voudrais, je l'avoue, que les défenseurs de ce système voulussent bien produire les faits sur lesquels ils s'appuient. Argueront-ils des maladies aiguës ? Je le crois d'autant moins qu'ici, maître et disciple, tout le monde est d'accord qu'il peut y avoir avantage à donner des doses plus fortes. Parlera-t-on des maladies chroniques ? Ah ! messieurs, méfiez-vous de votre tendance à suivre une marche excentrique. Méfiez-vous de l'indéfinissable puissance de vos moyens. Pour un cas où vous tomberez juste, il s'en présentera vingt où vous produirez les plus fâcheuses aggravations. Sans doute, il vous paraîtra presque ridicule que j'essaie de vous prémunir contre l'intensité d'action de nos moyens thérapeutiques.

Eh bien ! accueillez mon conseil le sourire sur les lèvres, si bon vous semble, je charge l'expérience de me justifier à vos yeux et de vous faire désavouer vos sarcasmes.

L'administration des médicamens homœopathiques à l'état de globules, est de tous les modes d'administration le plus généralement usité. Ils agissent également bien, soit qu'on les donne simplement écrasés dans du sucre de lait, soit qu'on les fasse dissoudre dans une petite quantité d'eau. Il est cependant d'observation que ce dernier mode est préférable au premier. L'expérience prouve, en effet, que les médicameus pris sous cette forme agissent avec plus de promptitude et d'une manière plus pénétrante, et par conséquent plus efficace que lorsqu'on les donne à l'état sec. Ce fait ne répugne pas aux lois généralement adoptées en thérapeutique. Il est d'usage, même en allopathie, de prendre la plupart des médicamens à l'état liquide, et je pense que vous ne me démentirez pas si j'avance que sous cette forme les préparations pharmaceutiques agissent d'une manière plus douce et plus prompte.

Cependant, gardez-vous d'attacher à ces différens modes d'administration une valeur qu'ils n'ont pas. En médecine comme en toute chose, il y a des faits tellement individuels qu'ils échappent à toute espèce de règle et de principe. C'est au génie du médecin à les deviner et à se laisser conduire par ses inspirations.

Enfin, messieurs, dernièrement, je vous l'ai déjà dit, Hahnemann a arrêté notre attention sur un mode d'administration des médicamens qui a une grande valeur. Il

suppose que dans le traitement de toutes les maladies,
mais plus particulièrement des maladies chroniques, il
est souvent avantageux d'administrer les médicamens dissous dans une quantité d'eau suffisante pour que le malade
en ait une cuillerée à prendre chaque jour pendant huit,
dix ou douze jours. Puis, il laisse reposer son malade pendant un nombre de jours égal à celui pendant lequel il a
fait usage du médicament ; et il recommence ensuite, procédant toujours de la même manière.

Les avantages résultant de ce mode d'administration,
nous semblent incontestables, surtout au début des maladies chroniques. Lorsque ces dernières sont anciennes
et ont jeté de profondes racines dans l'organisme, il se
trouve tellement affaibli et détérioré qu'il serait impossible de dire quel organe ou quel système organi-
nique est plus malade qu'un autre. Alors, il y a à
soumettre tout d'abord le malade à un traitement que
j'appellerai *dyathésique* ou *général*. Sans doute, il y a toujours avantage à se laisser conduire et diriger par la
grande considération de la similitude des symptômes;
mais ces derniers sont si nombreux et tellement tranchés,
que, dans ce cas, les symptômes caractéristiques surabon-
dent, et qu'il faut, avant tout, faire usage des médicamens
qu'on peut, à bon droit, nommer *polychrestes antipsoriques*, en raison du grand nombre d'états pathologiques
divers qu'ils ont la propriété de couvrir. Dans ce cas, un
médicament administré ainsi à très-petites doses, mais à
des époques très-rapprochées, sollicite l'organisme d'une
manière continue à réagir contre la maladie ; et cette

continuité d'action est favorable au malade , en ce qu'elle
semble abréger beaucoup la durée du traitement. Il reste
toutefois une difficulté à éclaircir : on enseigne en homœopathie, et comme tous les autres j'ai enseigné moi-
même, que les doses ne devaient être répétées qu'autant
que la première avait épuisé toute sa sphère d'action.
Comment concilier ce fait avec l'administration journa-
lière dont je parle ?

D'abord, messieurs, il est de fait que le médicament
administré en dissolution épuise son action beaucoup plus
vite qu'à l'état sec; et puis, il est de fait encore que la
dose médicatrice se trouvant répartie sur un nombre de
jours relativement considérable, sollicite graduellement
l'organisme qui réagit avec promptitude et d'une manière
presque insensible. Or, le grand secret de l'homœopathie
consiste à atteindre le but avec le moins de secousse et le
moins de perturbation possible, c'est-à-dire en évitant,
autant qu'il est permis de le concevoir, l'aggravation homœopathique.

Je n'ai rien dit encore d'un dernier mode d'administration des médicamens qui a été singulièrement tourné en
ridicule dans le monde des médecins, et fort mal à propos, selon moi : je veux parler de l'*olfaction.*

L'action attribuée aux médicamens administrés de cette
manière a semblé tenir du prodige, pour ne pas dire du
ridicule; et on n'a pas prévu que tout le ridicule était du
côté de l'objection proposée. On admet sans contestation
que les aromates qui sont en état d'expansion continuelle
dans un appartement, modifient l'organisme d'une ma-

nière puissante et le plus souvent fâcheuse; que les professions où ceux qui les exercent sont journellement exposés aux émanations odorantes, engendrent des maladies
nombreuses et souvent d'un danger irrémédiable; et,
oubliant la loi d'analogie, on se refuse à admettre qu'un
médicament puisse agir de la même manière; et on n'a
d'autre raison à alléguer, si ce n'est l'absence d'odeur.
Eh bien! ce motif cède évidemment devant la considération du fait. Or, l'observation nous a montré à tous l'action positive et quelquefois salutaire des médicamens administrés au moyen de l'olfaction. Je dis leur action
positive, parce qu'en faisant flairer un médicament, il
est rare de ne pas obtenir un effet lorsque ce médicament
est bien choisi. J'ajoute que cet effet est quelquefois salutaire, parce que souvent l'action est trop passagère pour
qu'il s'ensuive une amélioration prononcée, et à plus
forte raison une guérison durable. Aussi ai-je pour
opinion que l'olfaction des médicamens homœopathiques
n'est réellement utile que chez les personnes très-impressionnables, douées d'une grande susceptibilité pathologique, ou chez qui il a été fait abus des médications allopathiques, ou même des médicamens homœopathiques.

Ainsi, il ne nous semble pas qu'on doive se tenir
exclusivement, comme l'ont fait quelques praticiens allemands, à la seule *olfaction*. Ce mode d'administration
serait trop infidèle et peut d'ailleurs prolonger un traitement d'une façon indéfinie. Mais si, dans le traitement
d'une maladie aiguë, vous êtes en présence d'un sujet
très-susceptible et que vous redoutiez de fortes aggrava-

tions, l'olfaction peut, j'ose l'affirmer, vous rendre d'immenses services, ou peut même suffire à la guérison. Dans le traitement des maladies chroniques, il se présente également plusieurs circonstances où son utilité ne saurait être révoquée en doute : chez les personnes irritables, dont de nombreux traitemens toujours mal dirigés ont vicié la sensibilité; et chez ceux dont la maladie à jamais incurable ne permet de concevoir aucun espoir de guérison. Dans ces deux cas, vous avez également à redouter de fortes aggravations, et dans ces deux cas aussi, ces dernières ne sont pas salutaires. Alors l'olfaction, agissant d'une manière plus douce et plus passagère, doit être préférée à tout autre mode d'administration.

Que conclure, messieurs, de ce qui précède?

D'abord, que nos succès en homœopathie dépendent en grande partie du plus ou moins de soin apporté dans la préparation des médicamens que nous employons; qu'il n'est rien de plus délicat que cette opération, et que par conséquent le médecin ne saurait être trop scrupuleux sur le choix du pharmacien auquel il s'adresse pour avoir les médicamens qu'il administre (1), au cas où il ne les prépare pas lui-même. Ainsi, soit que vous vous livriez à la

(1) Long-temps nous avons désiré voir s'établir à Paris une pharmacie homœopathique. Nous croyons que ce vœu vient enfin d'être réalisé. Depuis quelque temps je me sers des médicamens préparés par M. WEBER, PHARMACIEN, RUE NEUVE DES CAPUCINES, N° 8, et j'avoue qu'il n'est aucun des médicamens que j'y ai pris qui n'ait complétement satisfait mon attente.

pratique de l'homœopathie , soit que vous tentiez des expériences pures pour vous convaincre de la vérité qui est
en elle, la chose importante est de vous assurer avant tout
que les médicamens dont vous vous servez soient préparés
d'après les règles prescrites par Hahnemann.

Nous devons conclure aussi de ce qui a été dit de l'administration des médicamens, qu'aucun des modes proposés ne doit être accepté exclusivement, qu'aucun ne
doit être repoussé d'une manière exclusive ; qu'il est des
cas où l'un d'eux doit être préféré à tous les autres, de
même qu'il est d'autres cas où il peut être indifférent de
préférer un mode à un autre mode ; que le tort de ceux
qui se sont prononcés pour l'une ou l'autre des formes
que j'ai indiquées, ont eu le tort immense de trop généra-
liser un fait vrai en lui-même, devenu faux seulement
par son exagération ; que tout notre travail , à nous homœopathistes, consiste à préciser mieux qu'on ne l'a pu
faire encore, dans quels cas chacun d'eux doit être employé pour que le malade guérisse rapidement, sans
secousse et d'une manière durable. Messieurs, dans la
prochaine séance, je traiterai de l'*hygiène homœopathique.*

LEÇONS

DE MÉDECINE

HOMŒOPATHIQUE.

16e LEÇON. — 7 juin 1835.

SOMMAIRE.

SUJET DE CETTE LEÇON. — Progrès que l'homœopathie fait faire au problème hygiénique. — Ce progrès découle des principes de l'homœopathie. — L'hygiène ne peut plus être définie par nous l'art de conserver la santé des individus en particulier et de l'espèce en général ; mais bien l'art de reconnaître et de créer pour l'espèce et pour l'individu le milieu le plus favorable à leur conservation et à leur développement. — Différences de ces deux points de vue. — Témoignages historiques qui les justifient. — L'hygiène homœopathique offre un but plus précis que l'hygiène allopathique. — Déclarant la loi d'*appropriation* le fait le plus général de la physiologie, l'hygiène, à son point de vue, doit rechercher à quelles natures physiologiques certaines modifications conviennent de préférence à d'autres. — Considérant les maladies comme étant divisées en deux classes qui elles-mêmes se subdivisent, 1° les *maladies aiguës* qui sont *idiopathiques* ou *épidémiques*, 2° les *maladies chroniques* qui toutes sont *miasmatiques*, elle se propose de les prévenir toutes : 1° par les modifications du milieu où nous sommes appelés à vivre ; 2° par la recherche des spécifiques prophylactiques des maladies épidémiques ; 3° par la recherche des moyens propres à éteindre les trois miasmes qui engendrent toutes les maladies chroniques. Voilà le but de l'hygiène homœopathique.

MESSIEURS,

Lorsque je vous ai annoncé une leçon sur l'*hygiène homœopathique*, je crains que plusieurs d'entre vous n'aient pensé que je ne voulais vous entretenir que de l'emploi de ce qu'on nomme les *matériaux* de l'*hygiène*, matériaux que Galien avait rangés sous six catégories différentes, les appelant fort improprement les six choses *non naturelles*. Considérée de ce point de vue un peu étroit, l'hygiène n'est qu'un auxiliaire de la thérapeutique, et je vous avoue que j'aurais eu peine à consacrer une soirée entière à des détails que vous trouverez répétés dans la plupart de nos publications. Cependant cette répétition aurait eu son utilité ; et malgré ce qu'elle aurait eu de fastidieux, je m'y serais peut-être résigné si, en effet, c'était là de l'hygiène. L'hygiène, messieurs, ne s'applique point à l'homme malade, mais seulement à l'homme en santé ; et s'il est vrai que pour conserver cette dernière il faille être d'une grande sévérité sur le régime, se créer un milieu atmosphérique qui favorise la résolution de la maladie, avoir un soin particulier dans le choix des vêtemens dont on se couvre, éloigner tous les travaux de l'esprit qui exigent de l'application, s'abstraire de toute émotion passionnelle, etc., ce sont là autant de moyens qui, pour n'être pas empruntés à nos pharmacies, convergent néanmoins vers un même but que nos médicamens, et sont thérapeutiques au même titre qu'eux. Que pour les distinguer des moyens pharmaceutiques, vous les appelliez moyens diététiques, j'y consens volontiers, pourvu que vous admettiez la diététique pour l'une des branches de la thérapeutique générale. En vous entretenant de l'hygiène, je n'ai point en vue la diététique, et je crois qu'il était nécessaire de bien établir cette distinction, afin d'éviter toute équivoque.

Ceux d'entre vous qui ont l'habitude de voir les choses d'un peu haut, croiront peut-être que je vais aborder les grandes questions des climats, des institutions sociales, des mœurs, etc., etc., qu'on a coutume de traiter chaque fois qu'on s'occupe d'hygiène. Ceux-là s'abuseraient également. Nous ne sommes pas en mesure de présenter une solution nette et précise sur des questions de cette étendue; mais aux principes que j'ai soutenus devant vous, un jour ou l'autre les solutions dont je parle seront empruntées. Indiquer ce qu'il y aura à faire pour arriver à une fin aussi désirable, dans quelle direction nos efforts devront se déployer, faire pressentir les travaux qu'à cet effet nous aurons à entreprendre, voilà mon but. Avant de vous l'indiquer avec plus d'exactitude, permettez que je rappelle en peu de mots une distinction écrite dans tous les livres et sur laquelle il est trop rare de voir s'arrêter la pensée du médecin une fois qu'il est jeté dans la pratique.

Tout le monde sait et tout le monde dit que la mission du médecin est double ; qu'appelé à guérir ou à soulager les infirmités humaines, son devoir est aussi de les prévenir dans la limite du possible. On dit ainsi et on agit comme si nous n'avions d'autre puissance que celle qui se rapporte à la guérison proprement dite. C'est un vice contre lequel on ne saurait trop s'élever, mais qu'il est plus facile de signaler que de détruire. Vous savez, messieurs, combien le malade est peu soucieux de sa propre santé, combien il est difficile de l'amener à prendre des conseils tant qu'il ne s'agit que de prévenir le mal ; vous savez, d'ailleurs, combien nos institutions et nos mœurs, toutes plus ou moins factices, plus ou moins conventionnelles, s'accordent difficilement avec les rigueurs d'une hygiène bien entendue. Ne vous étonnez donc plus si nous nous habituons à voir en nous bien plus des thérapeutistes que des hygiénistes.

Mais, d'un autre côté, tout en ce monde tend vers le bien, et dans la question médicale le bien n'est pas évidemment la thérapeutique, mais au contraire l'hygiène. Quels que que soient les perfectionnemens de nos méthodes de traitement, de quelques découvertes que l'avenir nous enrichisse à cet égard, toujours, messieurs, notre plus belle gloire sera de faire avancer l'hygiène ; et s'il me fallait un témoignage de la jeunesse et des imperfections de notre science, je l'irais puiser dans l'état de l'hygiène, qui, bien qu'on en ait dit, n'en est encore qu'à ses pre miers pas. Je vous ferai remarquer en passant que la médecine réfléchit à son point de vue les deux grands aspects de la vie humaine : guérir le mal, conserver le bien en y ajoutant. Or, de même qu'en politique il y a plus de gloire pour un gouvernement à prévenir la misère qu'à couvrir le sol d'hôpitaux, de maisons de bienfaisance et d'institutions charitables ; de même qu'il y a plus d'habileté à maintenir l'ordre et la paix dans les sociétés qu'à réprimer les troubles et les désordres ; que mieux vaut un peuple qui n'a jamais senti le besoin des sociétés de tempérance que celui qui se glorifie de leur voir prendre de la faveur et de l'extension ; de même qu'en morale, il est préférable de créer des mœurs qui rendront inutiles les mille lois destinées à protéger la morale publique, et que ceux qui déplorent à juste titre l'oubli des devoirs les plus doux et les plus saints ont à s'enquérir des moyens de les rendre dignes d'amour et de respect : de même nos plus belles conquêtes sont, en définitive, celles que nous faisons en hygiène.

Comme il existe une correspondance intime et parfaite entre la marche et le développement des différentes branches du savoir humain, il suit que dans sa marche progressive l'hygiène a obéi au mouvement général qui entraînait toutes les sciences. Ce n'est que depuis le jour où les accens de liberté se sont fait entendre en Europe que les nations ont conçu la possibilité de vivre en paix. Jusque-là, considérant la guerre comme leur état normal, il s'agissait toujours de punir, corriger, châtier ; ce que dans le langage du temps on appelait faire bonne et loyale

justice. La misère et l'ilotisme semblaient devoir revenir
en partage aux vaincus ; c'était pour ainsi dire la rançon
par eux payée au vainqueur. Mais toute l'activité humaine
s'est jetée dans une autre direction, du moment où on a
compris que la guerre était chose mauvaise. La conquête
se trouvant anathématisée, l'industrie a été exaltée ; et
dès lors, on a senti qu'en sacrifiant le pauvre ou le vaincu,
ce qui est la même chose, on se privait d'une ressource
qu'il convenait mieux de chercher à utiliser. De même,
il a fallu aussi que nous, médecins, traversassions une longue suite de siècles avant de comprendre toute l'extension
dont l'hygiène était susceptible, et quel parti nous pouvions tirer, dans l'intérêt de notre propre conservation,
d'une foule de modificateurs que nous croyions nous être
essentiellement ennemis, tandis que leur hostilité ne tenait qu'à notre ignorance du parti que nous en pouvions
tirer. Permettez, messieurs, que je poursuive encore ma
comparaison. La guerre et la conquête furent la loi du
passé, et cependant on sentit le besoin de la paix ; on
connut aussi le prix de l'industrie. Je ne viens donc pas
vous montrer les siècles passés toujours semés de dévasta-
tion et de carnage, en proie à une misère sans relâche.
Tout ce que j'affirme et tout ce que je veux dire, c'est que
partis de l'imperfection pour arriver à la perfection, de
l'ignorance pour atteindre à la science, de l'accumula-
tion de toutes les misères pour arriver à la possession de
toutes les joies, à mesure que nous remontons dans le
passé, nous voyons le *mal* et les moyens de le corriger,
prédominer de plus en plus sur le bien, sur les moyens

de le conserver et de l'accroître ; en d'autres termes, et pour revenir à mon sujet, nous voyons la THÉRAPEU-TIQUE dominer l'HYGIÈNE. Mais, messieurs, ne vous méprenez pas sur ma pensée. N'allez pas croire que je considère la thérapeutique comme d'autant plus parfaite que nous reculons davantage à travers les siècles. Loin de là : elle aussi a obéi au mouvement progressif qui est notre loi. Je prétends seulement qu'elle a été plus estimée, plus cultivée, et par conséquent plus enrichie que l'hygiène. L'histoire le prouve.

S'il en est parmi vous qui ne connaissent les codes religieux et les doctrines philosophiques que de nom, ils comprendront difficilement ma proposition. Habitués à entendre vanter la science profonde et la haute sagesse des anciens, ils répéteront que des hommes de la portée de Moïse, de Pythagore et de Platon passent cependant pour avoir porté l'hygiène à un haut degré. Ceux-là s'abuseront. Hippocrate est de tous les anciens le seul qui ait embrassé le problème, sinon dans tous ses détails, au moins dans toute son étendue. Les livres de Moïse ne contiennent qu'un fort petit nombre de prescriptions s'adressant à l'*espèce*, et les mille détails contenus dans le *Lévitique* et le *Deutéronome*, ne sont que des prescriptions *individuelles* qui ne s'adressaient qu'au peuple juif, et surtout au pays que ce peuple habitait. Si jamais vous jetez un coup d'œil sur les *vers dorés* de Pythagore, seul monument qui nous reste de sa doctrine, et sur le commentaire qui en fut donné par Hiéroclès, vous verrez encore que toute l'hygiène de son école se borne à la diététique et à quelques soins de propreté. Pour Platon, dans ceux de ses dialogues intitulés la *République* et les *Lois*, les seuls où il traite d'hygiène, il semble qu'un seul fait l'occupe, c'est de mettre en honneur la *gymnastique*. Pour le reste, vous seriez étonnés de la pauvreté de son hygiène, et je dirais presque de la barbarie de ses lois, si j'avais à m'occuper de ses doctrines en ce moment. Il n'y a vraiment qu'Hippocrate, dans l'antiquité, qui comprit l'importance et le but de l'hygiène. Bien d'autres ont célébré avant moi le traité *de aere*, *locis* et *aquis*, sur lequel je ne puis m'appesantir aujourd'hui; et tous ont reconnu, comme je me plais à le reconnaître, qu'à l'étendue de son génie n'avait échappé aucune des questions fondamentales de tout bon système hygiénique. Sans être injuste envers les anciens, il faut savoir, selon le conseil de Pascal, *borner notre respect pour eux*. Aussi dirons-nous que, pour Hippocrate, les problèmes les plus importans sont ceux sur lesquels il glisse le plus légèrement, que sa distribution est mauvaise, et qu'au lieu de faire pivoter les questions les plus générales autour de questions secondaires, comme les eaux, les airs et les lieux, il aurait fallu subordonner ces derniers au lieu de leur accorder un rang primordial.

Je me souviens d'avoir entendu beaucoup vanter Dioclès de Cariste pour une assez pauvre lettre qu'il écrivit à Antigone. Eh bien! à part quelques conseils salutaires qu'il donne à ce monarque pour prévenir l'invasion des maladies, sa lettre est bien plus de la séméiotique que de l'hygiène. J'ose à peine vous parler des travaux de Plutar-

que et de quelques autres moralistes ou médecins, comme
Celse et Agathinus, qui n'ont fait que répéter ce que
d'autres avaient dit avant eux, sans rien ajouter ni dans la
conception ni dans les détails. Il n'en est pas de même de
Galien. Il avait divisé, comme vous le savez, toutes les
sciences médicales en trois grandes catégories qu'il dési-
gnait ainsi : les *choses naturelles*, ce que nous appe-
lons la *physiologie*; les *choses non naturelles* qui, consti-
tuaient à ses yeux le domaine de l'*hygiène*; et les *choses
extra-naturelles*, embrassant la *pathologie*. Venait ensuite
la thérapeutique proprement dite ou *ars medendi*. Les
choses non naturelles étaient pour Galien au nombre de
six : *aër*, *cibus* et *potus*, *inanitio* et *repletio*, *motus* et
quies, *somnus* et *vigilia*, *accidentia animi*. Maintenant,
je vous le demande, est-ce là de l'hygiène? N'est-ce pas
plutôt de la diététique? Je ne conteste pas que lorsqu'il
s'agit de prévenir les maladies ou même de conserver la
santé, il soit utile de régler l'emploi de chacun des six
ordres de modificateurs que Galien énumère; mais pense-
t-on qu'il n'y ait que ceux-là qui intéressent la santé humaine? Et de plus, n'a-t-on pas à s'enquérir de ce que
chacun d'eux peut avoir d'utile, et en quoi il est appelé
à ajouter à notre bien-être?

Je voudrais à ce propos arrêter votre attention sur une
considération qui vous permettra de sentir la différence
essentielle de l'hygiène telle que nous la concevons, et de
l'hygiène telle que l'entendait Galien et telle que l'entendent encore les médecins d'aujourd'hui. Tous les médecins du passé ont vécu dans cette opinion si bien ex-

primée par un historien célèbre, que *l'homme est un être libre s'agitant dans une sphère fatale* (1). Dès lors, le monde extérieur, autrement dit les modificateurs externes ont semblé nous être donnés d'une manière invariable, de telle sorte que nous eussions à nous accommoder à leur action sans pouvoir les modifier. Ceux qui avaient conçu le monde comme inerte et dépourvu de vie devaient penser ainsi. Les êtres vivans ont seuls le privilége de se modifier. Dès lors, il ne s'agissait plus que de rechercher les conditions physiologiques sous lesquelles l'action d'un modificateur quelconque étant connue, pouvait être utile, et les conditions sous lesquelles cette action pouvait être nuisible. Mais de chercher à faire subir au milieu qui nous entoure les changemens susceptibles de l'approprier à nos besoins, il n'y fallait pas songer. L'hygiène avait donc à faire la part des modificateurs essentiellement nuisibles et de ceux qu'on supposait être essentiellement utiles; puis, à rechercher la mesure, soit absolue, soit relative, de l'utilité de chacun d'eux. Aujourd'hui, messieurs, autre doit être le but et par conséquent les moyens. Si l'homme est un être libre, ce que nul au monde ne saurait contester, s'il se développe dans une *sphère* NÉCESSAIRE, elle n'est point FATALE. L'idée de nécessité suppose qu'on ne peut abstraire l'homme de son milieu sans qu'aussitôt la vie s'éteigne en lui; mais elle ne permet pas de conclure comme l'idée de fatalité que le milieu où nous nous agitons soit définitivement arrêté

(1) M. Guizot.

sans que nous puissions le modifier à notre gré ou plutôt
selon nos besoins. En effet, nous savons aujourd'hui que
tout vit dans la nature et qu'il appartient à l'homme de
créer son milieu. Dès lors, l'œuvre de l'hygiène consiste
donc à déterminer ce que doit être cette création de tous
les instans et à donner les moyens de l'opérer. Dès lors
aussi il n'est aucun modificateur que l'on puisse déclarer mauvais en lui-même ; tous sont bons. Il ne s'agit que
de dire le lieu, le temps, les natures physiologiques auxquelles chacun d'eux peut convenir. Qu'il y a loin de cette
manière de considérer l'hygiène à l'idée que s'en faisait
Galien, et à l'opinion qu'on en conserve de nos jours !

N'allez pas croire que j'aie fait un tableau de fantaisie
en attribuant aux hygiénistes modernes la pensée qu'il y
ait des agens hygiéniques essentiellement nuisibles. Pour
vous convaincre du contraire, consultez tous nos modernes dogmatistes, et vous aurez la preuve de ce que j'a-
vance. N'ont-ils pas admis qu'il est des agens essentiellement irritans et d'autres essentiellement débilitans? Du
moment où ils croient que toutes nos maladies proviennent ou d'irritation ou de faiblesse, n'ont-ils pas été conduits à proscrire les excitans dans le plus grand nombre des
cas et pour la très-grande majorité des constitutions? Eh
bien ! le progrès essentiel à accomplir consiste en ce que
l'hygiène ne peut plus avoir d'arrêt de proscription à prononcer, mais seulement à indiquer la valeur relative des
agens qu'on emploie.

Je le dis à regret; mais depuis Galien l'hygiène n'a fait
que des progrès de détail. Que sont, je vous le demande,

les travaux de Porphyre de Tyr, ce disciple du philoso-
sophe Plotin, qui crut faire merveille en essayant de res-
susciter la diète pythagoricienne ? Vous n'espérez pas beaucoup de ces infatigables commentateurs de Galien appelés
les médecins arabes. Vous n'espérez pas non plus que je
considère comme travaux ayant la moindre valeur hygiénique, la lettre si fameuse que le moine Roger Bâcon
adressa au pape Clément IV, et dans laquelle il lui en-
voyait la composition d'une substance que ce bon moine
croyait pouvoir prolonger indéfiniment les bornes de la vie.
Il en est de même de la fameuse école de Salerne, dont l'auteur, Jean de Milan, n'a réussi qu'à exposer une mauvaise
doctrine en vers plus mauvais encore ; et si quelque chose
surprend, c'est qu'un homme de la science et de l'habileté de l'alchimiste Arnaud de Villeneuve ait pris la peine
de commenter un aussi mauvais code sanitaire.

Enfin, messieurs, j'abuserais de votre patience si je m'ap-
pesantissais sur les travaux de Marsile Ficin ; sur les expériences de Sanctorius, dont le nom lui-même est presque
oublié, et dont les recherches patientes et minutieuses sur
la transpiration insensible occupèrent l'activité de Lister
et de Dodart, de Dodart surtout qui n'hésita point à
poursuivre un seul et même sujet pendant trente-trois
longues années. Il nous faut donc arriver jusqu'à l'académie royale de chirurgie, qui étudia avec le plus grand
soin toute la partie de l'hygiène appelée la *diététique*, en
prenant ce mot dans un sens beaucoup plus large qu'on
ne fait communément, c'est-à-dire en y comprenant les
six choses non naturelles de Galien. Le professeur Hallé,

qui vint ensuite, avait, lui , le sentiment de ce que devait être un bon système hygiénique. Aussi , la classification qu'il consigna dans l'*Encyclopédie méthodique*, et les travaux qu'il exécuta , sont-ils préférables à tout ce qui a été écrit avant lui depuis Hippocrate , et à tout ce qui a été fait après.

Il y 'eut dans ces dernières années une sorte de fièvre hygiénique en France , et cela sous l'inspiration de la *Doctrine physiologique*. On chercha à étudier l'action de chaque modificateur externe dans ses rapports avec l'organe ou l'appareil organique auquel on le supposait correspondre plus directement. Pour être incomplète , cette direction n'en avait pas moins une très-grande valeur ; car il était nécessaire de bien connaître l'action organique ou locale de chaque agent hygiénique. Mais à cette considération il aurait fallu ajouter l'étude de l'action générale ou d'ensemble , et surtout ne point transporter dans l'étude de l'hygiène les hypothèses physiologiques et pathologiques qu'on s'était antérieurement créées. Alors , on aurait pu arriver à une connaissance exacte des agens hygiéniques , ce qui n'est point arrivé. Vous savez, messieurs, que pour avoir transporté en hygiène la loi de l'*irritation*, on arrivait à tracer aux hommes bien portans des habitudes de vivre et un régime nécessairement affaiblissans. Ce fut , il est vrai , sans grand inconvénient , parce que le bon sens humain s'insurgea contre des prescriptions dont les motifs ne lui parurent pas suffisans et dont l'inobservance n'entraînait que très - rarement les conséquences qu'on avait annoncées.

Ce sera encore, messieurs, une gloire de l'homœopathie que sa méthode aussi large que rigoureuse nous per-
mette d'entrevoir un avenir tout nouveau pour l'hygiène.
Reportez vos souvenirs dans le passé et prenez, je le suppose, l'art de guérir au temps où vivait Hippocrate,
qu'apercevrez-vous|? Un grand progrès, sans doute. Par
les mains de cet homme impérissable, la médecine est définitivement affranchie du joug des doctrines philosophiques. Elle acquiert son indépendance personnelle, et la
voilà qui depuis lors marche d'elle-même et se développe
en vertu de sa propre force. Mais si vous comparez ce
qu'était la science médicale en ces temps reculés à ce
qu'elle est aujourd'hui, que de confusion dans chacun
des élémens dont toute véritable médecine se compose!
Sans doute, on fait des livres où il semble qu'on veuille
plus spécialement traiter de physiologie ou de pathologie,
de thérapeutique ou d'hygiène; mais la méthode appliquée
à l'un ou à l'autre de ces élémens est vague et confuse, et
c'est toujours une vue purement médicale ou thérapeutique qu'on applique, soit à la physiologie, soit à l'hygiène.
Cependant le seizième siècle arrive. La méthode expérimentale s'applique aux études anatomiques, et bientôt se
constitue une science qui mérite le nom d'*anatomie*,
science dont les conquêtes nombreuses et rapides nous
étonnent toujours. De même donc que par les mains d'Hippocrate, la médecine, prise dans son ensemble, brisa les
fers de la philosophie; de même au seizième siècle, l'a-
natomie commença à être étudiée en elle-même et pour
elle-même; elle fut affranchie de l'art de guérir propre-

ment dit. Tout le monde y gagna. Ce n'est pas à moi de vous dire les vives lumières que l'anatomie jeta sur le diagnostic de la médecine. Vous en faites le plus beau fleuron de votre couronne. Mais j'aime à joindre mon apologie à la vôtre, m'arrêtant au moment où vous prétendez qu'elle a été utile à la thérapeutique.

Quoi qu'il en soit, cet affranchissement de l'anatomie en préparait un autre non moins important et que Haller devait consommer. Jusqu'à cet homme éminemment célèbre, la physiologie n'était qu'un tissu d'hypothèses plus ou moins ingénieuses; c'était le roman de la médecine. Lui appliquer la méthode expérimentale dont les sciences naturelles s'étaient emparées, nous obliger à étudier chaque fonction en elle-même et pour elle-même, d'abord dans son ensemble, puis dans ses différens élémens, rattacher autant que possible chaque fonction physiologique à un point fixe, à un élément anatomique, ce fut la gloire de Haller, et c'est en cela qu'il a fait entrer la physiologie dans la direction positive qu'elle n'a plus abandonnée et qu'elle n'abandonnera jamais. Je ne recherche pas en ce moment si la fureur d'analyse qui tourmentait Haller ne l'a pas égaré. L'analyse était le mot d'ordre de son temps. Il y a sans doute un point de vue opposé vers lequel nous gravitons à notre époque, où les vues d'ensemble commencent à dominer et à revendiquer leurs droits méconnus. Mais il faut juger Haller, bien moins par ses imperfections que par ses qualités, et ne pas le blâmer de ce qu'il n'a pas voulu faire. De ce point de vue, il est évident qu'on ajoutera à ses méthodes, mais qu'on ne les détruira jamais. C'est à lui que nous devons l'affranchissement de la physiologie.

L'hygiène reste seule aujourd'hui asservie à la thérapeutique, dont elle n'est qu'une sorte de dépendance et presque une déduction logique. Qui donc lui donnera sa personnalité scientifique? Evidemment, messieurs, l'homœopathie.

Ah! je vous en supplie, que dans une question aussi grave le sourire d'un dédaigneux sarcasme n'effleure pas vos lèvres. Libre à vous, sans doute, de traîner une vie misérable qui se partage entre une santé toujours douteuse et l'emploi des ressources de la thérapeutique. Vous êtes le présent de l'humanité, et je vous parle de son avenir; c'est au sort des populations qui viendront et qui déjà naissent à l'existence que j'essaie de vous intéresser. Pour nous tous déjà, nous portons un passé physique et moral dont les stigmates ne peuvent s'effacer entièrement. Mais nous sommes des êtres d'un jour, et cette suite de générations dont le bien-être nous préoccupe, elles n'ont de terme que dans l'infini. Ecoutez donc avant de juger.

Ce qui s'est passé pour l'anatomie et la physiologie doit se reproduire pour l'hygiène. Leur affranchissement a commencé par la découverte ou le perfectionnement de méthodes qui leur fussent propres. Un retour vers la méthode, et l'indication d'un but nouveau à atteindre, voilà les deux points initiaux de tout progrès scientifique, de tout progrès politique, de tout progrès moral.

C'est en cela que Hahnemann a été l'origine d'un progrès médical dont la limite n'est pas apercevable; c'est

en cela que ses découvertes lui méritent notre gratitude ;
bien plus encore pour les espérances qu'elles font naître
que pour le bien qu'elles réalisent. La *loi des semblables*,
voilà, messieurs, le but vers lequel doivent tendre toutes
les recherches ; c'est le fanal qui doit nous éclairer, le
guide fidèle qui nous conduit sans nous égarer jamais.
Lors même que ces deux grandes vérités seraient les seules
dont nous fussions redevables au génie de Hahnemann,
son nom ne périrait point, parce que la vérité a puissance
d'immortaliser celui qui la découvre. Mais la théorie que
Hahnemann a produite sur les maladies chroniques et
surtout les développemens qu'il a donnés, ajoutent encore
à sa gloire et deviennent pour nous l'indication du progrès que l'hygiène est appelée à accomplir sous son inspiration. Et, pour le dire en passant, nous médecins, sommes trop absorbés par notre mission de guérisseurs et
point assez préoccupés de notre rôle d'hygiéniste. Il nous
semble que notre rôle finit lorsque nous avons guéri,
tandis qu'il nous reste encore à conserver et à améliorer.
Je le répète, Hahnemann nous a enseigné toutes ces choses ; et bien peu l'ont su reconnaître, bien peu l'ont célébré sous ce rapport.

Messieurs, lorsque dans l'école on vous dit que *l'hygiène est l'art de conserver la santé de l'homme*, et que
même on y ajoute, ce que tout le monde ne dit pas,
qu'elle est aussi *l'art d'améliorer la santé humaine*, on
vous donne une définition qui pèche par le vague dont
elle est enveloppée.

Pour l'hygiéniste, conserver la santé, c'est supposer

qu'il y ait en ce monde un type de santé absolue qu'on ne rencontre nulle part. Lorsqu'on ajoute qu'il convient aussi de l'améliorer, on semble compléter la définition, et cependant, comme aucune idée précise ne se rattache à ce mot d'amélioration dans la pensée de ceux qui le prononcent, il suit qu'on a dit un mot quand il s'agissait d'indiquer une chose; car la santé humaine ne peut être améliorée qu'autant qu'elle se rapproche d'un type connu à l'avance et vers lequel on gravite incessamment. Ce n'était pas non plus dévoiler ce type, que présenter, comme l'a fait Galien, l'harmonie parfaite de toutes les fonctions comme l'image idéale que l'hygiéniste devait incessamment avoir devant les yeux, parce que cette harmonie entière ne peut être durable, et qu'il n'est aucune puissance humaine capable de s'opposer à ses perturbations. Que serait, je vous le demande, la vie d'un homme qui resterait insensible aux changemens de température ou de climat, aux variations dans la manière de vivre, dans ses habitudes et dans ses mœurs, qui aurait puissance d'assister à nos tourmentes politiques sans être affecté, et devant lequel les peines du cœur passeraient inaperçues? Serait-ce un homme?

Au surplus, cette harmonie de Galien ressemble beaucoup à son *temperamentum ad pondus*, dont l'image s'est toujours dérobée à nos regards.

Sans doute, et nous homœopathistes le disons aussi, il nous faut arriver à cette limite où toutes nos fonctions s'exécuteront librement et dans une parfaite harmonie. Maintenant, qui nous dira le moyen, aura précisé le but, aura enlevé à la pensée des hygiénistes d'autrefois ces formes nuageuses qui l'ont rendue stérile. Pour cela, replions-nous sur nous-mêmes et voyons ce qui s'oppose à cet état de santé idéale qu'on nous montre dans un lointain tel qu'un abîme nous en sépare.

J'en suis fâché pour ceux qui nient la théorie des maladies chroniques enseignée en homœopathie ; mais je leur prédis qu'en l'absence de cette théorie ils ne feront pas avancer l'hygiène. Il est de fait que dès l'origine des temps jusqu'à nos jours, l'humanité, aussi loin que les témoignages historiques nous reportent, se présente atteinte d'un mal qu'aujourd'hui nous désignons sous le nom de *psore*, que nos ancêtres crurent désigner suffisamment en l'appelant *lèpre*, dont les mille et une ramifications, dont les transformations sans nombre se représentent sous toutes les latitudes, dans toutes les civilisations et dans toutes les classes de la société. Personne n'y saurait échapper. Sous une forme ou sous une autre, l'Européen, malgré le raffinement de ses habitudes et de ses mœurs, y est soumis comme le sauvage de la côte d'Afrique ; l'habitant des pays libres lui paie tribut comme l'esclave des pays despotiques, et l'aristocrate opulent en porte les traces comme le dernier des hommes du peuple. Je le répète, en quelque lieu que vous portiez vos pas, vous le trouverez. Ici, sous la forme de gale ou de lèpre ; ailleurs, sous la forme d'éléphantiasis ; dans nos contrées plus civilisées, sous la forme affaiblie de scrofules, teigne, pour la psore héréditaire, sous le nom de *gale* dans sa forme primitive et acquise, et sous les mille noms que nous donnons aux maladies chroniques quand il s'agit de la forme secondaire. La syphilis et la sycose sont deux autres maux du même ordre qui ajoutent encore à ce triste tableau.

Or, le problème qu'aujourd'hui l'hygiène ait à se poser revient à ces termes : est-il possible de trouver les moyens de faire disparaître du sein de l'humanité la *psore*, la *syphilis* et la *sycose*? Ces trois miasmes ou virus sont-ils les principaux et les premiers obstacles à la conservation et à l'amélioration de la santé humaine ?

Nul doute que le germe de mort apporté par la majeure partie d'entre nous, dès notre entrée en ce monde, ne soit dû à l'existence de ces trois miasmes. Pensez-y, messieurs, il n'est que deux classes de maladies, les maladies aiguës et les maladies chroniques. Chacune de ces catégories se subdivise en autant de genres et de groupes qu'il vous plaira d'en admettre ; mais ces genres et ces groupes peuvent et doivent être ramenés aux deux catégories fondamentales sus-énoncées.

Les maladies aiguës, considérées dans leurs causes, sont toutes dues à des causes accidentelles toujours faciles à prévenir et dont il est le plus souvent possible de triompher. Ce sont des changemens de température, l'habitation de lieux malsains, des excès dans le régime, des fatigues poussées à l'extrême ou des émotions vives et perturbatrices. Eh bien, l'hygiène, au point où elle est déjà arrivée, nous permet d'éviter l'action des changemens de température. A mesure que la civilisation avance et que la politique s'occupe davantage du bien-être matériel des populations, l'assainissement des villes, et, par contre-coup, l'assainissement de nos habitations particulières, font des progrès journaliers. Pour en juger, il suffit de se reporter à ce qu'était Paris il y a cinquante ans et de le comparer à ce qu'il est actuellement. Notre régime est de mieux en mieux ordonné, et ce n'est plus guère que chez le peuple dont les privations de tous les jours expliquent les excès si elles ne les justifient pas, et chez les privilégiés de la fortune dont l'oisiveté a besoin d'orgies pour que la société s'aperçoive de leur existence ; ce n'est, disons-nous, que dans ces deux points extrêmes de l'échelle sociale que vous rencontrerez des maladies aiguës dépendantes d'excès de régime. Supposez aussi que la société arrive (et elle s'y achemine incessamment) à cet état où un travail raisonnable suffira à l'existence de l'homme ; supposez enfin qu'une règle meilleure et plus large soit donnée aux sentimens humains, et qu'ainsi nos affections reçoivent une meilleure satisfaction (et qui de nos jours n'aime à nourrir ce consolant espoir ?), vous n'aurez plus à redouter la funeste influence de l'excès de travail et des affections de l'âme.

Ainsi, les maladies aiguës sont donc bien plus des accidens que des maladies véritables, accidens engendrés par la vie factice et conventionnelle à laquelle nous condamne une civilisation imparfaite, qu'elles ne sont inhérentes à notre nature.

Mais que le jour luise où toutes les améliorations que je viens d'indiquer se réaliseront, qu'y auront gagné les maladies chroniques ? En vain, vous aurez régularisé votre régime, épuré vos mœurs, mieux distribué le travail et ses récompenses ; en vain, vous apporterez dans votre manière de vivre la régularité la plus austère ; en vain, vous vous garantirez contre la funeste influence des changemens de climat et de température, aurez-vous rien fait pour empêcher la gale, la syphilis et la sycose de se produire et de se transmettre à travers les générations ? croirez-vous avoir lavé notre espèce du triple *péché originel* dont elle porte le stigmate ?

Voilà cependant les maladies véritables qui nous affligent, et celles qui nous entraînent au tombeau nécessairement et par une pente rapide, quoique souvent si habilement ménagée, que nous nous apercevons du chemin parcouru juste au moment où nous touchons au terme du voyage ; voilà les trois grands obstacles à l'amélioration de la santé humaine, les trois causes de détérioration de l'espèce, les trois germes de destruction qu'il faut avoir en vue de combattre.

Comment donc les extirper du sein de l'espèce ?

La thérapeutique ne suffit pas à cette tâche. Sans doute, la thérapeutique homœopathique suffit à guérir la psore primitive, autrement dit la gale, et dans beaucoup de cas, elle permet de guérir et toujours de soulager la psore dans ses formes secondaires, voire même lorsqu'elle est héréditaire. Mais ce n'est pas encore le nœud du problème.

La gale a été acquise une première fois, de même de la syphilis et de la sycose. En supposant que l'homme en ait apporté le germe avec lui, ce germe a besoin d'un milieu pour se développer et se transmettre. Dans l'hypothèse beaucoup plus probable où ce germe viendrait du milieu lui-même, il est évident qu'il y aurait à rechercher les conditions qui l'engendrent. Dans l'une comme dans l'autre hypothèse, l'hygiène intervient ; c'est à elle seule qu'est réservée la gloire de l'anéantir, et d'indiquer les moyens d'effacer de l'humanité ces trois sources d'infection.

Je n'oserais affirmer les moyens à l'aide desquels l'avenir parviendra à en tarir la source. Mais il fallait évidemment que le but fût posé avant qu'on s'y acheminât ; car on ne tend jamais qu'à une fin qui nous est connue. Or, avant l'homœopathie et surtout avant la publication de la *Doctrine des maladies chroniques*, ce but était ignoré. Jusque-là, l'hygiène roulait dans le vague et n'était elle-même qu'un roman, de même que la physiologie se perdait dans le tourbillon des hypothèses avant que Haller l'eût affranchie des liens étroits qui l'unissaient en l'asservissant à l'art de guérir. Cet affranchissement de l'hygiène, Hahnemann l'a opéré. De cette première vue sur l'hygiène, n'est-il pas possible d'aller plus loin, et dès aujourd'hui ne pouvons-nous entrevoir la route à suivre pour atteindre le but ?

Nous savons, messieurs, que la gale, la syphilis et la sycose trouvent dans notre civilisation des foyers spéciaux où elles s'alimentent. La misère est en première ligne. Viennent ensuite les grandes réunions d'hommes sur des points trop circonscrits, comme la vie de caserne pour la gale, la vie maritime, etc. ; la prostitution pour la syphilis et la sycose. Mais ce que nous n'avons pas encore nettement déterminé et ce qu'il serait cependant de la plus haute importance de connaître, c'est si la syphilis et la sycose ne seraient pas des transformations d'un seul et même virus, des transformations de la psore. La solution de cette question contribuerait puissamment à nous faire découvrir les moyens d'effacer graduellement du sein de l'humanité toutes les maladies miasmatiques.

Pour la psore et la syphilis primitives, la difficulté n'est pas grande, puisque l'homœopathie fournit le moyen de les guérir radicalement, et que d'ailleurs, dans cette période d'acuité, les maladies dont il s'agit sont peu rebelles et ont jeté de faibles racines. Mais il en va tout autrement de la psore et de la syphilis secondaires, de celles qui se transmettent par voie d'hérédité. C'est surtout pour cette dernière forme générale de la psore et de la syphilis que l'hygiène peut et doit être puissante. Lorsqu'on pense que journellement des mariages se contractent entre personnes qui portent sur elles des traces évidentes de psore ou de syphilis héréditaires, que nos habitudes de vie, loin de conjurer cet ennemi, tendent au contraire à encourager ses envahissemens ; que nos mœurs, qui chaque jour deviennent plus dissolues, ajoutent encore à la puissance du mal ; que l'état d'agitation politique et domestique où s'épuise notre destinée, nous tient dans un état de fièvre continuelle qui avive encore les germes miasmatiques que nos parens nous ont transmis ; que n'y a-t-il pas à faire pour coordonner notre existence un peu mieux et la mettre en harmonie avec le but nouveau que l'hygiène doit se proposer ?

Qu'on y songe : s'il est vrai que la très-grande majorité de nos enfans naissent avec des symptômes plus ou moins nombreux de psore, leur éducation physique doit subir dès changemens nombreux : il ne s'agit plus d'éloigner d'eux les modificateurs qui tendraient à exciter leur sensibilité si mobile et si facilement impressionnable, mais aussi de trouver les moyens réellement spécifiques propres à détruire les germes de psore qu'ils apportent en naissant. De même que, dans le passé, l'hygiène s'est proposé de rechercher les harmonies des différens tempéramens et des différentes constitutions, et qu'elle est allée jusqu'à conseiller ou à proscrire le mariage entre des constitutions déterminées ; de même, il y a aujourd'hui à combiner les lois hygiéniques du mariage en vue de l'extinction radicale de ces fléaux miasmatiques qui affligent notre espèce.

J'indique rapidement les points principaux de l'hygiène homœopathique, et avant d'aller plus loin je m'empresse de reconnaître qu'ils sont de deux espèces : les uns peuvent devenir l'objet de réglemens d'administration publique, et même se convertir en lois ; les autres ne peuvent être que l'objet de conseils indi.viduels.

Si les gouvernemens daignaient un jour abandonner leurs luttes de partis, parfois sérieuses, mais bien souvent aussi très-puériles, pour s'occuper exclusivement des intérêts positifs de leurs administrés, je ne vois pas pourquoi ils n'ordonneraient pas que par les soins des médecins il fût tracé un tableau général de la psore, accompagné de l'indication des moyens pro pres à la détruire. Je me demande si la plus morale et la plus salutaire des lois ne serait pas celle qui rendrait obligatoire pour les populations l'observance de mesures que je puis pressentir sans

oser les indiquer. Dira-t-on que ce serait faire violence à
la liberté individuelle? Mais de quel droit l'homme peut-il
être libre de devenir ennemi de son semblable? Reconnais-
sons cependant qu'à de semblables mesures il doit y avoir
une limite. Je vous parlais à l'instant de la dissolution de
nos mœurs, et peut-être penserez-vous que j'ai répété
une phrase de convention sans y attacher une bien grande
importance. Je vous attends, messieurs, à la pratique de
notre art au moment où vous aurez à recevoir la confi-
dence de vos malades ou à deviner les faiblesses dont ils
vous feront un mystère. A cette époque, vous reconnaîtrez que, dans leurs rapports, les deux sexes n'ont plus
d'autre règle et d'autre mesure que le plaisir, et le plaisir
goûté sans autre limite que celle de leurs forces. Ce n'est
pas le besoin qui pousse à des jouissances qui se rachètent
au prix de la santé. Vous observerez et vous verrez que ce
besoin est dans l'imagination bien plus que dans les sens.
C'est tout simplement l'orgie de sang-froid, que l'amour-
propre, la vanité et l'habitude ont rendue nécessaire.
Comment voulez-vous que des amours aussi dégoûtantes
donnent naissance à des produits robustes et sains? Voyez
ces monstrueuses unions de la vieillesse et de la jeunesse,
de la santé dans toute sa verdeur avec ces résumés vivans
de toutes les infirmités, voyez-les et regardez leurs enfans, et vous sentirez tous les conseils que l'hygiène peut
utilement donner. Ceci a été reconnu de tout temps; mais
le moyen n'a pas été indiqué. L'homme est docile quand
on touche la corde de son intérêt, et vous le trouverez
toujours rebelle à la voix du devoir. Prenant le caprice

d'un jour pour un sentiment véritable, il ne veut d'autre règle à ses actes que son désir; et par une profanation de langage qui est inouïe, il veut renvoyer au sentiment ou à la passion dont l'objet lui semble toujours bon et juste, les mille caprices qu'il satisfait : le moyen de sortir de cet état, c'est évidemment de lui parler la seule langue qu'il puisse entendre, celle de son intérêt. Eveillez donc l'attention publique sur la présence de ces miasmes qui infectent tant d'organismes, et bien peu consentiront à passer leur vie auprès d'un être qui en est affligé. Celui que la psore primitive ou héréditaire tourmente, aura par là même intérêt à l'éteindre en lui, et ainsi vous trouverez du secours, vous trouverez de la bonne volonté chez les hommes pour vous seconder dans l'application des autres moyens. En un autre temps, la religion avec ses prescriptions et ses conseils venait en aide à la science. Aujourd'hui ses avis ou même ses anathèmes seraient absolument impuissans.

Quoi qu'il en puisse être des moyens d'arriver à l'extinction des maladies miasmatiques, il n'est pas moins vrai que de leur présence au sein de l'humanité résulte la plus grande cause de douleurs et de dépopulation qu'il soit possible d'imaginer; que si, par hypothèse, on parvenait à les éteindre, on aurait enlevé le plus grand et j'ajouterai le principal obstacle à la conservation et à l'amélioration de la santé humaine. Toutes les recherches hygiéniques doivent donc à l'avenir se proposer ce but. C'est là la transformation, le progrès nouveau que la doctrine homœopathique fait accomplir à l'hygiène. Quant aux moyens, ils ne sont pas de mon ressort aujourd'hui ; et malgré leur importance incontestable, m'en occuper serait sortir des limites de ce cours, qui n'est après tout qu'une exposition générale de la nouvelle réforme médicale.

LEÇONS

DE MÉDECINE

HOMŒOPATHIQUE.

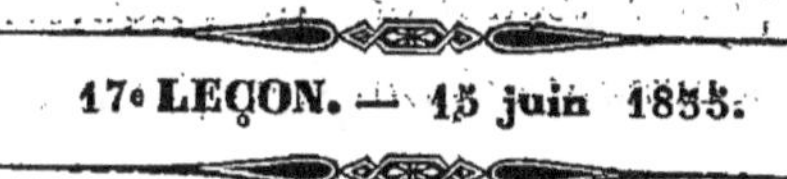

17ᵉ LEÇON. — 15 juin 1835.

SOMMAIRE.

Sujet de cette leçon. — Transformation du problème physiologique.—La loi du dynanisme vital. — Méthode indiquée par
l'homœopathie. — Quelle idée on doit aujourd'hui se faire de
la vie. — Définition donnée par M. de Blainville de la physiologie; ses conséquences , ses défauts. — Trois termes dans tout
problème physiologique. — Examen critique des doctrines
physiologiques du professeur Ribes. — Travaux physiologiques
qui ressortiront de l'homœopathie. — Conclusion.

Messieurs,

J'ai appris que plusieurs d'entre vous s'attendaient à ce
qu'à propos de ma leçon sur l'hygiène, j'entrerais dans quelques détails sur la diététique, et qu'ils se sont étonnés de

me voir négliger entièrement ce point important de notre doctrine. J'avoue que cet oubli volontaire a dû leur paraître d'autant plus étrange, que les adversaires de l'homœopathie renvoient au régime les succès que nous revendiquons et que nous-mêmes semblons y attacher une grande importance. L'observation rigoureuse d'un régime bien entendu est, en effet, une des conditions essentielles de réussite; je dirai même qu'elle est indispensable. Mais si vous réfléchissez que j'évite, autant que possible, de m'occuper de la partie technique de l'homœopathie, vous comprendrez comment et pourquoi j'ai négligé de vous en entretenir.

Je suis d'opinion que dans l'enseignement il ne faut jamais sortir du plan qu'on s'est tracé à l'avance. Le cours d'un professeur répond dans sa pensée à un fait unique, à un seul problème dont toutes ses leçons sont la démonstration. Or, le fait que j'avais tenté de mettre cette année en évidence devant vous, était, d'une part, que l'homœopathie est une réalité, en ce sens qu'elle a ses *principes*, sa méthode et ses moyens; et de l'autre, de lui rendre son véritable caractère, celui d'une réforme pleine et entière de l'art de guérir. J'avais donc à énoncer devant vous les principes de l'homœopathie, et à les justifier par tous les moyens que la logique et l'observation pouvaient me fournir. J'avais à vous initier aux secrets de sa méthode et à vous indiquer ses moyens. Je l'ai fait; mais quelle aurait été l'utilité des détails techniques, détails que je n'aurais pu produire que d'une manière fort incomplète, malgré tout le soin que j'aurais apporté à n'en négliger aucun ; détails qui n'auraient été qu'une répétition vicieuse de ce qu'on a écrit bien mieux que je ne l'aurais pu dire, et que vous trouverez d'ailleurs dans tous les livres sur l'homœopathie ?

Faisant donc application de ces motifs à ma dernière leçon, j'ajouterai, pour ceux qui n'ont pas saisi l'esprit qui m'animait, que j'ai voulu montrer que des principes actuellement connus de l'homœopathie devait éclore une hygiène nouvelle. J'ai voulu dire sur quel principe cette hygiène reposerait et quelle serait sa direction. Je dis tout ceci pour vous expliquer à l'avance le but de cette leçon sur la *physiologie*. Peut-être vous attendiez-vous à me voir dérouler sous vos yeux un système physiologique tout entier. Nous ne sommes pas si avancés que cela. L'homœopathie a posé dans la théorie du *dynamisme vital* le germe d'où éclora une physiologie nouvelle ; mais l'homœopathie n'a pas été plus loin.

La théorie du *dynamisme vital* est à la physiologie de l'avenir ce que furent aux physiologies du passé les différentes *conceptions* qui ont été émises sur la vie et sur la manière dont elle se développe dans les corps organisés. Selon que, dans le passé, la vie avait été conçue comme spirituelle ou comme matérielle, comme résultant de la vie partielle de chaque organe ou de chaque système organique pris en particulier ; selon enfin qu'on vit en elle une cause ou un effet, les différentes théories qui s'élevèrent n'eurent d'autre objet que d'expliquer cette conception en la justifiant.

Cette tendance de la physiologie, actuellement jugée

sans retour, doit être à jamais abandonnée, et j'ajouterai qu'elle commence à l'être en France, si au moins il est permis d'en juger par les travaux d'un physiologiste célèbre (M. Ducrotay de Blainville) qui fait école parmi nous. Il laisse en dehors de ses spéculations toute considération de la vie considérée dans son principe, autrement dit dans son essence, et se borne à l'étudier dans ses moyens de manifestations et dans ses rapports avec les modificateurs externes au milieu desquels elle se développe.

La doctrine homœopathique ajoute à cette tendance de nos physiologistes modernes les plus avancés l'autorité de ses principes et de ses méthodes. Par la même raison qu'elle ne se reconnaît aucun moyen de pénétrer la nature intime des maladies, elle ne croit pas qu'il lui soit possible de s'élever jusqu'à la considération de la nature intime de la vie. Tout ce qui sort des limites de l'observation, elle l'abandonne sans réserve. Or, comme je l'ai suffisamment établi dans ma cinquième leçon, il ne s'agit point pour nous de savoir ce qu'est la vie, mais comment elle se comporte, dans quelles conditions il faut placer l'homme pour que les rapports qui l'unissent aux différens modificateurs soient harmonieux, et sous quelle influence leur harmonie se trouble ou se rompt.

Je le répète, messieurs, considérée dans sa méthode et dans sa tendance, l'homœopathie est animée de l'esprit qui pousse et dirige les physiologistes modernes. Est-il possible en suivant cette doctrine d'arriver à constituer une science physiologique, une théorie sage et bien assurée de la vie humaine d'abord, et ensuite de la vie de tous les êtres organisés? On le croit généralement, et j'avoue que cette croyance peut différer quant au point de départ de la théorie elle-même, sans que la moindre divergence se manifeste quant à la direction qui aura été adoptée.

Comme je vous le disais tout à l'heure, M. de Blainville me paraît être de tous les physiologistes français celui qui a le mieux compris ce que devait être un bon système physiologique,

Il définit la *zoobiologie*, expression qui remplace la dénomination plus usitée de *physiologie*, « la science qui » analyse chez les animaux les phénomènes de la vie dans » leur production, dans leurs rapports soit avec l'orga- » nisation, soit avec les circonstances extérieures, et qui » cherche à les expliquer en les rattachant aux lois géné- » rales de la matière toutes les fois qu'ils en sont suscepti- » bles » (1).

Nous ne ferions certainement aucune difficulté d'adop- ter cette définition, si d'une part elle exprimait tout ce que doit être un bon système physiologique, et si de l'autre elle ne semblait vouloir ramener l'homme aux conditions d'existence que l'univers a en partage.

La définition de M. de Blainville pèche essentiellement en ce qu'elle essaie d'identifier l'homme à la nature, tan- dis qu'ils doivent être considérés comme deux existences en présence l'une de l'autre, irréductibles l'une à l'autre, mais liées ensemble par un lien d'harmonie dont il faut préciser les différens termes. Ce fut toujours le défaut des

(1) *Leçons de physiologie générale et comparée*, par M. Du- crotay de Blainville, première leçon.

physiologistes du passé de vouloir que la nature fût conçue sur un plan unique, et qu'elle se composât d'existences que l'on croyait différentes quant à la forme, bien
qu'identiques au fond. Au lieu de dire que dans l'ordre
naturel des choses toutes les existences tendaient à l'*harmonie*, on a cru et enseigné qu'elles tendaient à l'*unité*,
ce qui revenait à dire à l'identification. C'était encore là
une sorte de panthéisme scientifique qui consacrait l'unité
sans multiplicité, l'identité sans diversité; qui, au lieu
de constater, d'étudier et d'analyser tous les êtres et tous
les phénomènes, tendait à les confondre entre eux. La
doctrine physiologique nous offre une application encore
vivante du fait que j'indique. Procédant par voie d'abstraction, elle a cherché avec une merveilleuse sagacité
ce que tous les états morbides pouvaient avoir de commun
entre eux, et croyant que ce caractère commun était une
exagération de la sensibilité et de la contractilité animales,
elle a formulé l'irritation comme la loi de la pathologie,
et par conséquent la base de toute vraie médecine. On sait
aujourd'hui quels progrès incontestables cette doctrine a
fait accomplir à la médecine française, mais aussi à quelles
erreurs elle a entraîné. La doctrine physiologique fut essentiellement destructive des systèmes qui l'avaient précédée, et elle eut le mérite de constater des symptômes
d'irritation dans la très-grande partie des états morbides
connus. Mais de ce fait très-réel conclure la maladie tout
entière, voilà où est l'erreur. Autant vaudrait dire que
l'homme se trouve exprimé tout entier par l'une des parties de son organisme; ce qui est absolument faux. Le
mérite de la doctrine physiologique fut de constater une

des lois secondes de la vie, l'excitation, et l'une des lois
secondes de la pathologie, l'irritation. Son défaut fut de
prendre la partie pour le tout, de croire, par exemple,
que le phénomène d'excitation résumait à lui seul tous les
phénomènes vitaux ; de même que la loi de l'irritation
était l'expression abrégée de toutes les maladies. Le mérite de la définition donnée par M. de Blainville de la
zoobiologie, c'est de comprendre que le problème physiologique consiste à étudier les phénomènes de la vie dans
leurs rapports avec l'organisation (ce qui veut dire en
eux-mêmes) et dans leurs rapports avec les modificateurs
externes (ce qui revient à dire que le point culminant de
toute physiologie est de rechercher et de comprendre le
lien harmonique de chaque fonction avec le milieu dans
lequel nous vivons). Son défaut fut de vouloir rattacher les
fonctions physiologiques aux liens de la matière ; car si ce
rattachement était possible, évidemment il n'y aurait plus
de rapport à chercher, puisqu'on ne peut comparer que
des termes qui diffèrent les uns des autres.

Vous voyez donc, messieurs, qu'il s'agit aujourd'hui
d'aller plus loin que les hommes que j'ai cités, et pour
cela il faut poser en principe que l'univers est une activité
éternellement liée à une autre activité, l'homme ; que la
vie de chacune de ces deux existences ne se déploie qu'autant qu'elles agissent et réagissent constamment l'une sur
l'autre ; que l'action de l'univers sur l'homme a pour effet
immédiat 1° de s'approprier dans les modificateurs externes ce qui est homogène à sa propre nature, et 2° de réagir
contre ce qu'il ne saurait s'approprier ; que l'assimilation

que nous faisons de la partie des modificateurs externes qui nous est homogène ajoute à notre vie sans l'exciter aucunement, et que la réaction de notre organisme contre les élémens inassimilables de ces mêmes modificateurs peut entraîner des phénomènes d'excitation.

Le propre de la théorie du dynamisme vital, telle que Hahnemann l'a enseignée, consiste donc précisément à établir que toute fonction offre un point d'unité qui est sa loi, et deux termes ou deux actes antagonistes l'un de l'autre qui dérivent de l'unité et sont expliqués par elle.

Cette dernière proposition exige quelques développemens. Si vous ne connaissez bien la vie humaine qu'à la condition d'avoir une formule exacte de son rapport avec l'univers, formule qui ait la justesse et la précision des lois de Kepler et de Newton ; de même il vous faudra faire la part de chacune des deux activités qui entrent en rapport l'une avec l'autre, et dire ce qui est le propre de l'organisme humain, et ce qui appartient au monde extérieur dans la loi générale que vous aurez posée. Ainsi, les physiologistes ont recherché depuis long-temps les lois générales de la circulation, de l'innervation et de la nutrition. Sur tous ces points, les hypothèses n'ont pas fait faute. En supposant que ces lois eussent été découvertes, ce qui est très contestable, n'est-il pas vrai qu'il vous fallait ensuite connaître ce qui appartenait à la systole et à la diastole pour ce qui est de la circulation ; aux courans nerveux qu'on appelait afférens et à ceux qu'on a nommés efférens, en ce qui touche l'innervation, et ce qui dans la nutrition est le propre de l'assimilation, et ce qui appartient à la désassimilation ?

La loi du dynamisme vital de Hahnemann, en vertu de laquelle toutes ces choses ont été nettement senties, pose donc d'une manière invariable le problème physiologique, puisqu'elle vous dit ce que vous avez à étudier dans chaque phénomène physiologique et dans l'étude de l'homme mis en face de la nature et en activité par rapport à elle. Cette double activité une fois bien constatée et son rapport nettement saisi, il s'agit de dire comment s'accomplit cette action : c'est ce qu'on nomme rechercher les lois secondes. Ainsi, dans la formule de Newton se trouvent les termes suivans : 1° *tous les corps gravitent les uns vers les autres;* 2° *ils y gravitent en raison directe de leurs masses, en raison inverse du carré des distances.* La physiologie sera constituée lorsqu'on aura pu établir une formule équivalente; et en parlant ainsi, je n'entends pas, messieurs, que pour constituer la physiologie, il faille lui appliquer la formule newtonienne. Ce serait retomber dans l'inconvénient que je reprochais tout à l'heure à M. de Blainville, celui de ramener l'homme aux lois générales de la matière. Mais il faudra trouver une formule qui satisfasse aux conditions ci-dessus indiquées. Cette loi, je le proclame, est encore inconnue; et, je le crois aussi, elle n'a été soupçonnée que par deux écoles : l'école homœopathique et les partisans de la doctrine de la polarité.

L'école homœopathique a dit et soutenu que la vie dans les corps appelés organisés obéissait à la loi d'appropriation, et que celle-ci résultait d'un double mouvement d'action et de réaction réciproques tant de la part du corps organisé sur les circonstances extérieures qui l'entourent, que de celles-ci sur lui. Considéré sous le rapport physiologique, cet énoncé est sans doute bien vague ; il indique plutôt la direction à suivre qu'il ne proclame une vérité bien sentie. Mais au moins il a le mérite d'indiquer ce qu'il y a à faire pour approcher du but, tandis que les autres systèmes physiologiques en éloignent autant qu'ils en approchent.

Je vous disais dans une leçon précédente que Haller avait eu le mérite d'affranchir la physiologie de la pathologie et de la thérapeutique, et de la constituer science indépendante. J'ajouterai que là se borna son œuvre. En considérant l'*irritabilité* comme la loi la plus générale des corps vivans, Haller prit un phénomène pour une loi ; et en s'arrêtant exclusivement à la *méthode expérimentale*, il fournit l'occasion de réunir les matériaux propres à édifier un bon système physiologique sans créer le système lui-même.

J'ai nommé les partisans de la doctrine de la polarité. Ils ont eu le mérite incontestable de comprendre que la vie dans les corps organisés résultait de deux mouvemens antagonistes s'harmonisant réciproquement ; mais ils n'ont pu s'élever jusqu'à la loi une et générale qui résume et explique les deux termes du dualisme.

Comme vous le voyez, la physiologie est de toutes les parties de la réforme homœopathique la plus obscure et la moins avancée. Faut-il en conclure, avec M. de Blainville et la plupart des physiologistes, que la partie pathologique et thérapeutique ne l'est pas davantage ? Je vous ai déjà fourni la preuve du contraire, et si j'insiste sur cette objection, c'est pour traiter une question plus générale, une question de méthode.

M. de Blainville présente la *zoobiologie* comme la base de la médecine. La preuve qu'il en donne c'est que *pour ramener à leur état normal par des procédés rationnels les fonctions troublées par l'altération des organes qui les exécutent, il faut connaître ce que les uns et les autres sont dans cet état.* « Comment voulez-vous, dit-il, recon-» naître ou assurer qu'un individu qui est soumis à votre » examen est ou n'est pas dans l'état de santé, si vous ne » connaissiez pas les limites des variations dont les fonc-» tions de l'organisme sont susceptibles sous l'influence » des variations des circonstances qui agissent sur lui? (1) »

Sans aucun doute, les procédés de l'art de guérir seront d'autant plus parfaits et surtout plus rationnels qu'on appréciera mieux la différence entre l'état normal et l'état anormal, l'état physiologique et l'état pathologique; mais en conclure qu'il y ait une exacte correspondance entre le plus ou moins de perfection des doctrines médicales et leurs rapports avec les doctrines physiologiques, c'est une erreur grossière. En jugeant cette question par ses résultats, on appréciera ce qu'elle vaut. Rien de plus avancé pour le temps que la pathologie de M. Broussais; rien de plus pauvre que la physiologie de la *doctrine* appelée *physiologique*. Comment expliquer cette différence? Les physiologistes purs étudient les phénomènes de la vie indé-

____

(1) *Cours de physiologie générale et comparée.*

pendamment de toute vue d'application pratique. La pathologie ne leur apparaît que comme une déviation de l'état physiologique; et ils concluent de cette vue juste eu elle-même que les progrès de l'art de guérir sont subordonnés aux progrès de la physiologie : et cependant les physiologistes n'ont jamais brillé comme praticiens. Il y a donc une faute de logique dans leur manière d'argumenter; car, s'il était vrai que la pathologie ne fût, pour ainsi dire, qu'un corollaire de la physiologie, chaque découverte physiologique devrait se réfléchir sur la médecine; ce qui n'a lieu qu'à des intervalles plus ou moins éloignés. Les pathologistes, au contraire, subordonnent la physiologie à la médecine. De là vient qu'ils analysent les phénomènes de la vie avec moins de détail et de précision que les physiologistes proprement dits; mais aussi tous les emprunts qu'ils lui font conduisent directement à une application pratique.

Le moyen de conciliation entre ces deux points de vue opposés se trouve, je le crois, dans la conception homœopathique. Toutes les découvertes physiologiques qui se feront de la hauteur de la théorie du dynamisme vital devront nécessairement se réfléchir sur la pratique médicale et sur l'hygiène. S'il n'en fut point ainsi en ces derniers temps, cela tient à ce que la physiologie fut trop analytique et trop abstraite, et que nous médecins, sommes appelés à guérir non telle ou telle partie de l'homme, mais l'homme tout entier.

Depuis que l'anatomie a fait des progrès si rapides et si brillans, la physiologie est devenue essentiellement organique ou anatomique. On a recherché les actes ou les fonctions propres à chaque organe ou à chaque système organique, et on a perdu de vue les fonctions de l'ensemble. Cependant il ne faut pas confondre ces deux sciences, parce qu'elles sont intimement unies. La physiologie doit avant tout donner la formule exacte des lois de la vie. Qu'elle rattache ces actes à des conditions organiques, rien de mieux; mais aussi qu'elle les étudie en eux-mêmes.

Voici maintenant la loi générale dont l'homœopathie confie l'examen et l'élaboration aux physiologistes modernes. *Tous les êtres vivans sont régis par une loi suprême, celle d'appropriation.* En vertu de cette loi, l'homme se met en harmonie avec son milieu; et lorsqu'il y a une parfaite correspondance entre l'homme et son milieu, non seulement la santé se maintient, mais aussi elle acquiert tous les développemens que comporte chaque nature physiologique; lorsque cette correspondance est altérée, la santé en est aussitôt troublée. De ce point de vue, toutes les recherches de nos physiologistes prennent un nouvel aspect. Au lieu de se déployer dans la sphère trop abstraite et trop métaphysique de l'étude des *lois pures de la vie*, elles prennent toutes une tendance essentiellement pratique; et de plus, cette loi devient pour les physiologistes l'indication des recherches qu'ils ont à faire.

En effet, par cela seul que la vie physiologique est dominée par la loi d'appropriation, il suit deux conséquences. La première, c'est que le milieu humain n'est pas le même dans tous les lieux ni dans toutes les civilisations;

la seconde, c'est que, bien que les hommes, considérés d'une manière collective, forment une seule et même espèce, cependant ils offrent entre eux de grandes différences d'organisation, d'aptitudes. Si, au contraire, l'humanité était identique à elle-même dans tous les membres dont elle se compose ; si le milieu était homogène dans tous ses points, il n'y aurait aucune place pour le désaccord ; la maladie serait impossible. Cette diversité des conditions d'organisation et des circonstances extérieures oblige donc à rechercher l'*appropriation* des différens milieux pour les différentes natures, et c'est le second problème que pose l'homœopathie. Déjà la physiologie se l'est posé à elle-même ; mais ce qu'elle n'a point fait et ce qu'elle ne pouvait faire, a été d'établir en principe que tous les *milieux* et tous les *modificateurs externes* étaient *relativement* et *originellement* BONS. Je dis relativement, et par là j'entends exprimer qu'une localité ou un modificateur, nuisibles à certaines natures, sont utiles à d'autres. Je dis originellement bons, parce que je ne voud ais pas vous donner à croire que je considère la peste, ou la fièvre jaune, ou le choléra, qui semblent appartenir essentiellement à certains climats, comme choses bonnes en elles-mêmes, à plus forte raison comme utiles à qui que ce soit. Mais j'ai également pour opinion que ces fléaux ne sont pas les compagnons obligés des lieux où on les rencontre. Un jour ils y ont apparu, un autre jour ils peuvent et doivent en disparaître. Résultats eux-mêmes de la désharmonie de la vie humaine et des circonstances externes, ils vont toujours en s'affaiblissant, à mesure que l'homme modifie sa propre existence et l'existence du monde.

Le troisième problème physiologique que pose l'homœopathie, et dont elle a donné la solution en ce qui touche l'action des médicamens, consiste à reconnaître que tout modificateur externe produit sur l'organisme deux actions opposées ou antagonistes : l'une, primitive, a pour objet de manifester les propriétés du médicament, et l'autre consiste dans la réaction de l'organisme contre le médicament. Les propriétés du médicament ne sont point exceptionnelles. Elles expriment à leur manière la puissance que ces agens ont de modifier la vie humaine. Si donc leur action n'est connue qu'autant qu'on a su faire la part de l'action et de la réaction, il en doit être de même de tous les autres modificateurs. Lorsqu'après avoir recueilli des observations suffisantes, on sera parvenu à donner cette formule : la vie humaine est un acte permanent d'appropriation, et que, comme dans la loi de Newton, on aura exprimé la loi qui favorise et la loi qui contrarie le fait d'appropriation ; lorsqu'enfin de ce fait *unitaire* on aura donné la *raison directe* ou *positive* et la *raison inverse* ou négative, alors la physiologie sera définitivement et positivement constituée. Hahnemann ne l'a pas fait ; mais, ainsi que vous pouvez l'entrevoir, il nous a mis sur la voie.

En ce temps-là, on pourra reprendre la pensée de M. de Blainville et dire que la médecine ne saurait être rationnelle qu'autant qu'elle s'appuierait sur la physiologie (1).

(1) Dans le développement de son opinion, M. de Blainville

J'ai dit que *l'appropriation* était la loi suprême de la vie physiologique, et j'en ai expliqué le sens. Je ne fais

ajoute : « Comment, en outre, pourra-t-on concevoir l'emploi
» des moyens thérapeutiques dans un cas de maladie, si ces moyens
» n'ont été analysés avec soin dans l'état de santé, et dans les
» différentes formes dont cet état est susceptible, et s'ils n'ont
» pas été employés d'une manière opportune ? »

Il est remarquable que dans ce passage M. de Blainville reconnaît la nécessité de l'expérimentation sur l'homme à l'état physiologique, et que dès 1829, époque où Hahnemann et ses doctrines étaient absolument ignorés en France, M. de Blainville avait deviné Hahnemann. Je saisirai l'occasion qui se présente de revenir sur ce point pour proposer aux allopathes les questions suivantes :

1° En supposant qu'il n'y ait d'autre moyen de connaître véritablement les propriétés des médicamens que l'expérience pure, ces propriétés une fois constatées, en vertu de quelle loi procéder pour en faire application au traitement des maladies ? sera-ce en prenant pour guide la *loi de contrariété ?* Mais remarquez que l'expérience [pure vous donne les qualités positives du médicament, et qu'elle ne vous dit rien de ses qualités négatives, puisque celles-ci ne sont pas. Lors donc que vous prendrez la matière médicale et que vous chercherez le contraire d'une maladie, certes, vous ne le trouverez pas ; car le contraire d'un état aussi positif que la maladie prise dans son ensemble, c'est la santé ; et le contraire d'un tableau de symptômes, ce sont d'autres symptômes. Or, si vous donnez des médicamens dont les symptômes soient ceux de la maladie, vous ajouterez une maladie à une qui existait déjà ; maladie artificielle qui s'effacera dans un temps plus ou moins long en laissant cependant quelques traces aucun doute que ce ne soit la direction dans laquelle la physiologie tend à se porter, et si j'en voulais une preuve,

de son passage. Et ici, je prie les allopathes de ne pas équivoquer. Qu'ils ne confondent pas le résultat obtenu avec la manière dont on l'obtient, qu'ils ne viennent pas nous parler de l'inflammation et de la saignée, ce cheval de bataille qu'ils montent à toute minute et qui les fait trébucher à chaque pas. Pourquoi disent-ils que la saignée est contraire à l'inflammation? parce qu'elle guérit cet état pathologique, ils n'ont pas d'autres raison à alléguer. Dans ce cas, nous pourrions dire que l'aconit est aussi le contraire de la sur-activité du système artériel; le mercure, le contraire de la syphilis ; le soufre, de la gale, etc., etc. Mais qu'aurions-nous appris de l'action de ces médicamens? absolument rien. Qu'aurions-nous exprimé qui indiquât leurs propriétés réelles et positives? En quoi notre formule exprimerait-elle la loi de leur application? Nous donnerions la plus mauvaise de toutes les formules : car toute formule qui n'exprime qu'un résultat est nécessairement empirique , et l'empirisme et le rationalisme sont deux mots qui jurent à côté l'un de l'autre. Au surplus, je demande si, lorsqu'on procède rationnellement, il est jamais possible d'employer les médicamens par voie de contradiction? La saignée n'est point le contraire de l'inflammation : la preuve est qu'elle n'en guérit qu'un très-petit nombre, et que même dans ce cas elle détermine, chez le sujet, un surcroît de fièvre qui pour être passager et momentané n'en existe pas moins. Lorsque vous saignez un pneumonique, vous voyez le pouls baisser à mesure que le sang coule, la face pâlit, la peau se refroidit, il semble que l'excitation tombe ; mais ce n'est qu'une apparence. Bientôt survient ee que les allopathes nomment je la trouverais dans la doctrine purement métaphysique récemment émise et défendue par le professeur Ribes, de Montpellier. Le professeur Ribes est un homme d'un vaste savoir, dont les vues historiques sur la médecine et la physiologie procèdent d'une méthode large, bien entendue, empruntée à une école philosophique qui avait aperçu de grandes choses ignorées jusqu'à elle.

la réaction, et qui est tout simplement l'effet primitif de la saignée. La fièvre se rallume, le pouls se relève, ainsi qu'ils disent, la face s'anime, la peau devient brûlante, et les symptômes locaux s'accroissent. Les habiles en matière de saignée ne s'inquiètent pas en général de cette réaction. Ils savent qu'au bout d'un temps plus ou moins long, elle sera suivie d'une amélioration générale et même quelquefois de la guérison. Ils ne peuvent donc pas dire que dans le cas dont il s'agit, il y ait plutôt contrariété que similitude, car il y a l'une et l'autre : similitude d'abord, contrariété ensuite, en prenant la maladie pour terme de comparaison. En effet, l'amélioration immédiate et passagère qui suit la saignée est un fait mécanique, résultat de la déplétion sanguine opérée mécaniquement. Mais bientôt l'action dynamique reprend ses droits, et c'est elle qui se nomme réaction, et qui, en réalité, constitue l'action primitive de la saignée, l'amélioration qui suit étant le résultat de la réaction de l'organisme. Ainsi, toutes les fois que vous emploierez les médicamens d'après l'expérimentation pure, ce ne sera jamais qu'en vertu du principe de similitude, ainsi que je l'ai entendu et compris dans mes leçons précédentes.

2° M. de Blainville ajoute que les médicamens analysés dans l'état de santé doivent, en outre, être employés d'une manière opportune. L'opportunité de l'application d'un médicament est

Le professeur Ribes pose en principe que *tout ce qui est vit*. Le mode d'existence départi à tout ce qui est lui paraît être l'*association*. Examinant la valeur de l'homœopathie, il dit..... « L'homœopathie intéresse surtout la » théorie de l'association en constatant l'influence du mode » de préparation, de l'assortiment, de l'arrangement des » molécules pour l'effet curateur. Car le principe d'*asso-*

relative au sujet et à la maladie dont il est affecté. Pour ce qu[i] est du sujet, je ne crois pas que l'allopathie ait jamais fourni d'indication thérapeutique précise sur l'opportunité d'un agent par rapport à telle ou telle autre constitution morale. C'est qu'en effet les aptitudes intellectuelles] et morales n'indiquent rien à ses yeux; les différences de constitution et de tempérament n'impriment à leurs méthodes thérapeutiques qu'une différence en plus ou en moins. Ces différens élémens deviennent déterminans, au contraire, pour les médecins homœopathistes.

Pour ce qui est de la maladie, l'opportunité du médicament est toujours relative à son plus ou moins de gravité et à sa période plus ou moins avancée. Car, sur la période d'une maladie, le diagnostic allopathique ne procure que des données vagues et incertaines. Tant que le sujet est vivant, les symptômes ne fournissent au médecin allopathiste aucune certitude matérielle du degré plus ou moins avancé de la maladie; parce qu'à ses yeux, cette certitude se tire de l'état anatomique qui échappe à ses regards. Pour le médecin homœopathiste; l'opportunité se tire de l'analogie plus ou moins grande des symptômes de la maladie avec ceux du médicament, en un mot du plus ou du moins d'homœopathicité de celui-ci pour la maladie, chose toujours possible à apprécier, bien que cette opération offre de grandes difficultés.

» *ciation* remplacera celui de *morcellement*, qui veut que
» l'on rapporte à *un élément actif spécial* la vertu d'une
» substance médicamenteuse ; il prouvera que cette vertu
» dépend du mode d'association de ce qu'on nomme les
» élémens ; car il regardera les propriétés comme un ré-
» sultat de la combinaison ou de l'association de tous. . .

. . . . , .

» Ainsi, continue-t-il un peu plus loin, l'attraction
» newtonienne animée, rendue vivante, exprime la puis-
» sance active, graduellement plus parfaite des êtres, et
» dans l'homme, la série des pouvoirs qui l'harmonisent
» avec le monde extérieur.

» Toute fonction, tout phénomène est un fait d'attrac-
» tion, d'association (1). »

Voici, messieurs, et sans entrer dans de plus grands
développemens, le problème physiologique nettement
posé. La question aujourd'hui que tout physiologiste ait à
se faire peut être réduite à ces termes : La vie humaine est un
fait d'harmonie. Cette harmonie consiste-t-elle dans l'association pure et simple et graduellement de plus en plus
intime de l'homme avec le monde extérieur, ou mieux
dans l'appropriation de plus en plus juste et de plus
en plus éclairée de l'homme avec son milieu ? En d'autres termes, l'avenir consiste-t-il à donner de la vie à la
conception de Newton, à animer sa loi de cadavre, comme
le panthéisme français et allemand du dix-neuvième siècle
ont cru qu'il suffisait, pour rester dans le vrai, d'animer la

(1) *Fondemens de la doctrine de la vie universelle.* Montpellier, 1835.

substance morte de Spinosa, et de la douer de vie comme l'a fait Schelling, ou de lui donner pour attribut essentiel la *raison impersonnelle*, comme tenta de le faire l'éclectisme français, ou enfin de reconnaître l'*amour* puissant et infini qui éclate dans toute la création?

Je dois poser devant vous toutes ces questions que dans son développement successif l'école homœopathique élaborera incontestablement. Je ne crois pas avoir à les résoudre en ce moment. Cependant, si je vous taisais la pensée qui vit et germe en moi, sur ce point, vous pourriez m'accuser d'une réserve qui n'est pas le fond de mon être et que je désapprouve chez les autres.

Je crois donc que toutes les tentatives faites dans le but de transporter la loi d'une science dans une autre science, ne peuvent jamais donner que des analogies, mettre sur la voie de la vérité sans la faire luire à nos yeux. Lorsque, examinant la prétention de M. le professeur Bouillaud de transporter en médecine la méthode des sciences physiques, j'en fis la critique, je vous dis ce qu'aujourd'hui j'aurais à répéter si j'entrais dans les détails de la méthode physiologique, qui consiste à voir dans la vie humaine l'attraction newtonienne animée qu'on nomme l'association.

L'attraction newtonienne est une loi incomplète, on l'a dit et senti. Elle est rigoureuse comme méthode; mais dans son énoncé elle n'exprime pas toute la vie de l'univers, elle n'en montre qu'une face. Il en est de même de l'association. En fait, la vie physiologique de l'homme ne se borne pas à se lier, à s'associer au monde extérieur.

L'homme s'assimile, s'approprie l'univers ; et il y a cette différence entre la conception d'association et celle d'appropriation, que deux êtres peuvent se lier et s'associer sans se transformer, tandis qu'ils ne peuvent s'approprier l'un à l'autre sans se modifier du tout au tout. Dans ce sens, l'homme est associé à l'univers, c'est un fait de passivité, fatal et antérieur à tout acte d'appropriation. Mais aussi l'homme est appelé à humaniser l'univers, à le transformer, à se l'approprier ; c'est dans la vie physiologique le fait d'activité.

Qu'on y songe : le lien qui unit nécessairement l'humanité et le monde extérieur est un lien nécessaire auquel on ne saurait se soustraire impunément. Celui d'appropriation est un lien qui suppose le choix. En morale comme en politique, on a également parlé d'*association universelle*. C'est là sans doute une vue large et bien sympathique. Mais est-elle suffisante ? Et croit-on que, si on n'y ajoutait pas le groupement des individualités en raison de leurs tendances et de leurs aptitudes, ce qui suppose le fait d'appropriation, croit-on que la seule conception d'association suffirait à produire le bien qu'on en attendait ? Hélas ! non. Le groupement des individualités dont je parle est la condition réelle, pratique, et la seule vraie. Elle nous ramène à la spécificité ou à l'appropriation du milieu convenable à chaque individualité. L'idée d'association est la vue idéale, métaphysique, abstraite, inférieure à la première, en ce qu'elle ne peut conduire à aucune pratique. Appropriez en politique et en morale les natures et les individualités les unes aux autres, en physiologie le milieu qui convient à chaque nature physiologique, et l'association sera le résultat de cette œuvre, la conclusion de prémisses antérieures.

Aussi la doctrine du professeur Ribes n'a conduit son auteur à aucune application pratique. Lorsqu'il sentira le besoin de sortir de ses spéculations utiles, toujours ingénieuses et parfois profondes, il reviendra à l'homœopathie, qu'il a jugée en homme qui ne la connaît que d'après quelques lectures incomplètes sans l'avoir encore pratiquée.

L'homœopathie lui semble être un empirisme dans lequel il n'aperçoit que trois faits : l'*expérience pure*, la *loi des semblables* et l'action incontestable des *doses infinitésimales*.

Vous apercevez sans doute autre chose, messieurs, dans la doctrine homœopathique. Tout ce que nous avons dit précédemment vous permet d'y voir d'autres problèmes et d'autres solutions. D'ailleurs, on ne peut qualifier d'empirisme pur et simple la loi des semblables et les différens autres points que signale M. Ribes ; autrement il faudrait nous indiquer à quelle condition on peut être admis dans le sanctuaire de la science et des recherches théoriques.

Cependant, écoutez le jugement que porte sur les doctrines que nous professons l'estimable et savant professeur de Montpellier.

« Voilà un empirisme, dit-il en parlant de l'homœopa-
» thie, qui, dans un temps de défiance ou de mépris pour
» les théories, trouvera de nombreux partisans. Les expé-

» rimentations thérapeutiques donneront bientôt un ali-
» ment à l'intelligence de ces observateurs nombreux qui
» ont épuisé la mine de l'anatomie pathologique.

» La spécificité abandonnée va reprendre faveur, grâce
» à l'homœopathie. Toutefois, la manière dont elle doit
» être comprise n'est pas définie encore. Nul doute qu'elle
» ne retombera point dans les idées métaphysiques des
» vitalistes sur la spécificité des élémens. C'est sur la
» manière de voir la spécificité nouvelle que repose tout
» l'intérêt théorique des recherches que l'on va faire. J'ai
» fixé ailleurs en passant le sens de ce mot d'après ma
» conception médicale, et dans un autre moment je lui
» accorderai le développement qu'il mérite; il me suffira
» de dire à présent que toute spécificité se traduit pour
» moi en un mode d'association. Pour arriver là, les ho-
» mœopathes doivent se dégager des entraves spiritualistes
» que leur a laissées leur maître (1). »

Il y a long-temps vraiment que les homœopathes français ont nettement rompu avec les théories spiritualistes
des vitalistes anciens, et jamais leur maître n'a voulu les
conduire dans cette direction épuisée et vieillie. Lorsqu'en
France on a attribué à Hahnemann des opinions spiritualistes, ce qui a fait beaucoup crier nos modernes matérialistes, qui sont tout aussi incomplets que leurs antagonistes, on s'est trompé sur deux points : le premier, que
Hahnemann n'a jamais voulu s'occuper ni que ses disci-

____

(1) *Fondemens de la doctrine médicale de la vie universelle*,
par Ribes, professeur à la Faculté de Montpellier, t. I, p. 266.

ples s'occupassent de ces sortes de questions ; la seconde, que si dans son langage il a prêté à de semblables interprétations, cela tient à ce qu'on ne l'a pas compris.

Hahnemann veut absolument que, restant fidèles à la méthode de Bacon, nous étudiions les êtres exclusivement dans leurs modes de manifestation, et que nous saisissions la loi de ces phénomènes. Il n'a pas voulu davantage, et je crois qu'il s'inscrirait absolument en faux contre celui de ses disciples qui prétendrait aller plus loin.

Cependant il faut convenir que dans plusieurs de ses écrits, et surtout dans l'*Organon*, il parle à plusieurs reprises de cette *force vitale spirituelle* qui anime le corps, et sans laquelle le corps est comme une matière sans force. Mais je vous prie de remarquer que ce n'est là qu'une manière de s'exprimer qui revient absolument à celle de Newton lorsqu'il disait des corps de la nature qu'ils s'attirent les uns les autres. Est-il bien vrai que cette attraction des corps soit un fait réel ? ou bien ne serait-ce, comme l'aurait dit Kant, qu'une perception toute *subjective* qu'il y aurait danger à vouloir *objectiver* ? En d'autres termes, et pour parler un langage moins teutonique, ne seraient-ce que des apparences seulement relatives à nous qui observons, ou bien expriment-elles fidèlement ce qui se passe ? Qui l'oserait affirmer ? Newton l'avait senti. Aussi, avait-il ajouté que dans l'ordre naturel les choses se passent comme si tous les corps s'attiraient, ce qui n'impliquait pas qu'ils s'attirassent réellement ; et de la même manière Hahnemann a dit que, dans l'ordre pathologique et thérapeutique, les choses se passaient comme si l'organisme était effectivement doué d'une force vitale spirituelle ; je vous le demande, qu'y a-t-il à reprendre en ceci ?

Quoi qu'il en soit, la vraie question entre M. Ribes et l'homœopathie revient à savoir s'il est possible de traduire la loi de spécificité par un MODE d'ASSOCIATION. S'il ne s'agit que de substituer un mot à un autre, nous y consentirons tous volontiers ; mais s'il s'agit du fait en lui-même, nous sommes forcés de nous montrer moins accommodans.

Qu'il y ait ou non association dans le traitement d'une maladie entre l'organisme malade et l'agent curatif employé, il se peut. Mais, pour mon compte, j'ignore absolument s'il en est ainsi ; M. Ribes l'ignore aussi bien que moi, et personne n'en sait rien et n'en saura jamais rien. De l'action intime des médicamens sur l'organisme, qui donc pourra jamais savoir autre chose que le résultat obtenu ? D'ailleurs qu'avons-nous appris en ayant substitué l'un de ces mots à l'autre ? Rien que ne nous ait déjà donné l'expression de spécificité qui exprime si clairement la prédestination (qu'on me passe le terme) d'un agent thérapeutique pour une maladie donnée ; condition si nettement exprimée toutes les fois qu'on parle de spécifique et qui rentre dans un vague infini lorsqu'on lui substitue le mot association qui n'exprime rien de clair et de précis. L'*association* est la conception physiologique idéale, métaphysique du fait que nous cherchons ; et la *spécificité* est la même loi, mais dégagée des formes indécises qui l'obscurcissaient ; elle en est le réalisme. C'est elle qui donne à ce nuage métaphysique et ne conduisant à aucune application pratique, une forme plus nette et même plus profonde, qui d'une simple idée en fait une réalité. La doctrine de M. Ribes a en général besoin de se concréter de plus en plus, afin de devenir quelque chose d'applicable au soulagement et au bien-être de nos semblables. Nous sommes en un temps où toute théorie doit se résoudre en application utile et surtout en application immédiate. Nous ne sommes plus au temps où il suffisait de produire des idées et des théories tant soit peu excentriques pour qu'elles eussent puissance d'entraîner les hommes. Une théorie charme d'autant plus qu'il est plus facile de la mettre en pratique le lendemain du jour où elle est connue.

D'ailleurs, la théorie médicale de l'ASSOCIATION produite par M. Ribes se lie si intimement aux systèmes proclamés, en ces derniers temps, sur l'*association universelle*, la méthode historique qu'il a adoptée est tellement conforme au système que les doctrines philosophiques auxquelles je fais allusion avaient elles-mêmes préconisé, qu'il n'est pas possible que sa théorie n'en ait pas les défauts. Sans doute, en morale comme en politique, l'association de tous les hommes est le but. Mais le but une fois posé, on n'est en possession que d'une chose, d'une vue toute sympathique, toute sentimentale, vue que la science ne doit jamais perdre de vue, dont elle doit s'inspirer constamment, sans qu'il y ait là de la science à proprement dire. Le moyen, la route à suivre pour atteindre le but, voilà ce qui est l'objet des recherches scientifiques. Si l'attention de M. Ribes se fût portée sur les moyens, la loi de spécificité lui aurait apparu sous un autre jour. Lorsque je m'exprime ainsi, je n'entends pas, ce qui serait injuste, adresser à M. Ribes le reproche de n'avoir rien dit encore de la partie pratique de son système. Il ne faut jamais vouloir pénétrer dans la pensée et dans les intentions d'un auteur. Ma critique part de plus haut. Les hommes qui ont procédé par voie d'abstraction métaphysique ont toujours cru que dans la découverte de la vérité il était possible de procéder, pour ainsi dire, syllogistiquement, c'est-à-dire, s'occuper d'abord des principes pour en déduire les applications pratiques, comme les logiciens qui posent des prémisses pour en tirer des conséquences. Ils se sont abusés. L'application, en d'autres termes la pratique, conduit à des principes nouveaux ou rectifie en les précisant des principes déjà connus ; et la théorie à son tour améliore la pratique. La marche de l'esprit humain consiste donc à développer simultanément ces deux points de vue. Il y a action et réaction de l'un sur l'autre ; d'où résulte que les doctrines médicales appelées à exercer une influence véritable dans la science, sont celles qui reposent sur des principes susceptibles d'être immédiatement appliqués. C'est le fait de la loi de *spécificité*, principe aussi large en théorie que précis dans l'application, qui comprend, explique et résume la conception d'association, tandis que de cette dernière on ne fera jamais sortir la loi de spécificité. Ce n'est donc point à la direction de M. Ribes que l'homœopathie viendra aboutir ; j'aime à croire, au contraire, que cet estimable et savant confrère viendra joindre sa voix à la nôtre, lorsque l'homœopathie lui sera mieux connue, si surtout il essaie de l'appliquer au soulagement des infirmités humaines.

Continuant à développer son jugement sur l'homœopathie, M. Ribes ajoute : « L'homœopathie, en séparant » rigoureusement la doctrine des semblables de celle des » *contraires*, paraît admettre une dualité qui ne peut pas » subsister. Le principe ancien doit être interprété et » peut l'être facilement, dans beaucoup de circonstances, » au profit du principe D'ASSOCIATION : la thérapeu-» tique des contraires n'exprime que l'état inférieur de la » loi d'harmonie, des analogues ou des semblables (1).

M. Ribes s'est laissé abuser lorsqu'il a cru que l'homœopathie n'avait ni compris ni expliqué le principe de Galien. Lorsque je vous ai exposé, messieurs, la théorie du dynamisme vital, je vous ai montré que dans la loi de Hahnemann, se trouvait exprimé le double fait de la ressemblance et de l'opposition ; la ressemblance étant le propre de l'action primitive du médicament, et la différence appartenant à l'action secondaire : c'est-à-dire à la réaction de l'organisme. Je vous disais alors qu'il fallait admettre, en principe, que toute action dynamique sollicite une réaction qui lui est proportionnelle ; que la différence entre l'allopathie et l'homœopathie consistait en ceci, que l'allopathie reconnaissait que les médicamens

(1) *Loco citato.*

34

par elle employés étaient doués de propriétés contraires
à la maladie contre laquelle ils sont administrés, tandis que l'homœopathie reconnaît cette action primitive
pour être de même ordre que la maladie elle-même; que
l'homœopathie tient constamment un compte rigoureux
de la réaction, tandis que l'allopathie la méconnaît dans
le plus grand nombre des cas, sinon théoriquement, du
moins dans la pratique. Voilà la différence entre l'homœopathie et l'allopathie; elle ne ressemble pas à celle
que signale le savant professeur de Montpellier.

« L'homœopathie, dit encore M. Ribes, en prouvant
» que les médicamens ont une action incontestable à des
» doses infiniment petites, rappelle l'attention vers des
» modifications dans lesquelles le changement ne réside
» pas principalement dans les qualités physiques ou ana-
» tomiques; elle ramène à l'activité propre, et en cela
» elle réveille l'idée des *modes de sentir. L'esprit* se fait
» donc jour sous une autre forme dans la science à côté
» de ce qui fut appelé le *magnétisme animal* (1). »

Je n'ai pas compris, je l'avoue, quelle idée M. Ribes
attache à ces expressions, *réveiller l'idée des modes de
sentir;* car je ne sache pas que les thérapeutistes aient
jamais recherché autre chose lorsqu'ils ont étudié l'action
des médicamens. Les qualités physiques ou anatomiques
dont parle le savant auteur, ont été subordonnées par les
médecins à celles dont je parle. En effet, il s'agit pour
nous de connaître, avant tout, les propriétés *dynamiques*

(1) *Loco citato.*

des médicamens, et si dans ces derniers temps l'école anatomo-pathologique s'est complu à rechercher les modifications locales ou organiques, n'oublions pas qu'en suivant cette direction, la thérapeutique n'a fait aucun progrès; n'oublions pas davantage que l'homœopathie tient également compte de ce fait, et qu'elle en tient un compte rigoureux.

Mais je ne vois pas, je l'avouerai, comment on peut conclure de l'action des doses infiniment petites, que l'esprit se fait jour sous une autre forme dans la science; je ne saisis pas davantage le lien de la thérapeutique homœopatique avec le magnétisme animal.

La question du spiritualisme et du matérialisme scientifique ne dépend pas évidemment du plus ou moins de volume des doses médicatrices employées. Ce serait voir le spiritualisme d'un point de vue trop grossier. Celui-là seul est spiritualiste en métaphysique comme en médecine, qui établit dans l'homme deux entités bien distinctes, deux essences indépendantes l'une de l'autre, au lieu d'y voir un seul principe, une substance unique, une entité nue comme le voulurent les partisans de l'hypothèse opposée. Eh bien! jamais Hahnemann n'a fait ni l'une ni l'autre de ces deux suppositions d'une manière formelle; et si, par hypothèse, je m'égarais, je vous le dis, messieurs, ce serait un point sur lequel je me séparerais de lui sans hésitation.

On a dit avec beaucoup de raison, et sous ce rapport je fais écho avec M. Ribes, que la tendance scientifique de notre époque était l'alliance du spiritualisme et du

matérialisme. Comme expression figurée, cette formule
est très-bonne ; de fait, elle ne signifie rien ; les deux expressions *matière* et *esprit* ne signifiant ou ne devant
signifier que des formes de notre entendement, comme le
disait Kant, en d'autres termes, des manières de nous
comprendre.

N'est-il pas vrai qu'en physique on vous enseigne que,
dans la réalité, toute force se présente avec une forme ?
Or, toute activité qui a une forme est par cela même limitée ; et cette forme extérieure, tangible, c'est son corps.
Eh bien ! de même, dans l'ordre physiologique, la vie
humaine est une autre force qui a sa forme particulière
qui la distingue de toute autre, et c'est là son corps. Vous
ne pouvez anéantir l'un de ces termes par la pensée,
sans qu'aussitôt l'autre ne périsse à son tour. Je défie, en
effet, l'intelligence la plus subtile de comprendre une existence qui ne se distingue de toutes les autres, et qui par
conséquent n'ait un corps, quelque soit le milieu où elle
se développe. Supposer qu'un être, qu'une force, qu'une
âme, enfin, puisse vivre sans enveloppe, c'est supposer
l'inintelligible, l'incompréhensible, l'absurde. Jamais, je
le répète, Hahnemann n'a eu cette pensée. Mais s'ensuit-
il que les êtres et les corps n'aient d'action que sous les
formes où nous les connaissons actuellement ? Ce serait tirer du fait précédemment indiqué, une conclusion que
rien n'autorise. La force des corps n'est pas en raison directe de leur état plus ou moins compacte. Les fluides impondérables en sont un témoignage évident ; et cependant,
proclamer leur existence et leur puissance, ce n'est pas

donner issue au spiritualisme sous une autre forme, pas plus que ce n'est être spiritualiste que d'admettre l'expansion très-forte dont bien des corps sont doués dans leur état ordinaire ; le camphre et le musc en sont une preuve. On retrouvera dans les petites doses homœopathiques, lorsque nos moyens d'analyse seront suffisamment perfectionnés, la présence réelle et matérielle du médicament employé.

Deux mots suffiront pour montrer en quoi pèche M. Ribes, lorsqu'il compare l'homœopathie au magnétisme animal. Dans le magnétisme animal, c'est la volonté de l'homme qui agit sur l'homme sans autre intermédiaire qu'elle-même. Dans tout traitement homœopathique, entre le médecin et le malade, entre l'agent et le patient, il y a un intermédiaire, l'agent thérapeutique, et la volonté humaine est passive devant lui ; toute activité appartenant au médicament.

M. Ribes dit encore : « Enfin, selon moi, l'homœopa» thie intéresse surtout la théorie de l'ASSOCIATION, en
» constatant l'influence du mode de préparation, de l'as» sortiment, de l'arrangement des molécules pour l'effet
» curateur. Car le principe d'ASSOCIATION remplacera
» celui de morcellement, qui veut que l'on rapporte à un
» élément actif spécial la vertu d'une substance médica» menteuse ; il prouvera que cette vertu dépend du mode
» d'association, de ce qu'on a nommé les élémens ; car il
» regardera les propriétés comme un résultat de la com» binaison ou de l'association de tous (1). »

(1) *Loco citato.*

Sur cette conclusion de M. Ribes, je n'ai qu'un mot
à répondre : c'est que l'auteur résout la question par la
question. La science met en doute, et elle le fait avec
beaucoup de sagesse, s'il lui est possible d'aller au-delà
de la constatation des vertus curatives des médicamens;
M. Ribes veut remonter à la cause qui engendre cette
vertu; au moins aurait-il dû nous laisser entrevoir comment il sera jamais possible d'arriver à de telles hauteurs.
La question, pour M. Ribes, consistait à montrer la loi
d'association dans tous les ordres de faits que la médecine embrasse, et il nous dit que sa loi démontrera un
jour toutes ces choses. Comment peut-il l'affirmer? C'est
ce que nous ignorons. Le lui nierons-nous? Hélas! à quoi
servirait de nous perdre, en ce moment, dans tous ces
détails! Quand l'auteur essaiera de démontrer son alléga-
tion, nous verrons si la doctrine qu'il nous propose peut
ou non aller aussi loin. Enfin, la théorie de l'association
de M. Ribes me paraît être avec la doctrine homœopathique dans le rapport d'une idée à un fait, d'un pressen-
timent d'avenir à une promesse réalisée. Ce n'est donc
point l'homœopathie qui ira se jeter aux bras de la doctrine de l'association. Elle attendra de cette dernière
qu'elle éprouve le besoin d'appeler à son aide le témoignage de l'expérience, et la fusion des deux doctrines
s'opérera bientôt.

En résumant, messieurs, tout ce qui a fait l'objet de
cette leçon, je dirai qu'en homœopathie tout un système
physiologique doit jaillir de la théorie du dynamisme vital;
que ce système offrira une voie de recherches expérimen-

rales et spéculatives toutes neuves, qui n'aboutira ni au
point de vue de M. de Blainville, puisque ce point de vue
affiche la prétention de faire descendre la vie humaine
aux conditions d'existence de la matière ; ni au point de
vue de M. Ribes, puisque ce dernier repose sur une conception abstraite, dépourvue de vie comme toute abstraction, sans réalité, puisque l'association des êtres n'est
qu'une de leurs manières d'exister, et nullement leur loi
la plus générale ; qu'enfin, la théorie du dynamisme vital
répond bien plus complétement aux exigences de tout bon
système physiologique.

FIN.

TABLE

DES MATIÈRES.

FIN DE LA TABLE.

www.ingramcontent.com/pod-product-compliance
Lightning Source LLC
LaVergne TN
LVHW050823060726
842527LV00001BA/103